益气豁痰化瘀法
治疗心血管疑难病

主 编：徐惠梅　路瑞华

全国百佳图书出版单位
中国中医药出版社
·北京·

图书在版编目（CIP）数据

益气豁痰化瘀法治疗心血管疑难病 / 徐惠梅, 路瑞华主编 . –– 北京：中国中医药出版社，2024. 8.

ISBN 978-7-5132-8870-5

Ⅰ . R259.4

中国国家版本馆 CIP 数据核字第 20243VB998 号

中国中医药出版社出版

北京经济技术开发区科创十三街 31 号院二区 8 号楼

邮政编码　100176

传真　010-64405721

万卷书坊印刷（天津）有限公司印刷

各地新华书店经销

开本 880×1230　1/32　印张 9.5　字数 219 千字

2024 年 8 月第 1 版　2024 年 8 月第 1 次印刷

书号　ISBN 978 – 7 – 5132 – 8870 – 5

定价　68.00 元

网址　www.cptcm.com

服 务 热 线　010-64405510

购 书 热 线　010-89535836

维 权 打 假　010-64405753

微信服务号　**zgzyycbs**

微商城网址　**https://kdt.im/LIdUGr**

官方微博　**http://e.weibo.com/cptcm**

天猫旗舰店网址　**https://zgzyycbs.tmall.com**

编委会

主　编：徐惠梅　路瑞华

副主编：崔希雷　唐文欣　郝丽丽　张之仑　韩慧敏

编　委：魏罡杰　姜小刚　穆若茜　夏　杰　李　佳

　　　　董怡然　王　雅　曹　骏　陈文炎　袁　媛

序

　　心血管疾病是临床常见病、多发病，严重威胁着人们的生命健康，其中的疑难病证为中国居民首要的病死原因，已经成为我国一个重要的公共卫生问题，提高心血管疑难病证的防治水平刻不容缓。

　　自古以来，中华民族在医学领域就有着深厚的积累和卓越的贡献，先贤通过长期实践，形成了独特的中医理论体系。中医药治疗心血管疾病有着悠久的历史和丰富的临证经验，因疗效确切、不良反应少深受患者欢迎。然而，对于治疗心血管疾病尤其是心血管疑难病证，临床医生往往疏于辨证施治、病证结合的深入研究，一定程度上影响了中药疗效的发挥。辨证施治是中医的精髓，如何使中药的疗效得到充分的发挥，是当前行业内面临的重要问题。

　　主编徐惠梅教授是我国中医界知名心血管病专家，国家中医药心血管病重点专科带头人，享受国务院特殊津贴专家，全国老中医药专家学术经验继承工作指导老师，黑龙江省名中医，多年来致力于把传统中医理论与现代科学技术相结合，对治疗冠心病多支病变、难治性心律失常、顽固性心力衰竭、双心疾病及高血压病等心血管疑难病证有独特的见解。她通过长期的临床实践，认为益气豁痰化瘀法作为中医理论体系中一种重要的治疗方法，对心血管疑难病证的治疗具有独特的疗效和优势，因此在本书中系统阐述了益气豁痰化瘀法在心血管疑难病证治疗中的应用，为广大医务工作者提供了有益的参考和指导。

心血管疑难病证发病机理复杂，治疗难度较大。患者经过标准化的系统治疗后，仍存在生活质量不高、远期预后不佳等问题。中医的益气豁痰化瘀法，通过调整人体的气血平衡，祛痰化瘀，从而达到标本兼治的效果，该方法具有不良反应小、疗效持久、个体化治疗等独特优势。

本书在编写过程中，参考了大量的古代医籍和现代医学文献，结合作者的临床实践经验，对益气豁痰化瘀法的理论和应用进行了深入的探讨和研究。作者在阐述理论基础的同时，结合具体的临床案例进行分析，使读者能够更好地理解和掌握该方法。本书突出了中医辨证施治及病证结合的特色，注重临床实践经验的整理，具有良好的科学性和实用性，所提供的内容具有较高的临床参考价值和学术价值，为临床医生治疗心血管疑难病证提供了新的方向，同时也能够促进中医理论体系的传承和发展。相信在广大医务工作者的共同努力下，益气豁痰化瘀法将会在心血管疑难病证的治疗中发挥更大的作用，为人类的健康事业作出积极的贡献，特为本书作序以贺。

中华中医药学会心血管病分会主任委员

2024 年 5 月

前言

随着经济的发展，人民生活水平的提高，以及人口迅速老龄化，我国心血管疾病患病率逐年上升，死亡率居于首位，高于肿瘤和其他疾病，占居民疾病总死亡构成的40%以上。其中心血管疑难病证如冠心病多支病变、难治性心律失常、顽固性心力衰竭、双心疾病及高血压病等是心血管疾病导致患者死亡的主要原因，严重影响患者的生活质量和生命安全，所以积极开展心血管疑难病证的防治，是医务工作者的当务之急。

在古代，先贤通过对心血管疾病患者的观察和治疗经验积累，形成了独特的理论和方法来治疗与心脏相关的疾病。这些理论和方法在后来的发展中得到了不断的完善和总结，形成了今天我们所见的中医药治疗心血管疾病的体系。随着西医学的进步，人们对心血管疾病的了解越来越深入，治疗方法也日益多样化。然而，中医药在治疗心血管疾病方面仍然发挥着重要作用。许多临床实践证明，中医药在治疗某些心血管疾病方面具有一定的优势和特色。

本书共分为两篇，上篇总论是中医学对心血管疑难病证的认识、益气豁痰化瘀法治疗心血管疑难病证的理论基础及优势；下篇各论针对心血管疑难病证冠心病多支病变、难治性心律失常、顽固性心力衰竭、双心疾病及高血压病分别从治疗、临证经验及中医病案举隅等方面进行了详细论述，旨在总结、传承和发展中医药治疗心血管疑难病证的经验、理论和方法，为临床医生提供更多的选择和参考，为中医治疗心血管疑难病证做出微薄的贡献。

编者

2024 年 5 月

目录

上篇 总论

第一节 中医学对心血管疑难病证的认识…………………… 3

一、中医对心脏的生理与功能的阐述 …………………… 3

二、中医病证与西医学心血管疑难病证的对应关系 …… 5

（一）中医病证与冠心病多支病变…………………… 6

（二）中医病证与难治性心律失常…………………… 8

（三）中医病证与顽固性心力衰竭…………………… 9

（四）中医病证与双心疾病 ………………………… 10

（五）中医病证与高血压病 ………………………… 11

第二节 益气豁痰化瘀法治疗心血管疑难病证的理论
基础及优势 ………………………………………… 12

一、气虚痰瘀是心血管疑难病证的始动环节及病理
基础 …………………………………………………… 12

二、气虚痰瘀是心血管疑难病证发生发展的重要因素 … 13

三、益气豁痰化瘀法治疗心血管疑难病证的源流探析 … 14

四、益气豁痰化瘀法体系特点 ……………………………… 18

五、益气豁痰化瘀法治疗心血管疑难病证的优势 ········ 20

下篇 各论

第一章 冠心病多支病变 ········ 25

第一节 概述 ········ 25

一、中医对冠心病多支病变的认识 ········ 25

（一）冠心病的历史沿革 ········ 25

（二）冠心病的病因病机 ········ 30

二、冠心病多支病变的西医学研究进展 ········ 36

（一）冠心病多支病变的概念 ········ 36

（二）冠心病多支病变诊疗现状 ········ 38

第二节 益气豁痰化瘀法治疗冠心病多支病变 ········ 39

第三节 临证经验 ········ 43

一、常用药物 ········ 43

二、常用配伍 ········ 56

三、分型论治 ········ 58

四、临证备要 ········ 63

第四节 验案举隅 ········ 65

一、气虚血瘀证 ········ 65

二、气虚血瘀兼水饮证 ········ 68

三、痰瘀交阻证 ········ 71

四、痰浊交阻兼气虚证 ········ 74

五、气阴两虚兼血瘀证 ········ 76

第二章　难治性心律失常 ·························· 80

　第一节　概述 ··································· 80

　　一、中医对难治性心律失常的认识 ············· 80

　　　（一）难治性心律失常的历史沿革 ··········· 80

　　　（二）难治性心律失常的病因病机 ··········· 82

　　二、难治性心律失常的西医学研究进展 ········· 85

　　　（一）难治性心律失常的概念 ··············· 85

　　　（二）难治性心律失常诊疗现状 ············· 87

　第二节　益气豁痰化瘀法治疗难治性心律失常 ···· 90

　第三节　临证经验 ····························· 93

　　一、常用药物 ····························· 94

　　二、常用配伍 ····························· 103

　　三、分型论治 ····························· 107

　　四、临证备要 ····························· 113

　第四节　验案举隅 ····························· 115

　　一、气虚血瘀证 ··························· 115

　　二、气阴两虚兼血瘀证 ····················· 117

　　三、痰瘀交阻证 ··························· 121

　　四、气虚血瘀兼肾阳不足证 ················· 125

　　　（一）病案一 ··························· 125

　　　（二）病案二 ··························· 127

第三章　顽固性心力衰竭 ·························· 133

　第一节　概述 ··································· 133

　　一、中医对顽固性心力衰竭的认识 ············· 133

（一）顽固性心力衰竭的历史沿革 ············· 133

（二）顽固性心力衰竭的病因病机 ············· 135

二、顽固性心力衰竭的西医学研究进展 ······ 138

（一）顽固性心力衰竭的概念 ············· 138

（二）顽固性心力衰竭诊疗现状 ········· 140

第二节 益气豁痰化瘀法治疗顽固性心力衰竭 ········· 141

第三节 临证经验 ······························· 145

一、常用药物 ································ 146

二、常用配伍 ································ 156

三、分型论治 ································ 160

四、临证备要 ································ 164

第四节 验案举隅 ······························· 166

一、气虚血瘀证 ······························· 166

二、痰瘀交阻证 ······························· 169

三、气虚血瘀兼痰饮内停证 ············· 173

四、阳虚水泛兼痰瘀交阻证 ············· 176

五、气阴两虚兼痰饮内停证 ············· 181

第四章 双心疾病 ································ 186

第一节 概述 ································ 186

一、中医对双心疾病的认识 ············· 186

（一）双心疾病的历史沿革 ············· 186

（二）双心疾病的病因病机 ············· 192

二、双心疾病的西医学研究进展 ········· 196

（一）双心疾病的概念 ················ 196

（二）双心疾病诊疗现状 ……………………………… 197

第二节　益气豁痰化瘀法治疗双心疾病……………… 202

第三节　临证经验 ……………………………………… 205

一、常用药物 ………………………………………… 206

二、常用配伍 ………………………………………… 216

三、分型论治 ………………………………………… 219

（一）双心疾病急性期 …………………………… 219

（二）双心疾病缓解期 …………………………… 220

四、临证备要 ………………………………………… 224

第四节　验案举隅 ……………………………………… 227

一、痰瘀交阻兼气虚血瘀证 ……………………… 227

（一）病案一 ……………………………………… 227

（二）病案二 ……………………………………… 228

二、心气虚损兼心神失养证 ……………………… 231

三、血瘀兼肝郁气滞证 …………………………… 234

四、阴虚火旺兼肝郁脾虚证 ……………………… 237

第五章　高血压病 ……………………………………… 240

第一节　概述 …………………………………………… 240

一、中医对高血压病的认识 ……………………… 240

（一）高血压病的历史沿革 ……………………… 240

（二）高血压病的病因病机 ……………………… 243

二、高血压病的西医学研究进展 ………………… 247

（一）高血压病的概念 …………………………… 247

（二）高血压病诊疗现状 ………………………… 248

第二节　益气豁痰化瘀法治疗高血压病……………… 253

第三节　临证经验 ………………………………… 256

一、常用药物 ……………………………… 257

二、常用配伍 ……………………………… 264

三、分型论治 ……………………………… 267

四、临证备要 ……………………………… 272

第四节　验案举隅 ………………………………… 273

一、痰瘀交阻型 …………………………… 273

（一）病案一 ………………………… 273

（二）病案二 ………………………… 276

二、肝肾虚损，肝阳上亢证 ………………… 279

三、风痰上扰兼瘀证 ……………………… 282

四、气虚血瘀证 …………………………… 285

上篇

总论

第一节　中医学对心血管
疑难病证的认识

心血管病是临床上常见疾病，目前患病率逐年上升，死亡率居于首位，其中较为多见的心血管疑难病证如冠心病多支病变、难治性心律失常、顽固性心力衰竭、双心疾病及高血压病等，对患者的生活质量及生命安全影响极大，虽然西医学技术发展迅速，但是目前对心血管疑难病证的治疗具有很大的局限性，而中医药治疗心血管疑难病证近年来取得了日新月异的进展，具有多方面的优势，通过深入探析中医药理论，总结出有效的中医药治疗方法，对治疗心血管疑难病证等将具有极大的指导意义。

一、中医对心脏的生理与功能的阐述

心脏的解剖、生理与疾病的记载，在古代医学书籍里，很早就已存在。《黄帝内经》（以下简称《内经》，包括《黄帝内经素问》《灵枢经》）曰："心者，生之本，神之变也，其华在面，其充在血脉"；"心者，五脏六腑之主也"；"心动则五脏六腑皆摇"。《医贯·形景图说》载"肺之下为心，心有系络……其象尖长而圆，其色赤，其中窍数，多寡各异，迥不相同"，可知古人对心脏的形态作用，以及其在人体中所处的重要地位，都有一个确实的概念，认识到心接受肺输入的清气，相当于血液在肺脏中进行气体交换，交换后的新鲜血液灌注入心，初步归纳了心脏正常生理功能的重要性，如果心脏患有疾病导致生理功能异常，五脏六腑都将会受到影响。

古代医家不但对心脏有所了解，而且对心脏与血液循环的关系，亦有一定的认识。《素问·痿论》载"心主身之血脉"，《灵枢·决气》载"何谓血？岐伯曰：中焦受气取汁，变化而赤，是谓血"，对血的来源，中肯地指明是中焦受气取汁，变化为赤，这是指纳受饮食，吸取其中的精华，营养物质，转化为血液。《灵枢·血络论》尚有记载，"黄帝曰……血出而射者，何也？血出黑而浊者，何也？……岐伯曰……血气俱盛而阴气多者，其血滑，刺之则射，阳气蓄积，久留而不泻者，其血黑以浊，故不能射"，这些学说理论，说明古人不但理解到全身的血都由心脏发动射出，并且还体会到血液流动受人体阴阳之气影响是有区别的，阴气充盈的血液流动滑利，刺之可以射出，蓄积阳气的血液色黑而行缓，刺之不能射出，初步描述了动脉静脉血的流经与运行情况。《灵枢·邪客》指出，心为五脏六腑之大主。因而心之行血，肺之呼吸，脾之运化，肝之疏泄，肾之封藏以及四肢之屈伸，躯干之俯仰，目之视物，耳之闻声，口之摄食，舌之感味……人体的所有生理活动，无一例外都是在心的主宰下进行的。心主血脉有利于肺呼吸而主气，实现"血为气之母"配合。而脾运化水谷精微只能在心火作用下化生血液，心主血脉有利于脾主统血和肝主藏血功能。而心火下降，可使肾水不寒与肾水上济于心，共同实现水火心肾既济。所以若心神不明，人体各部分得不到应有的协调和统治，因而产生紊乱，疾病由是而生，甚至危及性命。如《素问·灵兰秘典论》曰："主明则下安……主不明则十二官危。"除了以上论述,《内经》尚有论述:"经脉流行不止,环周不休""诸血者皆属于心""五十度周于身"。

另外,在《内经》和其他文献里又可以看到"包络者,护卫心主……正犹君主有当城也",又如将"心经""心包经""脉经"放在心包的功用之下,这些是进一步将心和它的外护器官联系了起来,这些见解是非常实在的生理学说。

二、中医病证与西医学心血管疑难病证的对应关系

目前临床上较为多见的心血管疑难病证,如冠心病多支病变、难治性心律失常、顽固性心力衰竭、双心疾病及高血压病等是西医病名,我国中医典籍上没有这些病名,但从疾病表现的类似症状来看,相关诊治记载颇多,但对于古代医学文献中提到的心病,通过深入研究,可以发现有些论述往往是将脑的功能失调概括在内,如果将古代中医书籍上有关心病的记载等同于现代的心血管系统疑难病证,必然会造成对疾病诊治的误解。因此,深入探讨中医经典著作对心血管疑难病证的论述,分析中医病证与心血管疑难病证的对应关系,对总结心血管疑难病证的治疗方法将具有极大的指导意义。

中医书籍对心血管疑难病证的诊断与症状的记载较多,对症状方面,可以由谈到脉搏的如"其去如弦绝,死""脉结代,心动悸"等去理解,这些都是心的疾病到了类似心力衰竭的情形。又如巢元方在《诸病源候论》中载有类似冠心病多支病变引发心绞痛的叙述,《灵枢·口问》载"心系急则

气道约，约则不利，故太息以伸出之"，这是说由心病影响呼吸系统的症状。另外在征象和病类中，中医文献中有"真心痛""心卒痛""喘息胸痛""怔忡""惊悸""心动悸""心疟""胸痹短气"等，都有可能与心血管疑难病证的各种症状有相关之处。

笔者认为，由于是依据直觉诊断的原因，治疗方面，古代医家多采用随症疗法；同时中医文献上没有较明确或系统的心脏疾病的记载，对于治疗的研究，也只好从其中记载的一些症状里去探究，这里举出了几种西医心血管疑难病证与中医书籍上记载的证候可以相结合的治法。需要注意的是，并不是说除了这几项其余的都不能用中医方法治疗。

（一）中医病证与冠心病多支病变

冠心病多支病变是依据西医学血管造影技术的应用而得出的影像学诊断，病变血管较多，心肌缺血范围较大，介入治疗及手术常难以解决所有病变，患者需长期口服大量药物，出血风险高，疗效不甚理想，随着病情发展易导致心肌梗死、心力衰竭及恶性心律失常等不良事件，其临床主要症状表现为心绞痛。而在《内经》中提出了一个后世应用很广并与心绞痛症状对应的概念——"胸痹"，《灵枢·本脏》曰，"肺小则安，少饮，不病喘喝；肺大则多饮，善病胸痹"。"心痹"之名亦首见于《内经》。《素问·五脏生成》载："赤脉之至也，喘而坚，诊曰，有积气在中，时害于食，名曰心痹，得之外疾，思虑而心虚，故邪从之。"《素问·痹论》载，"心痹者，脉不通，烦则心下鼓，暴上气而喘，嗌干善噫，厥气上则恐"，这里的

"心痹"，结合同篇"脉痹不已，复感于邪，内舍于心""风寒湿三气杂至，合而为痹"的记载，可以认为其病因有两点：一为情志内伤（思虑而心虚），一为外感邪气（风寒湿三气）侵袭人体，阻痹经气，久而复感于邪，内舍于心而致病。值得注意的是，心痹的表现为循环、呼吸、消化系统的症状，与单纯心绞痛症状是有一定区别的，《说文解字·疒部》亦曰："痹，湿病也"，可以认为《内经》时期所阐述的胸痹，指的是一种与先天因素有关、病因为痰饮水湿、病位在胸的疾病，至少包括了"胸痹""心痹"及"脉痹"等在内的所有胸部痹阻性疾病。

汉代张仲景在《金匮要略》中设专篇论述"胸痹"，举出"胸痹之病，喘息咳唾，胸背痛，短气""不得卧，心痛彻背""留气结在胸，胸满，胁下逆抢心""胸中气塞"等症状。张仲景提出的胸痹概念，从其临床表现"心痛彻背，背痛彻心"来看，与冠心病多支病变的主要症状心绞痛极为相似。

晋代的《肘后备急方》关于"胸痹"的记载是："胸痹之病，令人心中坚痞忽痛，肌中苦痹，绞急如刺，不得俯仰，其胸前皮皆痛，不得手犯，胸满短气，咳嗽引痛，烦闷自汗出，或彻引背脊。"可以发现，该时期阐述的"胸痹"，包括了胸壁痹阻的疾病。

隋代《诸病源候论》在《内经》论述"心痹"的基础上补充了心痛的症状，论曰："思虑烦多则损心，心虚故邪乘之。邪积而不去，则时害饮食，心里愊愊如满，蕴蕴而痛，是谓之心痹。"论"胸痹"则谓"胸痹之候，胸中愊愊如满，噎塞不利，习习如痒，喉里涩，唾燥"，进一步将"噎塞不利""喉里涩"这种属于肺系气道的病变归入"胸痹"范畴。

明代秦景明在《症因脉治》中说:"胸痹之因:饮食不节,饥饱损伤,痰凝血滞,中焦混浊,则闭食闷痛之症作矣","胸痹之症……胸前满闷,凝结不行,食入即痛,不得下咽,或时作呕"。这里所说的"胸痹"是指食管疾病,食管疾病除引起进食困难外,还可致胸中满闷甚或疼痛等胸中痹阻之候。

综上所述,古人对心胸部疾病描述较多,但致病因素亦相对复杂,笔者认为古籍中的"胸痹",其病位包括了肺、心、胸壁、气道、胃、食管等,病机相同均为气机痹阻;"心痹"则病位在心,病因为七情内伤或外感风寒湿邪由脉舍心,前者与冠心病多支病变心绞痛症状颇为相似,后者则颇为不同,因此,应用中医经典理论进行临床诊治的同时,要深入分析中医经典理论真正针对冠心病多支病变心绞痛症状的有效治疗方法,不可仅从字面意义表浅理解,否则事倍功半,甚至影响疗效。

(二)中医病证与难治性心律失常

难治性心律失常是心律失常较为严重的类型,包括室上性心动过速、心房纤维性颤动(简称房颤)、房室传导阻滞等,该病可单独发病,同时也可与其他心血管疾病伴发,其临床表现与中医文献中的"怔忡""惊悸"等多有类似,其中有的中医论述几乎相当于本病,比如说"身心过动,或由情志郁勃,或由地气上腾,或由冬藏不密,或由高年肾液已衰,水不涵木,或由病后精神未复,阴不吸阳,以至目昏耳鸣,震眩不定，甚则心悸舌辣，肢麻筋惕，瘛不成寐、动则自汗，起则呕痰"。这样几乎将本病的原因和症状都进行了阐述。《金匮要略》云："寸口脉动而弱，动即为惊，弱则为悸。""心下悸者，半夏麻黄丸主之。""食少饮多，水停心下，甚者则悸，微者短气。"朱丹溪说："怔忡大概属血虚。""有虑便动属虚，时作时止痰因火动。""真觉心跳者是血少，四物朱砂安神之类。"《赤水玄珠》引《本草纲目》云："澹澹因痰动也，心澹澹动者，谓不怕惊而心自动也。"

通过先贤对本病的阐述，可以发现多数认为虚、痰、瘀是本病的主要致病因素，诊治时强调详辨阴阳气血虚实，因证施治，针对"本虚标实"的病因病机采用益心气豁痰活血的治法。

（三）中医病证与顽固性心力衰竭

顽固性心力衰竭是由于各种原因导致心室的充盈和（或）射血功能低下而引起的一种复杂的临床综合征，五年生存率与恶性肿瘤相仿，患者生活质量明显下降，需反复住院或长期住院治疗，是目前造成我国心血管疾病死亡的重要原因之一，其发病率高，致残率及病死率非常高。该病主要临床表现气喘息（夜间为多）、胸闷痛、踝肿、水肿等症状在中医文献中并不少见。《素问·脏气法时论》："心病者，日中慧，夜半甚，平旦静。"《金匮要略》："皮水其脉亦浮，外证跗肿，按之没指，不恶风，其腹如鼓，不渴。"又谓："正水，其脉沉迟，外证自喘。"又有："咳逆倚息，短气不得卧，其形如肿。"《伤寒论》："手足厥寒，脉细欲绝者，当归四逆汤主之。"又有：

"少阴病,四逆,其人或咳或悸,或小便不利……四逆散主之。"巢氏《诸病源候论》:"气满支心,心下闷乱,不欲闻人声,休作有时,乍瘥乍极,吸吸短气,手足厥逆,内烦结痛,温温欲呕,此忧思贲豚之状,诊其脉来触祝触祝者……"

以上所举,有很多经典记载相当于顽固性心力衰竭的一种或多种症状,对顽固性心衰的中医诊断与治疗奠定了坚实的基础。

（四）中医病证与双心疾病

"双心疾病"在临床中称为心理心脏疾病,是心脏疾病伴随有心理问题疾病的综合征,患者时常会出现抑郁、焦虑等心理反应,且与心脏疾病互相影响。临床上双心疾病治愈率较低,因为患者除患有心血管疾病外,常常有两个以上的伴随症状,加之患者出现的焦虑或抑郁情绪,导致该病治愈率较低,且有易复发、病情长久的特点。传统中医学很早就有此类疾病的记载,相关性的描述散见于"胸痹""心痛""心悸""厥证""风眩""心衰""郁证""百合病""脏躁""癫狂"等。在《素问·痿论》中有"心主身之血脉"的论述,与目前认知的心脏功能相似,而《素问·灵兰秘典论》中"心者,君主之官也,神明出焉",描述了心与精神状态的关系,"心"通过统帅各脏腑之气,以达到调控各脏腑功能及精神活动的作用,如心的调节功能失常,既会引起脏腑功能失调导致器质性疾病,亦会引起精神情志异常。而脏腑功能失调与精神神志异常可互相影响,《类经》曰:"情志之伤,虽五脏各有所属,然求其所由,则无不从心而发","心为五脏六腑之大主,而总统魂魄……怒动于心则肝应，恐动于心则肾应，此所以五志唯心所使也"，阐述了心调节脏腑的生理功能，而情志过敏可损伤心神，导致其他脏腑功能的异常，中医素来重视"形神合一"的整体观念，《青囊秘录》提出"善医者先医其心，而后医其身，其次则医其未病"，其中心身同治的理念对后世治疗双心疾病具有重要的启示意义。

（五）中医病证与高血压病

高血压病是一种慢性、全身性心血管综合征，具有高患病率、高风险性、难治愈等特点，长时期血压处于较高水平或波动不定，会造成心、脑、血管、肾、视网膜等靶器官不同程度的功能丧失，甚至出现心力衰竭、脑卒中、肾衰竭、动脉夹层等严重并发症，或可直接危及生命。根据高血压病的临床表现和发病特点，中医将高血压病归属于"眩晕"的范畴，相关记载论述较多。关于"眩晕"的最早描述，可溯至殷商时期的甲骨文，其中有关于"疾首"的记载，"疾首"即头部的疾病，当指头晕一类的病证，《灵枢·口问》中"上气不足、脑为之不清、耳为之苦鸣、头为之苦倾、目为之眩"，描述与高血压病相类似；《金匮要略》中记载的支饮之眩冒证，患者可见头晕目眩，如头覆重物，为后代"无痰不作眩"的论治思想提供了基础；金元时期《丹溪心法》提出的"无痰不作眩"理论，对后世医家辨证论治眩晕产生了深刻影响。笔者认为，由于现代人们生活水平提高，脑力劳动居多，久坐、熬夜等生活方式及生活压力与古人存在不同，痰浊、血瘀病理因素增多，因此在眩晕，特别是高血压病患者中，虚证是其基本病机，常夹杂痰、瘀等病理因素，而不再是单一病机。中医药降压能够减轻甚至使老年高血压患者临床症状消失，提高生存质量，降压平稳缓慢、不易反跳，保护靶器官损害，不良反应少，值得进一步研究。

第二节 益气豁痰化瘀法治疗心血管疑难病证的理论基础及优势

一、气虚痰瘀是心血管疑难病证的始动环节及病理基础

笔者认为，当今社会膏粱厚味摄入不断增加，过嗜茶酒、肥甘无度之人随处可见，膏粱之品消化不易，肥甘之物助湿生痰，水湿停蕴，中土失健，脾阳不运，或生活节律加快，饮食失节，饥饱无常，脾胃损伤。一方面使气血津液生化乏源，中气衰弱则心气不足，无力推动血运，致脉道迟滞不畅，气虚不能自护则心悸动而不宁，气虚日久，可致心阳虚弱，阳虚则寒邪易乘，津血不足则不能上奉心脉，使心血虚少，久则脉络瘀阻。另一方面，脾主运化，脾胃损伤则运化迟滞，内蕴生湿，湿浊弥漫，上蒙清阳致眩晕，清阳失展可致胸闷、气短等症。而中医学所言之"痰"，是指人体脏腑气化失常而产生的，遍布周身内外的，具有广泛致病性的代谢产物。痰具有逐渐蓄积、流动不测、黏滞胶着、秽浊腐败、凝结积聚、致病怪异等基本特征。痰的主要致病特点是蒙蔽心神、阻滞气机、壅塞

血脉、泛溢肌腠、闭阻清窍、积聚成瘤、宿痰失道等。中医学认为，津血同源，痰瘀相关。津液与血是维持人体正常生理活动的重要物质，津入脉道为血濡润周身，血渗出脉道为津营养机体，正是生理上的"津血同源"，痰是津液的病变产物，瘀是血液的病理产物。若津液停留，积水为饮，饮聚为痰，痰阻脉络，血滞为瘀，痰瘀交结，致心脉不通，引发心血管诸病证，因此，气虚痰瘀是心血管疑难病证的始动环节及病理基础。

二、气虚痰瘀是心血管疑难病证发生发展的重要因素

中医认为，心主血脉，心气足，则可推动统摄血液正常运行，输布于脏腑脉络以至周身。先贤有云"气为血之帅，气行则血行"，在心血管疑难病证发生发展过程中，气虚导致脉道痹阻，血脉不通，血液运行不畅，无法实现血液的输布，脏腑功能失调，痰瘀内生。痰瘀为患既是脏腑功能失调的病理产物，又是致病因素，气虚痰瘀为病贯穿于心血管疑难病证的整个发生发展过程中。西医学研究认为，心血管疑难病证始终存在脂质代谢紊乱及由此引发的炎症反应，这是心血管疑难病证发生发展的最主要因素。现有的研究证实，气虚而致的痰瘀是脂质代谢紊乱的物质基础，痰可致瘀，瘀能化痰，痰瘀互为因果，循环往复，痰瘀结聚，痰瘀属黏稠滑腻之物，其性流动，变化无端，"痰之为物，随气升降，无处不到"。痰浊瘀血停着于脉络之中，阻碍血液的流通，脏腑失养，五脏之气愈虚，故

心血管疑难病证处于一种不稳定状态，随时可能恶化，猝然发病加重。因此，笔者认为气虚痰瘀是心血管疑难病证发生发展的重要因素。

三、益气豁痰化瘀法治疗心血管疑难病证的源流探析

中医早期对于心血管疑难病证的病因和证候，往往认识较为单一，《内经》的"心主神明"论，以及窍通五脏与窍闭致病论等，为后世痰瘀互结病机理论的提出及祛痰开窍法的创立，奠定了理论基础。《灵枢·百病始生》曰："血溢于肠外，肠外有寒，汁沫与血相搏，则并合凝聚不得散……凝血蕴里而不散，津液涩渗，著而不去，而积皆成矣。"这段经文，有助于我们理解"痰瘀同源"的理论。首句言肠外之"汁沫"因寒与瘀血搏聚，此处"汁沫"意为津液，论述的是痰瘀互结的病理状况；末句言血行瘀滞影响津液布散，津液干涩不能渗灌，津凝成痰，论述的是血瘀致痰凝，文中之"积"为痰瘀胶结所致。积之既成，阻塞脉络，不通则痛，心主血脉，血脉受阻，心痛病发。《内经》中提出了"心病者，宜食……薤"（《灵枢·五味》）和"血实宜决之"（《素问·阴阳应象大论》）的观点，可以看作是豁痰化瘀法的理论雏形。

在此之后，历代医家多有遵循化痰祛瘀之法治疗胸痹心痛者。汉代《伤寒杂病论》的病因病机理论及辨证论治法则，对于后世运用益气豁痰化瘀类治法，具有重要的理论与临床指导意义。《内经》中的生铁落饮与半夏汤，《伤寒论》中的瓜蒂散

等，是较早用于祛痰或祛痰开窍的方剂。《神农本草经》记载了菖蒲、远志、皂荚等药的豁痰作用。魏晋至隋唐时期的临床文献记载来看，多有运用温胆汤等治疗痰瘀交阻所致病证的临床经验记载；《诸病源候论》中，对痰浊上逆与清窍不利所致诸种病候及其病因病机的总结，切合临床实际，启发后世医家运用祛痰开窍类治法，治疗此类病证。唐代《千金要方·胸痹》中"治胸中逆气，心痛彻背，少气不食"的前胡汤，取前胡、半夏化痰下气，配芍药、当归活血养血，又加入茯苓，更增健脾渗湿化痰之功。宋代《太平圣惠方》"治卒心痛，气闷欲绝，面色青，四肢逆冷，吴茱萸丸方"中，以干漆、当归活血，槟榔、白术、桔梗化痰饮；"治冷气攻心背彻痛，吴茱萸散方"中半夏、槟榔配当归等均是此例。《圣济总录》治"心胸气急刺痛，不可俯仰，气促咳唾不下食"的陈橘汤，方中陈皮、桔梗化痰，配芍药、当归活血；治"厥逆冷气上攻心痛"的当归散方，以当归、赤芍活血，陈皮、枳壳、桔梗、槟榔化痰。元代朱丹溪提出"痰迷心窍"论，阐明了祛痰开窍法治疗神志病证的理论依据；其将祛痰开窍法用于痰阻所致神昏、窍闭类病证，拓展了此法的临床应用，《丹溪手镜·心腹痛》治疗"痰水停饮留结不散名胸痹"方中，用瓜蒌、枳实、苍术化痰燥湿，川芎活血止痛。王珪的《痰证论》，阐明因痰所致的多种神志病证可运用滚痰丸通治，并在后世得到广泛的应用。宋代杨士瀛所著《仁斋直指方论》中，在运用祛痰化瘀法时，强调扶助正气以治根本，对于益气豁痰化瘀法的建立及临床运用，具有重要的启示意义。元代明代之前，痰瘀同治的思想已广泛运用于胸痹心痛的治疗，但医家们并未就痰瘀致病做出明确论述。明代起，胸痹心痛的痰瘀致病说及化痰祛瘀方药出现在许多文献中。龚信的《古今医鉴》认为，"胃脘、心脾痛者……素有顽痰、死血"，论后附方中，清热解郁汤、平气散、清郁散、加减柴胡汤、利气保安汤均体现了化痰祛瘀的治法。明代秦景明在《症因脉治》中说："胸痹之因：饮食不节，饥饱损伤，痰凝血滞，中焦混浊，则闭食闷痛之症作矣。"清代曹仁伯在《继志堂医案·痹气门》中谓："胸痹……胸阳不旷，痰浊有余也。此病不惟痰浊，且有瘀血交阻膈间。"这些记载表明，明清两代的医家不仅在临床上自觉使用化痰祛瘀法治疗胸痹心痛，而且已将这种认识上升到理论高度。明清至近现代理论阐释方面，对于豁痰化瘀法的主治病证，从病因病机、证候类型、具体治法与方药运用，乃至临床验案所做的阐释，较之宋金元时期更为深入和丰富。总结实践方面，益气豁痰化瘀法用于临床治疗各种疾病，除心系疾病外，如癫狂、痫证、中风、喉闭、失音与耳聋等的验案，以及基于实践创制的新方剂，也较之宋金元时期明显增多。很多医案不仅记录治疗过程，还有理论分析和总结。

古人在治疗疾病过程中，对补气甚为重视，张仲景创立了治疗胸痹心痛的补益方剂——人参汤和炙甘草汤，前方健脾益气、温中散寒，后方益气滋阴、补血复脉，提出了益心气的常用药物炙甘草、人参和养心阴的常用药物麦冬、生地黄、阿胶等，这些方药为后世组方选药树立了规范，影响深远。宋代《太平惠民和剂局方》中治疗"积劳虚损""心虚惊悸""阴阳衰弱"的人参养荣汤，其组方也体现了益气养阴的思想，方中人参、茯苓、白术、甘草（即四君子汤）健脾益气，补气之虚，当归、白芍、熟地黄（即四物汤去川芎之温燥辛散）养血滋阴，方中黄芪、肉桂补气温阳，生姜、大枣温养脾胃，陈皮行气健脾燥湿，五味子益气生津，远志祛痰安神，全方补而不滞，滋而不腻，共奏益气补血养心之功，为后世所习用。金代的李东垣在学术上重视脾胃的作用，指出"内伤脾胃，百病由生"，他认为内伤疾病的形成是脾胃受损、耗伤元气的结果，治疗上提出"其治肝、心、肺、肾，有余不足，或补或泻，惟益脾胃之药为切"的观点，对后世医家运用补气药治疗胸痹心痛产生了一定影响。在其《内外伤辨惑论》中载有名方——生脉散，方中人参甘温，益气生津，麦冬甘寒，养阴生津，五味子酸温，敛肺益气生津，全方益气生津，敛阴止汗，被后世用于治疗胸痹心痛之气阴两虚证。该方表明李东垣不仅重视补益脾胃元气，对于益气养阴法的使用也颇有心得。明代张介宾治疗心痛非常重视补益肝肾之精，不但为后世补肾治疗胸痹心痛奠定了理论基础，而且在益气养阴法中以"补肾气益肾阴"而独树一帜。清代喻嘉言在《医门法律》中指出"心痛者脉必伏，以心主脉，不胜其痛，脉自伏也。不可因其脉伏神乱，骇为心虚，而用地黄白术补之。盖邪得温药则散，加泥药即不散，不可不慎之也。温散之后，可阴阳平补之"。

综上所述，益气豁痰化瘀法在前贤对心血管疑难病证理论实践的探索中，已经有了初步的阐述，但是多数情况下仍处于益气法或豁痰化瘀法独自应用的状态。笔者在本书中对益气豁痰化瘀法在心血管疑难病证的应用进行了详细探析。

四、益气豁痰化瘀法体系特点

心血管疑难病证发生的基本病理为心气虚而邪气乘。致病的原因为痰饮瘀血，乘心之经络，脉道不通而病。随着理论和临床知识的不断深入发展，对疾病治疗的认识逐渐向更高层次发展。笔者认识到导致心血管疑难病证的病因有很多种，多种病因共同作用于人体，导致"阳微阴弦"而发心痛，往往出现复合证候，无论是血瘀证还是痰饮证，往往相兼出现，或者一者先发，另一者随之而生，这就要求治疗学上制定相应的治法。心的功能是主阳气，主血脉，主神志。首先是主阳气，其次是主血脉，主神志。因而心脏如发生病理变化，首先是阳气方面的亏损，其次才是血脉的损害，所以《素问·四气调神大论》说："太阳不长，心气内洞。"太阳，即指心中之阳气，内洞，即指空虚之意，就是形容心中阳气的衰竭。心阳虚损或心气不足，是导致发病的主要方面。《金匮要略·胸痹心痛短气病脉证治》说："夫脉当取太过不及，阳微阴弦，即胸痹而痛，所以然者，责其极虚也。""阴弦"是代表寒邪气盛，"阳微"是说明阳气虚少。阳虚是因，阴盛是果。所以《诸病源候论·胸痹候》说："寒气客于五脏六腑，因虚而发。"又在《心痛候》中说："若诸阳气虚，少阴之经气逆，谓之阳虚阴厥，亦令心痛。"心既主阳气，又主血脉，阳气有亏，或导致阴血虚损，或导致血行不畅，或导致气血阻滞，有此一者，均可使心痛发作，或心悸怔忡。正如《证治准绳》所说："血因邪涩在络而不行者痛，血因邪胜而虚者亦痛。"虞抟《医学正传》亦说:"有真心痛者,大寒触犯心君,又曰污血冲心。"血因邪涩而痛者,属于血滞;邪胜血虚而痛者,属于血虚;污血冲心而痛者,属于血瘀,临床各有其见症。神志存于心血之中,无论属于血滞、血虚、血瘀中的哪种病变,都可以引起神志不宁,邪热入于血分时,尤其明显。反之,神志先病,而后影响心脏的阳气或阴血病变的,亦很常见。故《证治准绳》说:"夫心统性情,始由怵惕思虑则伤神,神伤,脏乃应而心虚矣。心虚则邪干之,故手心主包络受其邪而痛也。"《诸病源候论》亦说:"思虑烦多则损心,心虚故邪乘之。邪积而不去,则时害饮食,心里愊愊如满,蕴蕴而痛,是谓之心痹。"

古代学者对心血管疑难病证的病因病机论述颇为丰富,现代医家在前贤理论实践的基础上,结合其发病特点,进一步丰富和发展了心血管疑难病证的病因和病机。多数医家认为本病为本虚标实,本虚主要包括气、血、阴、阳之虚,标实则为血瘀、痰浊、寒凝、气滞诸证。其病位在心,与肺、肝、脾、肾诸脏功能失常有关,分型论治亦很丰富,取得了一定的成果,但心血管疑难病证具有虚实夹杂,气虚、痰浊及瘀血因素并存的特点,在治疗心血管疑难病证时,单一证候,单一中医治法并不能满足临床治疗需求,需多种治法合用。

综上所述,笔者认为通过学术源流的深入梳理和研究,深感益气豁痰化瘀法具有长期的、丰富的理论与实践积淀,是具有充分理论依据和临床实用价值的重要治法。笔者对此进行深入发掘整理和系统阐述,有利于其学术传承、发展和临床运用,治疗心血管疑难病证,应予以益气豁痰祛瘀合用的治疗体系,可体现中医应用温散药物之后阴阳平补、不温不凉、不燥不腻的特点，可解患者之疾苦，使心血管诸疑难病证得愈。

五、益气豁痰化瘀法治疗心血管疑难病证的优势

目前，心血管疾病中的疑难病证如冠心病多支病变、难治性心律失常、顽固性心力衰竭、双心疾病、高血压等，病情缠绵日久，难以治愈，甚至突然发作导致猝死，对患者的生活质量及生命安全影响巨大。针对上述疾病的非药物疗法，如搭桥、支架植入术、除颤、起搏、射频消融等在临床治疗中虽然起到很大的作用，但是术后病情易反复，具有一定的局限性，特别是冠脉血运重建虽然可以挽救很多患者的生命，但术后仍有再狭窄的可能，发生率为10%～15%，一直是医学界近年来努力攻关的课题之一，并且非药物治疗往往费用昂贵，属有创治疗，不易被广大患者所接受。由于口服药物使用方便，并有确定的疗效，因此无论是预防还是治疗，药物仍然是大多数心血管疑难病证患者的一线治疗方法。临床常规使用的西医药物，疗效不突出，远期疗效也不甚理想，并且都有比较明显的不良反应。而防治心血管疑难病证的中药属于天然的植物药，脏器毒性作用较低，较少发生不良反应，疗效确切，具有一定的优势。

笔者经过多年临床实践，发现痰浊瘀血是心血管疑难病证的主要致病因素和重要病理产物，认为应用益气豁痰化瘀法论治心血管疑难病证是防治该类病证的关键，对改善患者病情及预后有着重要的意义，应用于临床，在消除症状、控制心绞痛发作、改善血管狭窄程度、预防心肌梗死、改善心功能、调节

血压等临床指标方面取得了良好的疗效。益气豁痰化瘀法治疗心血管疑难病证有其自身的优势，即整体调节、个体化治疗，较之西医可以多层次、多靶点地纠正心血管疑难病证的局部病理因素，而且可协调全身功能状态，增强机体自身对心血管疑难病证发生的预防能力和既病后的修复能力。

　　笔者通过研究心血管诸多疑难病证，提取理论基础、常用药物、药对，分析相关方剂、临床经验及疑难病案，总结出益气豁痰化瘀法治疗心血管疑难病证的参考意义和价值，希望能对未来心血管疑难病证的临床诊治提供更多的参考依据及更充分的理论基础，为临床医师提供借鉴。

下篇

各论

第一章

冠心病多支病变

第一节　概　　述

一、中医对冠心病多支病变的认识

（一）冠心病的历史沿革

在中医学中没有"冠状动脉粥样硬化性心脏病""多支病变"等名词，多支病变为影像学诊断，为多个心肌血管同时产生病变。基于症状可以将其归类为"胸痹""心痛""真心痛""卒心痛"等病证中，其在临床上是一种比较常见的疾病。近年来随着生活节奏的加快，生活水平的提高，饮食结构的改变，发病率呈逐年上升的趋势。

"心痛"一词最早见于马王堆汉墓出土的《五十二病方》，其确切论述见于《内经》。如《灵枢·五邪》"邪在心，则病心痛"，《素问·标本病传记》"心病先心痛"，《素问·脏气法时论》"心病者，胸中痛，胁支满，胁下痛"。在《灵枢·本脏》"肺大则多饮，善病胸痹"中提到了"胸痹"病名，指出痰饮阻于胸中为本病的病机。《灵枢·厥病》"心痛间，动作痛益甚"提示本病应与冠心病心绞痛相对应。《灵枢·厥病》述"真心痛，手足青至节，心痛甚，旦发夕死，夕发旦死"，此应为急性心肌梗死的症状，"手足青至节"应为剧烈疼痛所致，青亦应是因心梗发作，血液循环发生改变后肢体末梢循环变差所致，而"旦发夕死，夕发旦死"更是描写了此病的凶猛与预后的不佳。《素问·举痛论》"得炅则痛立止"描述了辨证治疗对本病的重要性；《素问·阴阳应象大论》"血实宜决之"描述了针对血瘀应给予活血化瘀通络的治法。但是尽管可以找到本病的一些治法，可是在用药方面的描述却见之甚少，而以针砭之术治疗本病在《内经》中得到了详尽的描述。

时值秦汉时期，笔者认为中医学对本病的认识与治疗方法产生了巨大的发展，在药物治疗方面更是取得了长足的进步。《难经》"其五脏气相干，名厥心痛"提到了一个名词"厥心痛"，并且对其病因进行了描述。到了汉代，《金匮要略》将中医理论与中药方剂推向了一个新的高度，"胸痹"这一病名便是在这本书中提出的，该书还设置了专篇对其病因病机进行描述，认为其根本的病机即为四字"阳微阴弦"。心居上焦，心为阳脏，主一身之阳气，心气虚衰引发胸阳不振；肾居下焦，为阴中之阴，主一身之阴气，肾中阴寒至盛导致浊阴上乘即为本病的病因病机。"夫脉当取太过不及，阳微阴弦……以其阴弦故也。"张仲景对"胸痹"的描述与论断较秦汉时期的典籍均要详尽与具体，如"胸痹之病，喘息咳唾……关上小紧数""心痛彻背，背痛彻心"，对胸痹的症状描述十分详实与具体，并且设立如瓜蒌薤白桂枝汤治以温阳散寒，瓜蒌薤白白酒汤治以涤痰通络等。尽管如此，笔者认为其对胸痹的范围划定还是相当宽泛的，其中不但包含"心病"，甚至还有"肺病""脾胃病"等范畴。

到了晋代隋唐时期，不止对本病的发病区域定位更加明确，而且在本病的病因病机的探讨上也取得了巨大的进步，更多的病因病机被探寻出来，逐渐将"胸痹"明确为"心病"范畴，开始排除其他脏腑疾病。如在葛洪撰述的《肘后备急方》中，其便认为"肺病"不应包含在"胸痹"的范畴之内，《肘后备急方·治卒患胸痹痛方》有"胸痹之病，令人心中坚痞忽痛，肌中苦痹，绞急如刺"，其中论述"胸痹"应该是"心中坚痞忽痛"，而不是肺病的发病区域范畴，对"胸痹"的定位更加明确。《诸病源候论》有"因邪迫于阳气，不得宣畅，壅瘀生热"，指出了本病病因是邪气在外迫于阳气，阳气郁于内不得外散于体表肌肤，郁而化热，认为本病的证候为阳气郁结之候。此论点又较前人有了新的认识。到了唐代，针砭之术在应对"胸痹"急危重症方面得到了很大的提高，并且对本病的发病特点、病情表现方面描述也更加详尽，如孙思邈《千金要方》和《千金翼方》中"心痛如锥针刺，然谷、太溪主之""心痛暴绞急欲绝，灸神府百壮……"，对"胸痹"发生急危重情况时如何使用针灸方法对其进行病情控制与紧急治疗进行了详尽的论述，对于现代研究具有重大的意义。

宋金元时期百家争鸣，不同的治则思想被提出，产生了激烈的碰撞，使中医学得到了迅猛的发展，对本病也有了新的认识。涌现了一大批中医著作，例如陈无择《三因极一病证方论》对中医学的病因学发展产生了巨大的推动作用，其提出的"三因学说"更是对后世影响重大，其认为人体发病不止为"外感六邪"，更应考虑到生活中的因素，提出了"情志不调"与"饮食劳倦"两病因，组合一起形成"三因"。认为人体发病应从这三方面进行考虑，对证施治。王怀隐《太平圣惠方》认为本病最大的发病因素为阴阳俱虚，气血不足，无力对抗外邪，致使邪气内侵。并提出了兼备益气养血、滋阴助阳的方剂，丰富了本病的治疗。《太平圣惠方》一书中描述的组方更是精妙，多种功效药品互相配伍，相辅相成，常将芳香、辛散、温通之药物与益气、活血、养血、滋阴、温阳之药品相互配伍，以求达到标本兼顾之功效。在这一时期，戴元礼将"房劳肾虚"这一病因纳入本病的致病因素内，认为房事不节导致肾气亏虚，肾主纳气，肾气亏虚则无以纳气，致使宗气生化无源，一身气机俱衰，气能化血，气虚则血虚，气血不足则发为"胸痹"。刘完素在其《素问病机气宜保命集》中将"心痛"分为"热厥心痛""寒厥心痛""大实心中痛"等几个类型，提出不同的治则如温法、利法、汗法、散法等，并且提出"久痛无寒而暴痛非热"理论，对后世影响深远。元代学者对"三因学说"中的饮食劳倦也进行了深入的研究，认为多食膏粱厚味也可以是导致本病的主要病因，在《儒门事亲·酒食所伤》中提出"夫膏粱之人……酒食所伤，以致中脘留饮胀闷"，认为久食膏粱厚味之后体内湿邪壅盛，湿邪困脾，致使运化失司，郁而化热，阻塞中焦，气机升降失调，至胸阳不振，导致了本病的发生。

到明清之后，随着中医学理论的发展，各医家对"胸痹心痛"的认识也逐渐深刻，并且对于本病的发病位置的认识也更加明确。在此之前，心痛与胃脘痛并没有进行鉴别，而是按照一病同治之，《丹溪心法》中就曾经有"心痛，即胃脘痛"的描述，这是大谬之谈。心痛与胃脘痛不进行鉴别的情况到了明清时期就得到了彻底的改变，这两种病被彻底分开并开始了模糊的讨论。但是在这种区分的前期也有医家走了错路，并没有正确区分观念，《医学正传》中虞抟就曾经提出了除真心痛外其余都是胃痛这一错误的论点，而且将胸痹的脉证讨论拿到了胃脘痛的脉证讨论中。其后经过各医家的总结与印证，才开始走上了正确区分的道路。《证治准绳》中明确提出"心与胃各一脏，其病形不同……叙于一门，误自此始"，将心痛与胃脘痛彻底区分开来，并指出了前人的错误。笔者认为本时期对于本病急危重症的救治方面也有了更深刻的认识，在之前"真心痛"被认为是无药可救之症，"旦发夕死，夕发旦死"描述了本病病情的危重，并将本病定性为不治之症，但是在本时期却提出了"亦未尝不可生"的论点。"厥心痛"同样属于本病的急危重症范畴，在本时期将其与"真心痛"进行了鉴别，如《医学入门》"真心痛，因内外邪犯心君，一日即死；厥心痛，因内外邪犯心之包络，或他脏邪犯心之支脉"。但在这里笔者认为其对真心痛的认识依然为不可治——"一日即死"。在此之前，有关于真心痛的病因描述仅有寒凝、气滞等少数病因，至明清时出现了瘀血致病的理论，还有火邪犯心和痰瘀交阻的理论，并且诸如虚劳、奇经八脉致病的病机也被提出。本时期是中医药理论发展最为璀璨的时期之一，对本病的病因病机认识更加深刻，治疗上更是在前期医家的宝贵理论和经验基础上有了很多独有的见解。其中王清任便是在这一时期对后世影响最大的医家之一，其提出的"瘀血致病"学说，对后世影响极大，"活血化瘀"法则更是现代临床治疗本病的基本法则之一，其创立的血府逐瘀汤、通窍活血汤等汤剂更是作用巨大，被推举为活血化瘀法的代表方剂沿用至今。血虚导致血瘀也被提出，唐容川《血证论》提出"不补血而祛瘀，瘀又安能尽去哉"，认为一定要补血祛瘀兼施，并且提出"不可一味香燥耗阴劫本""惟用辛润宣通，不用酸塞敛涩""保护胸中阳气"，这些理论对现代临床治疗起到了很好的指导与警示作用。

通过对古代先贤理论的探析，笔者认为中医学对本病的认识是不断发展、不断进步的。随着时代的发展，无论是从病位、病因，还是诊治、方药上都逐渐完善，而这种发展、这种完善，与无数前人的思想碰撞、百家争鸣是分不开的。

（二）冠心病的病因病机

笔者认为，导致本病的病因病机是多方面的，可以是外感邪气致病，可以是情志内伤致病，也可以是生活因素致病，诸如饮食不节、劳逸失度等，诸多病机可以单独出现，也可以多病机结合致病，这就需要抽丝剥茧，认清病机，方可对证施治。中医古籍中对本病的病因病机描述颇多，影响深远，现主要整理如下：

1. 感受外邪

人体诸多疾病均为感受外邪引起，笔者总结古籍认为，风、寒、暑、湿、燥、火等六气太过或不及或发不应时即为六邪，当人体长期处于非正常环境下，便极易感受外邪而发病，六邪致病可由单一外邪致病，也可多种外邪夹杂致病，如风寒、风湿之痹证，其中又以风为百病之长。《素问·至真要大论》载"岁厥阴在泉，风淫所胜……心痛支满"，这里提到了是由外感风邪导致了本病的发生；"太阳司天，寒淫所胜……民病厥心痛"，这一条认为是由于感受了寒邪导致了本病的发生。在隋唐宋时期认为感受风寒之邪是导致本病发生的主要因素，巢元方《诸病源候论》"心痛者，风冷邪气乘于心也""心有支别之络脉，其为风冷所乘……亦令心痛""寒气客于五脏六腑，因虚而发……则胸痹"均是风寒之邪致病的描述，并且这一观点对后世影响极大。风为百病之长，最易得感，风邪轻扬开泄，人体感受风邪之后可致腠理疏散，使之对其他外邪的抵御能力下降，感受寒邪之后，侵犯心脉，寒性凝滞收引，至气血运行不畅，阻于胸中，胸阳不振，即发本病。这一论点与本病每于寒冷时加重的特点相符合。同样的，热邪亦可致病。《素问·至真要大论》"少阴司天，热淫所胜……肩背臂臑及缺盆中痛，心痛"就是对感受热邪导致本病的描述。对使用何种方剂治疗本病他书中有具体描述，《肘后备急方》中就有以黄连、苦参、龙胆草等清热药物组方治疗本病的描述。

2. 七情内伤

心藏神，心主神志。在中医理论中，人体的一切思维活动都与心密切联系，人之七情为喜怒忧思悲恐惊，哪一种情志过于激烈都会耗伤心气，进而影响心的正常功能，引起病变。《素问·五脏生成》"思虑而心虚，故邪从之"指出思虑过重就会耗伤心气，心气虚则不能抵御外邪，就会致病。张介宾也曾提到，形乐者，身无劳也，志苦者，心多虑也。心主脉，深思过虑则脉病矣，指的也是忧思过度会引起心病的发生。《杂病源流犀烛》"言乎心痛病有七情也"也强调了七情均可导致"心痛"的发生。中医理论中早有七情对气的影响，《素问·举痛论》"怒则气上，喜则气缓，悲则气消，恐则气下，寒则气收，炅则气泄，惊则气乱，劳则气耗，思则气结"指出七情均可致病。而《杂病源流犀烛》认为"除喜之气能散外，余皆足令心气郁结而为痛也"，提出七情中只有喜之一情可令气散而不至郁结，但是同样的，过喜却是可以令气机耗散，导致心气虚衰，同样可以导致心病的发生。"心者，五脏六腑之大主也，精神之所舍也"，所以无论是情志过极导致了气机的郁结，还是情志过极导致了气机的耗散，都是不好的，对于人体都是有害的，至此可见"情志内伤"这一致病因素的重要性。王肯堂提到过"夫心统性情，始由怵惕思虑则伤神，神伤，脏乃应而心虚矣。心虚则邪干之，故手心主包络受其邪而痛也"，他认为七情致病先是由情志过极产生，而后伤神，进而神伤脏腑，进而伤心，认为此病产生是一层一层的递进关系。笔者认为本病因在本病中较为常见。

3. 饮食不节

现代人疾病多数与饮食改变有关，随着生活水平的提高，肥甘厚味占比日益增多，饮食偏嗜等问题逐渐突出，《素问·五脏生成》中提到"多食咸，则脉凝泣而变色"，过度进食咸味食物，导致血脉凝滞，运行不通，导致了本病的发生。严用和《济生方》载"夫心痛之病……内沮七情，或饮啖生冷果食之类"，这里就强调了过食生冷之物导致寒凉克脾，日久致脾胃虚弱，或导致痰瘀交阻，或导致气血两虚，进而发病。

《寿世保元》载"酒性大热有毒,大能助火。一饮下咽,肺先受之……酒性喜升,气必随之,痰郁于上,溺涩于下。肺受贼邪,不生肾水,水不能制心火,诸病生焉",这里强调了过度饮酒的危害。酒为热邪,亦为湿邪,先伤肺脏,至肺金不能生肾水,日久必导致肾水不足,后伤脾胃,至运化失司,致痰郁气滞,均可致病。《症因脉治》载"胸痹之因:饮食不节,饥饱损伤,痰凝血滞,中焦混浊,则闭食闷痛之症作矣",提出过饥或过饱均可损伤脾胃,致使痰凝血滞,气机升降失调,气血阻遏,中焦混沌,继而导致了胸痹的发生。且痰湿之邪阻滞日久,郁而化热,化热日久耗伤津液,津液耗伤不能濡润脉管,至脉管艰涩,气血运行不畅;津液耗伤无以化血,致使血性黏滞,附着于脉管之上,至血脉痹阻,均可导致本病的发生。痰饮这一致病因素素来为众医家重视,被认为是导致本病发生的重要因素。《灵枢·本脏》"肺大则多饮,善病胸痹"中饮指的就是痰饮之邪,容易导致胸痹的发生。李用粹《证治汇补》"肺郁痰火,忧恚则发,心膈大痛,攻走胸背",认为脾为生痰之源,肺为储痰之器,肺中储痰郁而化热,痰热扰心,致使心膈病痛,导致胸痛或背痛的发生,可见痰饮之邪致病之因。

4. 劳逸失度

《素问·举痛论》有"劳则气耗",《素问·宣明五气》有"久卧伤气",提到了劳逸失度对人体的损害,过度劳累可以导致对人体气机的消耗,气机消耗过度就会导致气血虚弱,气血虚弱对脏腑的濡养失司,则会导致本病的产生;而过度安逸不进行活动也会对人体气机产生损害,致使气血运行减缓,容易导致气血瘀滞的产生，气血一旦产生瘀滞，本病也随之发生。过劳的概念包括一切超出身体承受能力的活动，该活动包括了体力活动与精神活动还有房劳过度。戴元礼将"房劳肾虚"这一病因也纳入到了本病的致病因素内，认为房事不节导致肾气亏虚，肾主纳气，肾气亏虚则无以纳气，致使宗气生化无源，一身气机俱衰，气能化血，气虚则血虚，气血不足则发为"胸痹"。张从正《儒门事亲》载"膏粱之人，起居闲逸，奉养过度，酒食所伤，以致中脘留饮，胀闷"，他认为生活起居过于安逸，体力活动少的话就会导致气血瘀滞的产生，气血一旦产生瘀滞，本病也随之发生；而安逸的生活加之饮食上肥甘厚味的过度进食，就会导致中焦痰饮的蓄积，进而导致气机升降失调，致使产生胸腹胀闷、不适等症状，本病随之发生。刘纯《玉机微义》载"素作劳羸弱之人患心痛者，皆虚痛也"，他认为过度劳累之人的身体跟先天不足孱弱的人是一样的，都是虚弱的，因为过度劳累会耗伤气血，气血不足就会导致心痛的产生，而且这时心痛都是因虚致痛。李梴《医学入门》载"盖心劳曲运神机，则血脉虚而面无色，惊悸梦遗盗汗，极则心痛"，这里强调的是劳神之后导致本病的发生，因为劳神过度耗伤心血，导致血脉虚弱，面色无华，产生惊悸、梦遗、盗汗等症状，病情进一步发展就会导致本病。笔者认为应该对本病因增加重视，随着现代人工作性质逐渐由体力劳动为主转型为脑力劳动为主，这种劳逸失度的致病占比正在逐渐上升。

5. 他脏及心

笔者认为本病的病位在心，但是同时发病也与肝脏、脾脏、肺脏、肾脏等脏腑密切相关，多脏腑相互影响，在本病的发生发展过程中贯穿始终。心病则鼓动无力，致使气血运行迟滞；肝病则疏泄失司，气机升降失调，致使气滞血瘀；脾病则运化失责，水谷精微不能布散全身，聚而生痰，居于中焦，阻塞气机，加之脾为气血生化之源，脾虚日久，必将导致气血生化无源，气血俱虚；脾为生痰之源，肺为储痰之器，肺中储痰郁而化热，痰热扰心，侵犯心包，致使心膈病痛，导致胸痛或背痛的发生；肾病肾阴亏虚，不得上达以济心火，致使心阳偏亢。所以心病虽其病位在心，但是其发病与多脏腑均有密切联系。《素问·缪刺论》"邪客于足少阴之络，令人卒心痛暴胀，胸胁支满"强调了足少阴肾经病时，可引起患者心痛、胸胁支满等症状，这就是一个典型的他脏及心的表述。《诸病源候论》载"足阳明为胃之经，气虚逆乘心而痛，其状腹胀归于心而痛甚，谓之胃心痛也"，这里又是一则他脏及心的病情阐述，与上一则相同的是均是由于本脏虚弱御邪无力，感受外邪之后病邪循经进而侵犯心君致使本病的发生。《素问·评热病论》"邪之所凑，其气必虚"及《灵枢·百病始生》"风雨寒热，不得虚，邪不能独伤人"两条明确阐述了一种观点就是，人体感受外邪的原因即为本虚，没有内虚就不会感受外邪。《金匮要略》中提出的本病的病机为"阳微阴弦"，主要因素为上焦阳气的虚衰，致使下焦浊阴得以上犯，继而发为本病。《诸病源候论》"若诸阳气虚，少阴之经气逆，谓之阳虚阴厥，亦令心痛"也是强调了阳气虚衰，无以御邪，致使少阴经中逆气得以上传，得犯心君，阳虚阴厥，导致了本病的发生。《太平圣惠方·治心背彻痛诸方》"脏腑虚弱，肾气不足，积冷之气，上攻于心"强调的和上一条是同一个病因，都是由于本脏的虚弱，导致邪气得以产生，本条中列举的是肾气不足导致寒气内盛，上犯心君，产生了本病。《圣济总录》"脏腑虚弱，寒气卒然客之"表达的是同样的道理，脏腑虚弱，无力抗邪，导致寒邪内侵，居于脏腑之中，导致了胸痹的发生。

内虚致外邪内侵致病的病机在明清时期得以迅速发展。《景岳全书》云："气血虚寒，不能营养心脾者，最多心腹痛证，然必以积劳积损及忧思不遂者，乃有此病，或心脾肝肾气血本虚，而偶犯劳伤，或偶犯寒气及饮食不调者，亦有此证。"本条表述了本病发病是多脏腑虚衰共同导致的结果，心脾肝肾气血本虚，加之劳累，或者外邪入侵，或者饮食不节，即会导致本病的发生。《杂病源流犀烛》"心主诸阳，又主阴血……阳虚而邪胜者亦痛……阴虚而邪胜者亦痛"更是强调了无论是阴虚还是阳虚都可以导致本病的发生。心本为阳脏，诸阳之根本，又心主血脉，血为阴，所以心又主阴血，这种独特的生理导致了独特的病机。因此笔者认为本病因正是中医一体观的体现，五脏六腑非独立存在，他们之间相互依存，相互制约，相互影响。

二、冠心病多支病变的西医学研究进展

（一）冠心病多支病变的概念

至少两支主要心外膜冠状动脉或其主要分支出现狭窄，此种情况被称为冠心病多支病变。冠心病是冠状动脉性心脏病的

简称，是指因冠状动脉血流减少而导致心肌缺血、缺氧，甚至坏死而引起的心脏病，亦称缺血性心脏病。根据经冠状动脉造影的直径狭窄百分率，冠状动脉狭窄分为四级：Ⅰ级，25%～49%；Ⅱ级，50%～75%；Ⅲ级，76%～99%（严重狭窄）；Ⅳ级，100%（完全闭塞）。冠状动脉重度狭窄是指Ⅲ、Ⅳ级的病变，解剖学角度往往提示严重血管病变，血流活动受限，可能需要介入或外科手术进行血运重建，恢复血流再通，解除狭窄。对于急性心肌梗死患者，介入手术可即刻开通罪犯血管，对减轻心肌缺血对血管的损伤是十分必要和有效的。

心绞痛是冠状动脉供血不足，心肌急剧的暂时缺血与缺氧所引起的以发作性胸痛或胸部不适为主要表现的临床综合征，是心肌供氧和需氧不平衡所致的结果。在心绞痛患者中，冠状动脉粥样硬化是最主要的病理原因，占比 80%～90%。其他造成心绞痛的病理因素包括严重的主动脉瓣狭窄和关闭不全、梅毒性主动脉炎或主动脉夹层动脉瘤累及冠状动脉口、结缔组织病或病毒感染所致的冠状动脉炎、左心室流出道狭窄、左心室肥厚和肥厚性心肌病等，本部分重点讨论由冠状动脉本身病变所致的心肌缺血和心绞痛。

缺血性心肌病是指由于长期心肌缺血导致心肌局限性或弥漫性纤维化，从而产生心脏收缩和（或）舒张功能受损，引起心脏扩大或僵硬、心力衰竭、心律失常等一系列表现的临床综合征，属于冠心病的一种特殊类型，其病理生理基础是冠状动脉粥样硬化病变使心肌缺血缺氧以及心肌细胞减少、坏死，心肌纤维化，心肌瘢痕形成。缺血性心肌病是冠心病的晚期表现，主要症状为心绞痛和心衰。

笔者认为，冠心病多支病变重度狭窄导致的心绞痛及缺血性心肌病，由于其症状不稳定、极易产生进展、容易反复的特点，在临床上是一类疑难病、危重病，中医学以整体观和辨证论治为特色，基于多方位、多角度认识疾病的理念，在辨治心血管疾病，尤其是冠心病的治疗方面有着独特优势，并取得了显著的临床效果。

（二）冠心病多支病变诊疗现状

目前，根据 2018 年苏格兰国家发布的《稳定型心绞痛管理指南》、2018 年发表在《中国医学前沿杂志》上的《冠心病合理用药指南（第 2 版）》，无论是在冠心病稳定型心绞痛的病名、危险因素、诊断流程、病情评估上，还是在本病的治疗上，都有着较为详细的内容，特别是在药物治疗方面，有着不同阶段的不同观点。在《冠心病合理用药指南（第 2 版）》一篇中指出本病的治疗原则主要为缓解临床症状、改善预后等，其中包括戒烟限酒、健康的生活方式、有规律的身体锻炼，以及血脂、血压和血糖的管理。

指南中指出，本病的药物治疗原则遵循首先缓解心绞痛或心肌缺血的原则，常用药物包括：一线药物，β 受体阻滞剂、钙通道阻滞剂、硝酸酯类（短效）；二线药物，硝酸酯类（长效）、尼可地尔、雷诺嗪、曲美他嗪等。其中硝酸酯类药物对心内膜下大的动脉、冠状动脉的痉挛和粥样硬化、侧支循环的建立都有着满意的效果，有效地改善了缺血，缓解了心绞痛症状。在常规用药的基础上加用尼可地尔治疗冠心病稳定型心绞痛，可明显改善患者的心绞痛症状，减少冠脉血栓的形成。

在冠心病的易患因素中，高胆固醇血症是最重要的因素之一。血浆胆固醇升高不仅可加速粥样硬块内的胆固醇沉积，使其脂质核心越变越大，斑块越变越软，而且局部胆固醇的沉积刺激血管发生收缩，使斑块表面张力变大，这两种因素相加容易导致斑块发生破裂，斑块破裂后，脂质暴露于血液循环又是极强的促凝因素，易于形成闭塞性血栓。因此，降胆固醇治疗已经是冠心病患者最重要的治疗之一。

临床上除了应用药物治疗以外，还应用血管重建治疗包括介入治疗和外科手术治疗，但其昂贵的价格和长期服用药物所导致的不良反应以及冠脉支架介入术后所产生的支架内再狭窄问题却又摆在了我们的面前。笔者认为这种复杂病因病机正是中医药治疗的强项，整体辨证，不拘泥于一个脏腑的审病遣方正是对此最有效的治疗方法。

第二节　益气豁痰化瘀法治疗冠心病多支病变

心主血脉，全身的血液依赖于心脏的推动输布周身，而实现心主血脉这一条件需要依赖心气的充沛，心气充沛方可统摄血液循行于脉管之中，心气充沛方可推动血液的输布。而脉道通利也是实现心主血脉的必要条件，脉道痹阻，血脉不通，气血运行不畅，则无法实现血液的输布。笔者认为临床上常见导致心病产生的重要因素为气虚、痰浊、血瘀三项。脾虚是痰瘀交阻型冠心病胸痹心痛发病的根本原因，病变的脏腑涉及心脾，脾虚易生湿，湿邪阻滞日久化痰，痰能致瘀，痰瘀攻走流窜于心脉则发本病。

痰瘀虽性本寒，但易郁而化热。笔者认为，一切病理产物日久皆可化热，痰瘀属有形之邪，日久更易热化，痰瘀热化波及营血，可进一步加重痰瘀的程度，形成恶性循环。痰瘀交阻型冠心病的发病率越来越高，导致其热化的原因也复杂多样，患病日久会损伤人体的气血阴阳，最终导致疾病的虚实错综复杂，日久难愈。

心气亏虚，行血无力，血脉不利，津液失布，阴寒内生，痰浊停聚，乘虚上犯，心脉痹阻。《素问·痹论》载"心痹者，脉不通……在于脉则血凝而不流"，血液不行，凝而为瘀，痹阻血脉，发为心痹。《临证指南医案》"血流之中，必有瘀滞，故致病情缠绵不去"，内结成瘀，以及"久病在络""气血皆窒"等论述强调络病多有瘀滞的存在。《继志堂医案》载"胸痛彻背，是名胸痹……此病不惟痰浊，且有瘀血交阻隔间"；《医学正传》指出其发病与"污血充心"（即瘀血）有关；《脉因证治》明确提出了胸痹是因为血凝而不流导致心脏脉络不通的血瘀理论。络脉是气血津液输布环流的枢纽和通路，故气机通畅，络道无阻是维持其正常功能的前提。若邪气犯络，致络中气机郁滞，血行不畅，阻碍络道，可影响络中气血的运行及津液的输布，从而产生一系列络脉阻滞的病理变化。同时，津液受火热之邪煎熬而成痰，痰滞血脉而成"瘀"。明代许浚《东医宝鉴·痰饮》指出，"痰者津液因热而成，热则津液熏蒸而稠浊，故名为痰也"，且实火、虚火均可煎熬津液而成痰，此外，络中气滞、血瘀、痰结之间常相互影响，互结互病，以致病邪胶结凝固、缠绵难愈，治疗上予以涤除瘀邪、疏通络道，瘀去络通而病可愈。需要强调的是，冠心病瘀阻心络的"瘀"不仅是血瘀，还有痰，即痰阻脉络。过食肥甘厚味，食过咸之物，暴饮暴食，过食生冷寒凉，损伤脾胃，运化失司，水谷精微不得运化，聚而生痰，阻遏气机，或痰郁化热，均导致气血运行失调，致使本病的发生。加之脾胃为一身气之源头，脾胃虚弱，宗气无以生化，进而一身气机虚衰，气虚致血虚，气血两虚导致了本病的发生。《素问·五脏生成》载"多食咸，则脉凝泣而变色"，过度进食咸味食物，导致血脉凝滞，运行不通，导致了本病的发生。严用和《济生方》载，"夫心痛之病……内沮七情，或饮啖生冷果食之类"，这里强调了过食生冷之物导致寒凉克脾，日久致脾胃虚弱，运化失司，导致痰瘀交阻，或导致气血两虚，进而发生本病。《灵枢·本脏》"肺大则多饮，善病胸痹"中"饮"指的就是痰饮之邪，容易导致胸痹的发生。李用粹《证治汇补》"肺郁痰火，忧恚则发，心膈大痛，攻走胸背"，认为脾为生痰之源，肺为储痰之器，肺中储痰郁而化热，痰热扰心，致使心膈病痛，导致胸痛或背痛的发生，可见痰饮之邪致病之因。

综前所述，笔者认为饮食不应时、过饥或过饱均可损伤脾胃，致使痰凝血滞，导致气机升降失调，气血阻遏，中焦混沌，继而导致了胸痹的发生。且痰湿之邪阻滞日久，郁而化热，化热日久耗伤津液，津液耗伤不能濡润脉管，至脉管艰涩，气血运行不畅；津液耗伤无以化血，致使血性黏滞，附着于脉管之上，至血脉痹阻，均可导致本病的发生。痰饮这一致病因素素来为众医家重视，被认为是导致本病发生的重要因素。

中医药治疗冠心病近年来取得了日新月异的进展，具有多方面的优势。从最早探讨冠心病的主要病机为气滞血瘀、心脉失养、不通则痛的实证，到逐渐了解到本虚标实也是本病的一大病机，本虚为气血阴阳的亏虚，标实为血瘀、痰浊等，并且通过不断深入研究，在诊断标准、辨证分型，以及治疗药物方面取得了卓越的进展，临床应用上取得了良好的效果。

本病的病位在心，但是同时发病也和肝脏、脾脏、肾脏等脏器关系密切，多个脏腑相互影响，这在本病过程中贯穿始终。心得病则鼓动无力，导致气血运行迟滞愈阻；肝病则疏泄失职，气机升与降失调，使气滞而血瘀；脾病则运化失效，水谷精微不能布散周身，聚而生痰，居于中焦，则阻塞气机，然加之脾为气血生化之源，脾虚日久后，必将使气血生化无源，气血则俱虚；肾病肾阴亏虚者，不使上达以济心火也，致使心阳偏亢。总结起来认为其病位在心，但其发病多与脏腑密切相关。

中医具有一套自己独立的理论体系，中医强调的"整体观念"与"辨证施治"思想体现了其独到的内涵，其独有的个体化整体性治疗，疗效确切，不良反应少，为广大患者所接受。中医以整体、动态、辩证的方式认识生命与疾病，在治疗疾病方面有自己独到的优势。

笔者认为治疗本病应多从气虚、痰浊、血瘀方面着手，心气不足，久病生痰，痰瘀互结，脉道痹阻，或气机郁结，痰湿内生，郁而化火，或气阴两虚，心脉失养，脉道不利。多种病因病机互为因果，在治疗上需明辨虚实，治病求本。

第三节　临证经验

笔者从多年的临床经验发现，本病患者多年龄较大，临床上病证虚实夹杂，多伴有脏腑虚弱，气常不足，脏腑之气不足，故痰浊内生，进一步阻塞气血运行。因此笔者治疗本病时多从益气、豁痰、化瘀方向着手，应用益气之品可以补脏腑之不足，推动气血运行，并合用祛痰化浊、通调脏腑之法，才能使气血运行顺畅。

一、常用药物

1. 黄芪

黄芪味甘，性微温。具有补阳气、固护卫表、利尿消肿、托毒生肌之作用，用于气虚无力、气虚自汗、气虚水肿。黄芪甘温补升，甘淡渗利；生用微温，蜜炙性温，入脾、肺经，主以扶正气，兼能除水邪。既善补中气、生举清阳，又善补肺气、益胃固表，治脾肺气虚、中气下陷、气不摄血、自汗盗汗等，还能托疮毒、利水消肿，治气血不足，以及气虚水肿、小便不利。黄芪的补气功效，既可以促进机体气血化生，提高脏腑的生理机能，又可以有效祛除血脉瘀滞，改善患者的气短、倦怠、乏力等症状。

现代药理研究显示，黄芪具有改善心肌缺血的作用，黄芪总皂苷能够提高心室肌顺应性，改善心脏舒张功能，提高脏器灌注压而负性频率作用不显著，并且不增加心肌耗氧量。同时也有改善心肌重构的作用。黄芪还具有抗动脉粥样硬化的作用。黄芪皂苷和黄芪多糖能够抑制 Ang Ⅱ 对心肌细胞中 ATP 含量的影响，进而干预肥大心肌细胞能量的代谢。

2. 太子参

太子参味甘、微苦，性平。具有健脾益气、补肺生津的功效。临床应用效果明显。补益脾肺，促进气之化生，气旺则血行，血行则瘀去。临床广泛应用于心、脑、肾等病的治疗中。

现代药理研究显示，太子参有显著清除氧自由基和提高抗氧化物酶活力的作用。能提高小鼠耐疲劳、耐缺氧、耐饥渴能力，延长存活时间。

3. 当归

当归味甘、辛，性温。有补血活血、调经止痛的功效。善治各种血虚，血瘀。各脏腑的血虚也都可以应用，且具有活血之力，补中有行。当归具有止痛作用，治疗血瘀疼痛尤为擅长。《名医别录》载："（当归）温中止痛，除客血内塞……生肌肉。"当归的补血作用较强，其味甘而重，能专门补血，适用于多种血虚症状，如面色苍白无华、唇甲淡白、心悸、四肢麻木、头晕眼花、手脚冰冷等。

现代药理研究显示，当归有增强机体免疫的作用，当归的萃取物丰富，其中的阿魏酸钠和当归多糖可以刺激人体内的巨噬细胞，增强机体免疫。阿魏酸可以干预血液中的抗氧化能力，还起到抗血小板凝聚的作用，具有保护血管内皮的功能。

4. 赤芍

赤芍味苦，性微寒。有散瘀止痛、清热凉血的作用。赤芍苦能泄散，微寒能清，清凉散瘀，既能清肝火凉血，又能活血化瘀。合清血热、清肝火、活瘀血于一身。临床应用于气血运行不畅兼见血瘀尤其血热有瘀或血瘀有热或肝火夹瘀之疼痛者效果最佳。如《名医别录》载其"通顺血脉，缓中，散恶血，逐贼血，去水气……"

现代药理研究显示，赤芍有明显的抗血小板聚集的功能，也有很好的保护心肌的作用，并且与剂量有关。赤芍对缺血心肌有保护作用，可以改善心肌缺氧状态，维持正常能量代谢以及细胞的收缩功能，抑制凋亡。

5. 川芎

川芎味辛，性温。有活血化瘀、祛风止痛的功效。《景岳全书·本草正》曰："川芎，其性善散，又走肝经，气中之血药也。"川芎辛香行散温通，入肝、胆、心包经。上行头颠，下走血海，内行血气，外散风寒。活血力强，治血瘀气滞诸痛，兼寒者最宜，被前人誉为"血中之气药"。治多种头痛，属风寒、血瘀者最佳；属风热、风湿、血虚者，亦可选。

现代药理研究显示，川芎可以起到预防和治疗脑缺血性损害的作用。川芎嗪能够改善微循环，特别是微动脉。还具有降低肺动脉高压的作用。可清除氧自由基，有效地预防和治疗缺血心肌的再灌注性损伤。

6. 桃仁

桃仁味苦、甘，性平。功效活血祛瘀，润肠通便。本品味苦泄降，入心肝血分。长于"通经而行瘀涩，破血而化癥痕"。活血祛瘀力强，临床运用广泛。为血瘀、血闭之专药。适宜于血瘀疼痛、跌打伤痛、癥瘕痞块等多种血瘀病证，每与红花相须为用。本品活血祛瘀，善泄血分壅滞，也可用于热壅血瘀之肺壅、肠痈。

现代药理研究显示，桃仁能够增加冠脉的血流量，降低血管阻力，改善血液循环。能够抑制动脉粥样硬化斑块的形成，抗血栓形成及血小板的聚集，能调节血脂、稳定斑块。

7. 红花

红花味辛，性温。功效活血通经，散瘀止痛。红花辛散温通，入心、肝经。善活血祛瘀而通经消肿、止痛，药力较强，治瘀血诸证皆可选用，兼寒者最宜。临床常用于胸痹心痛、癥瘕痞块、瘀滞腹痛、胸胁刺痛、跌仆损伤等疾病的治疗，常与桃仁配伍使用。

现代药理研究显示，红花中的主要成分红花黄色素能保护人体的心肌细胞膜，提高一氧化氮（NO）含量，增强一氧化氮合酶的活力，提高心肌的兴奋性，显著改善心脏的射血功能、改善心肌缺血。还可以延长凝血酶原时间，改善凝血功能，在血小板黏附、血栓形成的过程中具有很强的限制作用。

8. 瓜蒌

瓜蒌味甘、微苦，性寒。具有清热涤痰、宽胸散结、润燥滑肠的功效。临床常用于治疗胸痹心痛，结胸痞满，肺热咳嗽，痰浊黄稠，大便秘结。瓜蒌甘寒清泄润滑，清泄不苦燥，滑肠不峻下，甘润不滞气，入肺、胃、大肠经。既清肺润燥涤痰、利气宽胸开痹，又消肿散结、滑肠通便。

现代药理研究显示，瓜蒌具有提高冠脉血流量和耐缺氧的作用，可抵抗垂体后叶素所致心肌缺血，对豚鼠离体心脏有扩张冠状动脉的作用，可使冠脉流量显著增加。瓜蒌具有松弛血管平滑肌的作用，且能提高小鼠对常压、低压缺氧的耐受力。

9. 郁金

郁金味辛、苦，性寒。入心经、肝经、胆经。具有活血止痛、化瘀行气、凉血清热的作用。常用于治疗胸胁刺痛，胸痹心痛，热病神昏，癫痫发狂，血热吐衄，黄疸尿赤。《本草求真》曰："其气先上行而微下达。凡有宿血凝积，及有恶血不堪之物，先于上处而行其气。若使其邪其气其痰其血在于膈上而难消者，须审宜温宜凉，同于他味，兼为调治之。"

现代药理研究显示，郁金挥发油有增加冠脉流量、降低心肌耗氧量、降血压、降低外周血管阻力作用。郁金具有抗血栓形成作用。郁金所含姜黄素有抗溶血作用。

10. 半夏

半夏味辛，性温，有小毒。具有燥湿化痰、降逆止呕、消痞散结的功效。半夏辛散温燥，有毒而力较强，入脾、胃、肺经，善祛脾胃痰湿。为治痰湿、寒痰、呕吐之要药，凡痰湿所致病证皆可选用，兼寒者最宜，兼热者当配苦寒之品。外用能攻毒散结而消肿，可治瘿瘤痰核及痈肿等。

现代药理研究显示，半夏有一定的降压效果，并且可以改善冠状动脉的血液灌注量，改善心肌供血。研究发现半夏还能够调节血脂水平。

11. 陈皮

陈皮味苦、辛，性温。功可理气健脾，燥湿化痰。《神农本草经》载："主胸中瘕热，逆气，利水谷，久服去臭，下气。"陈皮辛香行散，苦燥温化，入脾、肺经。既调理脾肺气机升降而理气调中，又燥湿理气而化痰浊，凡气滞、湿阻、痰壅之证皆可投用。治中焦气滞证尤佳，兼寒者最宜。

现代药理研究显示,陈皮能够增强血管平滑肌的收缩力,并且可以明显抑制血小板与红细胞的聚集。可以干扰脂肪和胆固醇的吸收,能够降低血脂,预防动脉硬化。还可以清除自由基、羟自由基,具有抗脂质过氧化作用。

12. 茯苓

茯苓味甘、淡,性平。有利水渗湿、健脾、宁心安神的功效。茯苓甘淡渗利兼补,性平不偏,既入脾、肾经,善渗湿利水而消水饮,健脾而促进水湿运化;又入心经,善宁心而安神,治水气凌心者为宜。凡水湿、停饮,无论寒热或兼否脾虚皆宜,脾虚水肿或湿盛者尤佳。《神农本草经》载:"主胸胁逆气,忧恚惊邪恐悸,心下结痛,寒热烦满,咳逆,口焦舌干,利小便。"临床常用于痰饮咳逆,脾虚食少,心悸不安,失眠健忘。

现代药理研究显示,茯苓多糖能够起到很好的降低血糖和抗脂质过氧化的功效,还能起到很好的降低血脂水平的作用。茯苓对动物具有较强的利尿作用,同时作用时间长,且无电解质紊乱、心律失常等不良反应。

13. 白术

白术味苦,性温。具有健脾益气、燥湿利水的功效。白术甘补渗利,苦温而燥,入脾、胃经,主以温补扶正,兼能祛除水湿。善补气健脾,燥湿利水,止汗,安胎,治脾胃气虚,脾虚水肿,痰饮,表虚自汗。生用、炒用性能小有差别,炒后补脾力强,生用祛湿力强。补气、固表、利水与黄芪相似,力虽稍缓,但长于燥湿。

现代药理研究显示,白术有扩张血管和降血压作用,可以促进水钠排出，降低心脏前负荷，同时具有抗炎和保护心血管等作用。

14. 甘草

甘草味甘，性平。具有益气补中、祛痰止咳、解毒、缓急止痛、缓和药性的功能。《名医别录》载："温中下气，烦满短气，伤脏咳嗽，止渴，通经脉，利血气，解百药毒。"甘草甘补润缓，生平偏凉，炙平偏温，主入脾、肺经，兼入胃、心经。

现代药理研究显示，甘草中甘草次酸具有显著的降压作用，同时还具有抗血栓作用，异甘草素可以减轻模型小鼠的动脉粥样硬化病变，降低血脂水平，甘草酸可以改善心肌缺血性损伤，对心肌梗死细胞具有保护作用。

15. 柴胡

柴胡味辛、苦，性寒。具有疏散退热、疏肝解郁、升举阳气的功效。柴胡苦泄辛散，芳疏性升，微寒能清，入肝、胆经。既疏散胆经邪气而和解退热，又疏散肝胆经郁结之气而疏肝解郁，还升举肝胆清阳之气而举陷，为肝胆经之主药。生用既升散又清泄，醋制升散清泄力减而疏肝力增。临床常用于治疗胸胁胀痛，寒热往来及肝郁气滞、脾虚气陷之证。

现代药理研究显示，柴胡主要有效成分为三萜皂苷类化合物柴胡皂苷，多项研究表明，柴胡皂苷可抑制前列腺素、白三烯、白介素等炎性因子生成，从而起到抗炎作用；柴胡皂苷可以显著降低小鼠血清总胆固醇、三酰甘油的水平，还具有抗炎降脂作用，可以减缓动脉粥样硬化速度。此外，柴胡还具有抗抑郁的作用，柴胡皂苷能通过调节神经递质释放、调节脑源性神经营养因子（BDNF）等方式实现抗抑郁作用。

16. 黄芩

黄芩味苦，性寒。具有清热燥湿、泻火解毒、止血、安胎的功效。黄芩苦寒清泄而燥，主入肺与大肠经，兼入胆、脾、胃经。既清热泻火而凉血止血、安胎，又燥湿、解湿热毒。为治湿热火毒之要药，广泛用于湿热火毒之病证。《珍珠囊》："除阳有余，凉心去热。"与黄连相比，其清热燥湿力较弱，作用偏于上焦肺及大肠，善清上焦湿热，除肺与大肠之火。

现代药理研究显示，黄芩的主要有效成分为黄芩苷，黄芩苷通过调节血脂、抑制炎症反应、抑制血管平滑肌细胞增殖等表现出抗动脉粥样硬化的作用。同时黄芩苷可抑制氧自由基的产生，减轻线粒体损伤等，对心肌缺血再灌注损伤起保护作用。

17. 栀子

栀子味苦，性寒。具有泻火除烦、清热利湿、凉血解毒的功效。本品味苦性寒清降，能清泻三焦火邪，泻心火而除烦，为治热病心烦、躁扰不宁之要药。《药类法象》："治心烦懊恼而不得眠，心神颠倒欲绝。"

现代药理研究显示，栀子具有降压作用，且对肾上腺素升压无影响，栀子醇提取物具有镇静作用及降温效果，栀子水提物、去羟栀子苷有镇痛作用。

18. 龙骨

龙骨味涩、甘，性平。具有镇心安神、平肝潜阳、固涩收敛之功效。《本草经百种录》："龙骨最黏涩，能收敛正气，凡心神耗散、肠胃滑脱之疾，皆能已之。"临床常用于心悸怔忡，失眠健忘，惊痫癫狂，头晕目眩，自汗盗汗之证。

现代药理研究显示，龙骨主要成分为$CaCO_3$，并含有多种微量元素，具有镇静安神、抗抑郁、改善睡眠等作用。龙骨水煎剂能明显抑制小鼠自主活动，提高小鼠的入睡率。

19. 牡蛎

牡蛎味咸，性微寒。具有平肝固涩、散结止痛、安眠等功效。牡蛎入肝、肾经，具有养阴潜阳、平肝收涩之功，适用于肝阴不足、肝阳上亢以及体虚滑脱等疾病，善治头晕目眩、惊厥、四肢抽搐等病证。牡蛎的重镇安神之功不及龙骨，但软坚散结作用较强，可用于止咳化痰。常与龙骨配伍使用。另外，牡蛎善制酸止痛，适用于胃痛反酸之症。有利于改善心悸惊厥、失眠多梦、夜不能寐、神志不安等症，甚至对神经衰弱、癫痫等疾病也有疗效。

现代药理研究显示，牡蛎的主要成分与龙骨相似，均为钙盐及多种微量元素，牡蛎中还含有多种氨基酸、多糖、牛磺酸等营养物质。同龙骨一样，牡蛎也具有镇静、抗惊厥的作用，并且牡蛎有明显的镇痛作用。

20. 珍珠母

珍珠母味咸，性寒。《饮片新参》："平肝潜阳，安神魂，定惊痫，消热痞。"其质重镇潜，咸寒清泄兼补，入心、肝经，生用、煅用功异。生用善镇潜肝阳、清肝明目、安神定惊，略兼益阴，治阳亢头痛眩晕、肝火目赤肿痛、惊悸失眠；煅用能收湿敛疮，治湿疮、湿疹。

现代药理研究显示，珍珠母具有镇静、抗抑郁、安眠、抗氧化等作用。珍珠母水解液可以稳定缺血损伤神经元代谢功能，有利于其在缺血缺氧状态下存活。

21. 地龙

地龙味咸，性寒。具有清热定惊、通络、平喘、利尿功效，常用于高热神昏，惊痫抽搐，关节痹痛，肢体麻木，半身不遂，肺热喘咳，水肿尿少。本药走窜通利，入肝经，能清热息风而止痉；入肺经，能清肺泄热而平喘；入膀胱经，能利尿通闭；走经络，能通络治痹。

现代药理研究显示，地龙具有抗凝血、调节血脂的功效，其作用可能和它能够调节载脂蛋白的基因表达相关。同时地龙还具有缓慢而持久的降压和抗心律失常作用。

22. 水蛭

水蛭味咸、苦，性平。《神农本草经》曰："水蛭味咸平。主逐恶血，瘀血，月闭，破血瘕积聚，无子，利水道。"其具有破血通经、逐瘀消癥的功效。主治血瘀经闭、癥瘕积聚、跌打损伤、心腹疼痛等。

现代药理研究显示，水蛭中提取的水蛭素是一种强效凝血酶抑制剂，可以抗血小板聚集，降低血液黏度，抗血栓形成。

23. 鸡血藤

鸡血藤味苦、甘，性温。具有补血、活血、通络等功效，能"去瘀血，生新血，流利经脉"。鸡血藤苦泄温通，微甘能补，入肝、肾经。既活血通络而止痛，又补血舒筋而止痛，治血瘀、血虚有寒诸证可投，血虚痹痛麻木者最宜。

现代药理研究显示，鸡血藤煎剂可以降低血压，也能调节脂质代谢，有降血脂、降血压、抗血栓的功效，并且能够增强机体免疫力、抵抗病毒侵袭、抗氧化、促进肝脏细胞的再生、激活酪氨酸酶等。

24. 葶苈子

葶苈子味辛、苦，性寒。有泻肺降气，利水消肿的功效。本品苦泄辛散，大寒清降，入肺与膀胱经，药力颇强。能泄肺气之壅闭而通调水道、消除痰饮，善治痰壅肺实咳喘及浮肿尿少等。

现代药理研究显示，葶苈子可能有增强心肌收缩能力的作用，同时有增加肾小球滤过量的作用，进而利尿。葶苈子能够提高心室心肌收缩性，增强心脏的泵血功能，既能够使冠脉血流量增多，又不增加心肌耗氧量。

25. 泽泻

泽泻味甘、淡，性寒。泽泻甘寒渗利清泄，入肾与膀胱经。既利水渗湿，又清泄肾（相）火与膀胱之热，故下焦湿热、痰饮及相火妄动之证皆可用之。

现代药理研究显示，泽泻具有利尿、抑制肾结石形成、调节糖脂代谢、防治动脉硬化与免疫调节等多重作用。

26. 猪苓

猪苓味甘、淡，性平。利水渗湿是猪苓的主要作用，它能入脾经，主通水道，可以通淋除湿，也能利水消肿，不但能治疗身体浮肿与小便不利，还能治疗黄疸。

现代药理研究显示，猪苓具有利尿和肾功能保护作用，并能促进钠、氯、钾等电解质的排出。且猪苓有抑制肾小管对水和电解质的重吸收的作用。

27. 附子

附子味辛、甘，性大热，有毒。乃"回阳救逆第一品"。有回阳救逆、补火助阳的功效。附子辛热纯阳，有毒力猛，入心、肾、脾经。上助心阳、中温脾阳、下壮肾阳，为补火助阳、回阳救逆之要药，治亡阳及阳虚诸证每用。又辛热走散，为散阴寒、除风湿、止疼痛之猛药，治寒湿诸痛常投。

现代药理研究显示，附子中主要成分去甲乌药碱、氯化甲基多巴胺、去甲猪毛菜碱等都有强心的作用，通过加强心肌收缩力，使心率提高，增加心脏的每搏输出量；同时具有扩张血管、抗心律失常、增强免疫等作用。

28. 桂枝

桂枝味辛、甘，温。入肺、心、膀胱经。有温经通脉、助阳化气的功效。桂枝可温扶脾阳以助运水，而行水湿痰饮之邪，以治疗痰饮病；温肾阳、逐寒邪以助膀胱气化，以治疗水肿、小便不利；可温通心阳，用于心悸心慌的治疗，效果明显，桂枝可以温经通络，对风寒邪气引起的痛证，有很好的疗效。

现代药理研究显示，桂枝可以增加冠状动脉血流量，改善血液循环，提高心功能，保护心肌细胞，延长凝血酶原的聚集，有显著的抗炎、强心功能。

29. 酸枣仁

酸枣仁味酸、甘，性平。《本草汇言》中说其能"敛气安神"，《名医别录》载其"主烦心不得眠"。酸枣仁甘补酸敛，性平不偏，入心、肝、胆经，善养心、补肝、益胆而安神，为治阴血亏虚之心神不安、失眠多梦、惊悸之要药；兼能敛汗，治体虚多汗可选。

现代药理研究显示，酸枣仁主要成分为皂苷、黄酮、生物碱、油脂等，能够通过调节神经递质起到抗抑郁、镇静、助睡眠等作用，同时能降脂、降低血液黏度而起到抗动脉粥样硬化的作用，还能保护心肌细胞，减轻心肌损伤。

30. 茯神

茯神味甘、淡，性平。《本草再新》："治心虚气短，健脾利湿。"其具有宁心安神、补益心脾的功能。适用于心神不安，惊悸，健忘，虚烦不眠。

现代药理研究显示，茯神具有一定的镇静安神作用。茯神水煎液可明显增加戊巴比妥钠阈下剂量的动物入睡率。茯神还具有利尿效果，茯神中含量较高的羊毛甾烷三萜烷类化合物茯苓酸，在体外实验中能与大鼠的肾胞浆膜醛固酮受体相结合，在体内能够起到拮抗醛固酮活性的作用。

31. 远志

远志味苦、辛，性温。远志辛散苦泄温通，入心、肺、肾经。既助心阳、益心气，使肾气上交于心而安神益智，又祛痰而开窍，善治心神不安或痰阻心窍诸证。还祛痰止咳、消散痈肿，治痰多咳嗽及疮痈肿痛。《名医别录》："定心气，止惊悸，益精，去心下膈气，皮肤中热，面目黄。"

现代药理研究显示，远志根的主要成分是巴比妥类，具有治疗惊厥和镇静的作用。远志中提取的皂苷类物质能刺激胃黏膜，使支气管分泌液增多，从而起到止咳化痰的作用。

笔者认为临床用药不可拘泥，需辨别表里、阴阳、寒热、虚实，以需为用，药无上下贵贱之分，对症则良，法无定法，祛病则优。不可一味追求辛香活血而消耗脏腑之气，更不可迅猛峻补而致滋腻阻碍脾胃，需明辨证型，对证用药。

二、常用配伍

古人总结出的"十八反""十九畏"，实为药物不良配伍产生毒性或降低药效之事。与此相对的，亦有药物互相之间配伍可以增强疗效，或者互为君臣，可使二者产生更广泛的疗效，或者可以明确引经，使药效专一，这就是临床常常相需为用的药对，现总结笔者治疗冠心病多支病变常用配伍如下：

1. 黄芪、太子参

黄芪补气升阳，益卫固表，太子参健脾益气，补肺生津，两者配伍相须为用，为甘温补气的配伍，可增强益气之功，又补而不燥，防燥而伤津。

2. 黄芪、当归

黄芪补气，当归补血，使气血皆旺，补气时养血，气得血之濡养补气之力更胜，补血时益气，血得气之推动补不留瘀。气血二者相互依存，气能生血、气能行血、气能摄血、血能养气、血能载气，气可化生为血，血之运行依赖于气之推动，气又固摄血液循于脉中。

3. 当归、川芎

当归以养血为主，川芎以行气为要，两者气血兼顾，相须为用，共收补血活血之功。《普济本事方》中将川芎与当归配伍应用并称为佛手散，认为两种药物共同作用下具有行气养血之功效。川芎辛散温通，上行改善头目血运，中解郁结，下调经血；当归辛温，是常用的补血药，散寒止痛，补中活血。两种药物共同应用，川芎主行气，当归主养血，具有行气、养血与活血三效。

4. 半夏、陈皮

陈皮辛苦性温，有理气健脾、燥湿化痰之功；半夏味辛性温，燥湿化痰，降逆止呕。二药配伍，陈皮得半夏之助，痰清气自降，理气之力尤著；半夏得陈皮之助，则气下而痰清，化痰之力尤胜。二药相使为用，共奏理气降逆、燥湿化痰之功。

5. 瓜蒌、郁金

瓜蒌郁金皆为性寒之品，可清解胸中之热，一长于涤痰宽胸散结，一长于止痛化瘀行气，二者配伍，化解胸中之郁气、瘀血、痰湿，而达成胸中血脉气机顺畅、除痹消满之功。

6. 茯苓、白术

白术甘温补中，补脾燥湿，益气生血，和中消滞，固表止汗；茯苓甘淡渗利，健脾补中，利水渗湿，宁心安神。白术以健脾燥湿为主，茯苓以利水渗湿为要。两药配伍，一健一渗，水湿则有出路。

7. 泽泻、猪苓

泽泻与猪苓的配伍使用，能够发挥二者的优势，相辅相成。泽泻的利水渗湿与猪苓的清热利湿作用相结合，可以使湿邪自小便排出，更好地达到利水之目的。

8. 桃仁、红花

桃仁与红花的配伍首见于《医宗金鉴》中桃红四物汤。该药对为活血化瘀的经典药对，活血化瘀虽为二者共性，但是二药也各有所长。桃仁质地偏重，善入里破逐病位在下的瘀血；红花质地较轻，长于通达外上，善祛病位在上之瘀血，二者合力共奏上下祛瘀活血之功。

9. 龙骨、珍珠母

龙骨和珍珠母质地重坠，均归心、肝两经。珍珠母味咸性凉，既能清心除热，又能镇心安神；既有清肝火之力，又有潜肝阳之功。龙骨味涩性凉，镇惊宁神之效尤为明显，并有收敛上浮之肝阳的作用。两药配对，可增强镇心安神、平肝潜阳两方面的作用。尤以宁神之功见长，适用于邪气凌心、神不内守而见心悸怔忡，惊狂烦躁，失眠健忘，神昏谵语等。

10. 龙骨、牡蛎

龙骨有重镇安神之功效。牡蛎有敛阴、潜阳、安神之功效，二者相须为用可以增强重镇安神之效，共奏收敛浮越阳气之功。胸痹心痛中出现心悸不安，不能自主，烦躁，汗出等症时常将二者相配伍使用。

11. 酸枣仁、远志

酸枣仁具有养心益肝、安神敛汗的作用，远志具有交通心肾、安神定志的作用，两者合用可以滋养心血，宁心安神，适用于肝血不足、心肾不交导致的失眠。

笔者认为值得注意的是，药对在临床使用时并不是一定要成对使用，同样需要辨证、辨病应用，需要用时大胆添加，无需应用的时候也不要瞻前顾后。

三、分型论治

1. 痰热内扰证

本证为胆胃不和，痰热内扰之证，见舌红苔黄腻，脉弦数。笔者临床应用温胆汤加减治疗胸痹心痛痰瘀互结之证取得良好效果。方中半夏燥湿化痰，和胃止呕；竹茹清热化痰，除烦止呕，既化痰和胃，又清胆热，令胆气清肃，胃气顺降；枳实破气消痰；陈皮理气燥湿化痰；茯苓健脾渗湿消痰，以绝生痰之源；甘草益脾和中，协调诸药；煎加生姜、大枣，和中培土以利祛痰。诸药合用，化痰而不燥烈，清热而不过寒，使痰热得化，胆热得清。

2. 湿热内蕴证

三仁汤同为笔者临床常用治疗湿热内蕴的方剂，方用杏仁宣利肺气以开上，蔻仁芳香醒脾以畅中，薏苡仁甘淡渗利以疏下，三仁合用为君，调畅气机，疏利三焦，化湿利湿。臣以滑石、通草、竹叶清热利湿，合薏苡仁疏利下焦，祛湿兼以清热。佐以厚朴行气散满，半夏降逆和胃，助蔻仁畅中化湿。诸药相配，共成宣畅气机、清利湿热之功，使气机宣畅，三焦通利，湿热分消，诸症自除。

上述两方临证时再加入一些益气活血之品，使得血得气则血行愈顺，气得血则气之愈旺。

3. 胸阳不振证

瓜蒌薤白半夏汤也是笔者常用之方剂，本方为胸痹的常用方剂。本证以胸中闷痛，喘息咳唾，短气，舌苔白腻，脉沉弦为辨证要点。方中瓜蒌实味甘性寒入肺，善于利气开郁，涤痰散结；薤白辛温，通阳散结，化痰散寒，能散胸中凝滞之阴寒、化上焦结聚之痰浊、宣胸中阳气以宽胸，乃治疗胸痹之要药；半夏辛温，燥湿化痰，和胃降逆，消痞散结；白酒引药上行，助药力直达病所。诸药合用，使痰浊得化，胸阳得振，气机通畅，则胸痹自除。

4. 气虚血瘀证

气虚血瘀证为主证时笔者临床常用补阳还五汤为主方。方中重用生黄芪，补益元气，意在气旺则血行，瘀去络通。当归尾长于活血，且有化瘀而不伤血之妙。川芎、赤芍、桃仁、红花助当归尾活血祛瘀；地龙通经活络。本方的配伍特点是大量补气药与少量活血药相配，使气旺则血行，活血而不伤正，共奏补气活血通络之功。补阳还五汤可治疗中风后遗症之气虚血瘀型。但临床应用不可拘泥，证异则治异，证同则治同。

5. 心脾两虚证

心脾两虚证笔者常用归脾汤治之，本方原载严用和之《济生方》，主治思虑过度，劳伤心脾，健忘怔忡之证。脾为化源而主思，心主血脉而藏神。思虑过度，劳伤心脾，则气衰血少，心神失养，故心悸怔忡、健忘失眠。治当益气补血，健脾养心。方用人参、黄芪、白术、炙甘草益气补脾；当归、龙眼肉、茯苓、酸枣仁、远志养血宁心而安神；木香理气醒脾，使补而不滞；生姜、大枣调和脾胃，以资生化。诸药合用，健脾与养心并进，益气与补血相融，使气旺血生，"火土合德"，则心悸怔忡、健忘、失眠、盗汗自愈。

6. 气血两虚证

笔者常用方剂为炙甘草汤。本方证候乃因气虚血少所致。气虚血少，心失所养，心气虚无力鼓动血脉，心血少脉道无以充盈，则脉气不相接续，故脉结代、心动悸。舌为心之苗，心之气血衰少，故舌光色淡而少津。治当益气补血，滋阴复脉。方用炙甘草、人参、大枣益气补脾养心，化生气血，以复脉之本；生地黄、麦冬、阿胶、麻仁滋阴补血，养心充脉，以复脉之体。桂枝、生姜、清酒温通阳气，流畅血行以复脉。综观全方，滋阴养血与益气温阳相配，温而不燥，滋而不腻，可使阴血渐充，阳气宣通，心得所养，脉道充盈，心悸自止，其脉亦复。临床上应用时患者多兼血瘀，需加之以芳香辛散之药共奏疗效。

7. 气阴两虚兼血瘀证

治疗本证笔者常应用保元汤加减。保元汤主治气阴两虚，心络瘀阻之证。心主血脉而以气为用，只有心气旺盛，血液才能循行周身畅通无阻。若心气不足，帅气无力，血行迟缓瘀滞，瘀阻心络则诸症丛生。方用黄芪、党参补益元气，用麦冬补阴配阳，共为君药；用桂枝、炙甘草助心阳、通经脉，鼓舞气血运行，心主神明，用酸枣仁安神定志，共为臣药；血以活为要，故用丹参活血化瘀，气以通为贵，故用檀香理气宽胸，以防参芪之壅滞，用砂仁健脾和胃调气化滞，使参芪麦冬补气养阴而不碍脾，共为佐药；心肺共居上焦，故用葛根升提清阳之气载药上行，故为使药。诸药共奏益气养阴、活血通络、调气安神之功。本证中时有血虚之并证，笔者也会与桃红四物汤加减合用，桃红四物汤以祛瘀为核心，辅以养血、行气。方中以强劲的破血之品桃仁、红花为主，力主活血化瘀；以甘温之熟地黄、当归滋阴补肝，养血调经；芍药养血和营，以增补血之力；川芎活血行气、调畅气血，以助活血之功。全方配伍得当，使瘀血祛、新血生、气机畅，化瘀生新是该方的显著特点。

8. 气滞血瘀证

治疗本证笔者常血府逐瘀汤化裁为用。本方主治诸证皆为瘀血内阻胸部，气机郁滞所致。胸中为气之所宗，血之所聚，肝经循行之分野。血瘀胸中，气机阻滞，清阳郁遏不升，则胸痛、头痛日久不愈，痛如针刺，且有定处；胸中血瘀，影响及胃，胃气上逆，故呃逆干呕，甚则水入即呛；瘀久化热，则内热瞀闷，入暮潮热；瘀热扰心，则心悸怔忡，失眠多梦；郁滞日久，肝失条达，故急躁易怒；至于唇、目、舌、脉所见，皆为瘀血征象。治宜活血化瘀，兼以行气止痛。方中桃仁破血行滞而润燥，红花活血祛瘀以止痛，共为君药。赤芍、川芎助君药活血祛瘀；牛膝活血通经，祛瘀止痛，引血下行，共为臣药。生地黄、当归养血益阴，清热活血；桔梗、枳壳，一升一降，宽胸行气；柴胡疏肝解郁，升达清阳，与桔梗、枳壳同用，尤善理气行滞，使气行则血行，以上均为佐药。桔梗并能载药上行；甘草调和诸药。合而用之，使血活瘀化气行，则诸症可愈，为治胸中血瘀证之良方。

9. 兼阴虚或阳虚者

临床上还可见患者兼有明显阴虚或者阳虚症状者，笔者常兼用左归丸与右归丸加减。心与肾一火一水，一上一下，肾阴肾阳更是一身阴阳之根本。

左归丸方中熟地黄性味甘温，为滋养肾阴之首选药物，重剂为君。山药补脾益阴，滋肾固精，用于此处意在补后天以养先天，助脾运以滋肾水。山茱萸养肝滋肾，涩精敛汗，枸杞子补肾益精，养肝明目，二者相合，滋养肝血之力甚强而兼具涵育肾水之功，且肝与肾为精血互生、乙癸同源的关系，通过补养肝血可以达到滋养肾阴的作用，使得二者配合丝丝入扣，相得益彰。龟鹿二胶同为血肉有情之品，性味甘咸，其中龟胶偏寒，在补养肝肾的同时能够潜阳归肾；鹿胶偏温，在填精补血的同时又能温补肾阳，与大队滋补肾阴药组相配后体现了"阳中求阴"的治法理念，以上诸药协同熟地黄共同发挥填精益肾，滋阴养血之功，共为臣药。而菟丝子有平补肾阴肾阳、固肾涩精之力，川牛膝有益肝肾、强腰膝、壮筋骨之功，二药相合，能够辅佐上述诸药滋养肾阴，同为佐药。诸药相配，使得本方滋养肾阴、填精益髓的功效显著，构成了景岳峻补真阴、纯甘壮水的基本组方结构。

右归丸系金匮肾气丸减去"三泻"（泽泻、丹皮、茯苓），加鹿角胶、菟丝子、杜仲、枸杞子、当归而成。方中附子、肉桂、鹿角胶配补肾中之元阳，温里祛寒，共为君药；熟地黄、山茱萸、枸杞子、山药滋阴益肾，养肝补脾，填精补髓，意在"阴中求阳"，为臣；佐以菟丝子、杜仲补肝肾，强腰膝；当归补血和血。诸药合用，功专温补。

上述二方为峻补之剂，有妨碍脾胃之嫌，临床应用需谨慎分辨，查看患者脾胃运化之情，酌情应用。

笔者认为临床方药并非定方定量，需要随证化裁，辨其主证无误便可应用，兼证时更要临证加减，如兼气虚则加入益气之品，如兼血瘀则投之以活血之品，阳虚甚者辅之以温阳之品，阴虚辅之滋阴之药，如是而已。

四、临证备要

笔者认为在本病证的形成和发展过程中，大多先实而后致虚，亦有先虚而后致实。胸痹心痛的病机关键在于外感或内伤引起心脉痹阻，其病位在心，心主血脉，但它有赖于肝的疏泄，脾的运化，肾藏精主水等，所以与肝、脾、肾三脏密切相关，其病性为本虚标实，虚实夹杂。笔者认为虚者以气虚、阳虚多见；实者以血瘀、痰浊多见。但无论虚实均以心脉痹阻不畅为病机关键。发作期以标实表现为主，血瘀、气滞、痰浊最为突出，缓解期又以心气虚最为常见。

笔者认为本病证的发生多与寒邪内侵、饮食失调、情志失节、劳倦内伤、年迈体虚等因素有关。其病机有虚实两方面，实为血瘀、气滞、痰浊痹阻胸阳，阻滞心脉；虚为气虚、阴伤、阳衰，脏腑亏虚，心脉失养。随着我国人民生活水平的明显提高，饮食结构产生了巨大变化，从以五谷、蔬菜为主的饮食结构变为以肉蛋奶、精加工谷类为主的饮食结构，加之体力劳动减少，脑力劳动增多，多数人"四体不勤"，为痰、瘀的产生创造了"良好"的先决条件，这使得本病的病因由虚证为主变为实证为主。临床痰、瘀、气滞均多见，而相对的虚证多为病机变化时产生或病理变化中产生。

在治疗中，笔者认为不应拘泥于单个方剂或拘泥于经方，而是要根据患者病情，辨证化裁。亦不应拘泥方剂原旨治疗何病，而应取其意，明其理，随证应用。如笔者临床常用治疗气虚血瘀之方剂补阳还五汤，其本为治疗中风气虚血瘀之证，但临床应用于本病气虚血瘀者取得良好疗效。温胆汤本为治疗不寐胆郁痰扰证，临床化裁应用治疗本病痰火扰心亦取得不错的疗效。

在笔者看来治疗本病时不要只拘泥于"心"之一脏，应注重中医整体观念，也要关注患者其他脏腑，如脾胃之气不足，后天精气化生无源，则心气无以充沛。又如肺气不足，清气吸入受阻，亦导致心气生成不足。再如肝气上逆，胸中之气瘀滞，导致心气郁结等。

笔者临床常用一些虫类药物治疗本病。虫类药多为昆虫、软体动物、环节动物、节肢动物。应用历史悠久，治疗作用广泛，尤善治疗络脉病。虫类药善于走窜，"以食血之虫，飞者走络中气分，走者走络中血分，可谓无微不入，无坚不破"。虫类药善搜剔，飞走迅速，具有"飞者升，走者降，灵动迅速，追拔沉混气血之邪"的特性。笔者临床应用于血瘀明显患者，均取得了满意的治疗效果。

笔者认为临床对方剂、药味、观念等需活学活用，辨证施治四字应贯穿始终，要做到尊古而不泥古。解放思想，勇于开拓，在符合中医思想理论的前提下探寻疾病及用药的规律，指导临床，服务患者。

第四节　验案举隅

一、气虚血瘀证

患者刘某，男，时年 60 岁，哈尔滨市人，因胸闷痛、气短阵作 5 年，加重 1 周于 2013 年 6 月 25 日首诊。患者于 5 年前因劳累后出现胸闷痛伴气短、乏力症状，于北京某医院诊断为冠心病，经冠脉造影证实属冠心病多支病变，患者拒绝搭桥手术及介入治疗，为求中药治疗，故来就诊。症见胸闷痛、气短，活动后加重，伴肩背放射痛，休息或含服速效救心丸后可缓解，饮食可，夜寐可，二便和。既往高血压病病史。现血压（BP）110/70mmHg，心率69次/分，律齐，未闻及病理性杂音，双肺呼吸音清，未闻及干湿啰音，舌质淡紫，苔薄白，脉沉涩。心电图示窦性心律，ST-T改变。冠脉造影（2012年5月）示左冠状动脉主干局限性狭窄大于75%、前降支近段局限性狭窄70%，右冠状动脉左室后支节段性狭窄75%。

中医诊断：胸痹心痛（气虚血瘀证）。

西医诊断：冠心病（多支病变）；心绞痛；高血压病。

治法：益气活血化瘀。

方药：参芪合血府逐瘀汤加减。

黄芪 40g	太子参 10g	当归 20g	桃仁 15g
红花 15g	赤芍 20g	柴胡 15g	川芎 20g
牛膝 30g	鸡血藤 30g	水蛭 7g	地龙 20g
瓜蒌 20g	郁金 20g	甘草 10g	

中药14剂，水煎服，日2次，早晚饭后温服，服药期间忌辛辣、油腻、生冷、海鲜等食物，避风寒、慎起居、调情志、节饮食、勿过劳。

二诊：胸痛发作次数减少，时有气短，食纳可，二便和，夜寐可，BP 130/86mmHg，舌淡紫，苔薄白，脉沉涩，前方改黄芪50g，太子参15g，以增强补气之功效，继服14剂。

三诊：偶发轻度胸痛，大量活动后胸痛加重，食纳可，二便和，夜寐可，BP 120/80mmHg，舌紫暗，苔薄白，脉沉涩，前方加土鳖虫10g以增通络止痛之效，继服14剂。

四诊：胸痛明显减轻，偶有气短，后背痛时作，食纳可，二便和，夜寐可，BP 120/82mmHg，舌淡紫，苔薄白，脉沉，前方加狗脊 20g，三七 10g，以散瘀定痛，继服 14 剂。

五诊：自述诸症好转，活动后偶有胸痛、气短，偶有胃脘部不适，食纳可，二便和，夜寐可，BP 130/84mmHg，舌淡紫，苔薄白，脉沉，前方加砂仁 25g，炒白术 20g，以防久服活血化瘀之品伤及脾胃。

随后患者持续服用参芪合血府逐瘀汤加减 1 年余，自觉症状好转。2014 年 12 月复查冠脉血管造影（CTA）：右冠状动脉近、中段管腔狭窄小于 50%，远端管腔狭窄大于 50%，左主干、前降支远段狭窄小于 50%，左回旋支管腔狭窄小于 50%。

病例分析：该患者症状以胸闷痛，活动后加重伴气短、乏力为主，故中医诊断为胸痹心痛，根据症、舌、脉表现，四诊合参，故诊为气虚血瘀证。该患素体气虚，气虚则无力行血，致瘀血痹阻心脉，发为胸痹心痛，若纯以活血化瘀治疗，则难以取效，必须益气为主，辅以活血通络，才能达到气旺血行、络通痛止之目的。本方以黄芪、太子参为君药，补气活血，气血行则祛瘀之力倍增。臣以川芎、红花、赤芍、桃仁等为活血之品，诸活血药配于益气药之中，以助气旺血行之用。柴胡以调理气机，助行血祛瘀；佐当归以滋阴养血润燥，使祛瘀而不伤阴血；地龙、水蛭等虫类药通经活络化瘀，以增加活血之力；瓜蒌、郁金同用益气宽胸以解胸闷，同时使以牛膝、鸡血藤活血通经，引血下行，使甘草以调和诸药；诸药合用共奏补气活血通络之效。

二、气虚血瘀兼水饮证

患者王某，男，65 岁，离退休人员，因胸闷气短胸痛阵作 5 年，夜间憋闷，双下肢水肿 1 月余于 2022 年 11 月 4 日首诊。患者 5 年前因劳累突发胸痛，于当地就医，造影示回旋支狭窄 90% 以上，左主干狭窄约 80%。前降支近段及中段弥漫性狭窄 90%，诊断为"冠状动脉粥样硬化性心脏病；陈旧性心肌梗死"，给予回旋支、左主干、前降支支架植入术，共植入支架 4 枚，术后规律口服阿司匹林、波立维、瑞舒伐他汀等药物。1 个月前因劳累再次出现胸闷气短胸痛，伴夜间憋闷，双下肢水肿，遂来我院门诊就诊。现患者胸闷气短胸痛阵作，伴夜间憋闷，双下肢水肿，心慌乏力，舌色暗胖大，苔白腻，脉沉无力。夜寐差，饮食可，二便可。冠脉造影（2022 年 11 月 4 日）示左主干狭窄约 70%。前降支近段及中段弥漫狭窄 80% 以上。回旋支内膜不光滑，近段狭窄达 85%，支架内增生明显，狭窄约 80%，远端支架外周狭窄达 90% 以上。右冠状动脉多发斑块浸润，狭窄最重处 30%。心脏彩超（2022 年 11 月 4 日）示节段性室壁运动异常，左房左室增大，左室功能减低，心脏射血分数（EF）22%。

中医诊断：胸痹心痛（气虚血瘀兼水饮证）。

西医诊断：冠心病（多支病变、支架术后再狭窄）；心功能不全。

治法：益气活血，豁痰利水。

方药：补阳还五汤合五苓散加减。

黄芪 30g	当归 20g	赤芍 15g	川芎 20g
地龙 20g	瓜蒌 20g	郁金 20g	冬瓜皮 20g
葶苈子 20g	猪苓 15g	水蛭 7g	土鳖虫 10g
生龙骨 20g	生牡蛎 20g	珍珠母 20g	酸枣仁 20g
磁石 20g	青礞石 20g	苦参 15g	甘松 20g
茯苓 20g	白术 20g		

中药 14 剂，水煎服，日 2 次，早晚饭后温服，服药期间忌辛辣、油腻、生冷、海鲜等食物，避风寒、慎起居、调情志、节饮食、勿过劳。

二诊：患者胸痛心慌较前减轻，双下肢水肿及夜间憋闷减轻，仍有胸闷气短，夜寐差，饮食可，二便可，舌淡胖，苔白腻，脉沉无力。在前方基础上改黄芪 50g，以增强补气行血之功，改龙骨 30g，牡蛎 30g，珍珠母 30g，共奏重镇宁心安神之效。

三诊：胸痛心慌明显减轻，夜间憋闷较前减轻，活动后偶发胸闷气短，双下肢微肿，夜寐改善，饮食可，二便可，舌淡有齿痕，苔白腻，脉沉无力。继续服用前方 14 剂。

四诊：偶有胸痛，胸闷、气短、心慌基本消失，双下肢水肿、夜间憋闷明显好转，但活动后汗出，夜寐可，饮食可，二便可，舌淡胖，苔白腻，脉沉。诸证好转，但时有汗出，故在前方基础上改赤芍为白芍 20g，加桂枝 20g，以调和营卫，敛阴止汗。

五诊：胸痛消失，双下肢水肿、夜间憋闷消失，舌淡，苔薄腻，脉沉。但胃部不适，夜寐可，二便可。减猪苓、冬瓜皮以防利水太过伤阴；胃部不适，加半夏 15g，砂仁 10g，以化浊护胃，缓解胃部不适。

六诊：诸证消失，胃部不适消失，夜寐可，大便正常，但时有心烦，舌苔薄黄，脉沉滑。减半夏、砂仁。加柴胡20g，黄芩10g，疏肝理气。

嘱患者服上方21剂后，复查冠脉造影及心脏彩超。复查冠脉造影（2023年3月30日）示左主干内膜不光滑，狭窄约60%。前降支近段及中段弥漫狭窄65%以上。回旋支近段狭窄达70%，支架内增生狭窄约60%，远端支架外狭窄达75%以上。对比2022年11月4日冠脉造影，左主干狭窄减少10%，前降支狭窄减少15%，回旋支近端狭窄减少15%，支架内增生狭窄减少20%，远端支架外狭窄减少15%。

复查心脏彩超（2023年3月30日）示左房左室增大，左室舒张功能障碍（Ⅰ级），EF 53%。

对比检查，EF值由22%提升至53%。患者服药4个月，目前自觉状态良好，无不适主诉，嘱患者不适随诊。

病例分析：患者症状以胸闷气短胸痛阵作，伴夜间憋闷、双下肢水肿为主，故中医诊断为胸痹心痛，据症、舌、脉表现，四诊合参，故诊为气虚血瘀水饮凌心证。该患者由于行支架术破血耗气，致心气进一步亏虚，气虚无力行血而血行瘀滞，则胸闷气短胸痛，气虚日久致阳气虚衰，脾肾阳虚，水湿内停，水气上凌心肺则夜间憋闷、双下肢水肿。本病属本虚标实之证，治疗当标本同治，以益气活血，化瘀利水为治法，故方用补阳还五汤合五苓散加减。方中以黄芪为君，益气复脉，当归、赤芍、川芎、瓜蒌、郁金为臣，以活血化瘀宽胸散结，冬瓜皮、葶苈子、猪苓化气利水消肿，佐以水蛭、地龙、土鳖虫活血通络止痛，酸枣仁、龙骨、牡蛎镇静安神，磁石、青礞石、苦参、甘松宁心止悸，茯苓、白术健脾化湿。纵观全方，补中有通，通中有补，通补并施，补气而不壅滞，活血而不伤正，疗效显著。

三、痰瘀交阻证

患者马某，男，55 岁，哈尔滨市阿城区人，因阵发性胸闷痛 1 年，伴胸闷、心慌、气短，于 2022 年 11 月 28 日首诊。患者于 1 年前出现阵发性胸闷痛，伴胸闷、心慌、气短，活动后加重，在当地医院诊断为冠心病，建议心脏支架手术，患者拒绝，现口服单硝酸异山梨酯、硫酸氢氯吡格雷。现患者胸闷痛，活动后加重，伴胸闷、心慌、气短。口干、口苦、心烦焦虑，时呃逆，夜寐欠佳，饮食可，二便可。舌淡红，苔白腻，脉沉滑。心电图示 ST-T 改变；冠脉 CT（2022 年 11 月 24 日）示左冠状动脉回旋支管腔轻度狭窄，左前降支近段局部中 - 重度狭窄、中段管腔轻 - 中度狭窄，右冠状动脉管腔轻 - 中度狭窄，中间支管腔轻 - 中度狭窄，左前降支中段心肌桥。

中医诊断：胸痹心痛（痰瘀交阻证）。

西医诊断：冠心病（多支病变）；植物神经功能紊乱。

治法：豁痰宣痹，活血化瘀。

处方：补阳还五汤合柴胡桂枝甘草龙骨牡蛎汤加减。

黄芪 30g	当归 20g	白芍 20g	川芎 20g
桂枝 20g	地龙 20g	土鳖虫 10g	瓜蒌 20g
郁金 20g	柴胡 20g	黄芩 10g	龙骨 20g

牡蛎 20g　　珍珠母 20g　　合欢皮 20g　　狗脊 20g

代赭石 20g　　旋覆花 20g　　香橼 20g　　甘松 20g

苦参 10g

中药 14 剂，水煎服，日 2 次，早晚饭后温服，服药期间忌辛辣、油腻、生冷、海鲜等食物，避风寒、慎起居、调情志、节饮食、勿过劳。

二诊：患者自觉症状好转，夜寐较前好转，呃逆症状消失，仍有心前区疼痛、后背痛，胁肋疼痛，口苦。舌质淡白，苔薄白，脉沉滑。前方加鸡血藤 20g，合欢皮 20g，减旋覆花、代赭石，改黄芩 15g，治以活血化瘀，疏肝止痛。

三诊：患者症状较前好转，时心慌，心前区偶有疼痛，夜寐较前好转，时口苦，大便正常，舌质淡白，苔薄白，脉沉。前方加丹参 15g，改苦参 15g，减珍珠母、狗脊，治以活血祛瘀定悸，继续服用中药 14 剂后口服膏方以巩固治疗。膏方以益气活血化瘀为原则，兼补脾肾平肝。

四诊：患者先期服用汤药、后服用膏方治疗共 4 个月，复查冠脉 CT（2023 年 3 月 9 日）示左前降支近段管腔中度狭窄，右冠脉远端管腔轻度狭窄，中间支管腔轻微狭窄。对比检查，较首诊明显好转，其中左冠状动脉回旋支轻度狭窄消失，右冠状动脉中间支轻 - 中度狭窄变为轻微狭窄，左前降支近段局部中 - 重度狭窄变为中度狭窄，右冠状动脉轻 - 中度狭窄变为轻度狭窄。现患者无胸痛，时胸闷，气短，心慌，口干，口苦，心烦，呃逆，夜寐欠佳，饮食可，二便可，舌淡红，苔白腻，脉沉无力。

调整方剂组成为：

黄芪 30g	当归 15g	赤芍 15g	川芎 20g
瓜蒌 20g	郁金 20g	地龙 20g	土鳖虫 20g
柴胡 20g	黄芩 10g	龙骨 20g	牡蛎 20g
珍珠母 20g	代赭石 20g	旋覆花 20g	柏子仁 20g
酸枣仁 15g	甘松 20g	苦参 10g	青礞石 15g
瓦楞子 20g			

中药 14 剂，水煎服，日 2 次，早晚饭后温服，服药期间忌辛辣、油腻、生冷、海鲜等食物，避风寒、慎起居、调情志、节饮食、勿过劳。

目前患者自觉一般状态良好，无不适主诉。嘱患者定期复查，随诊。

病例分析：该患者为中年男性，症状以胸痛、后背痛，活动后加重，伴胸闷、心慌、气短为主，故中医诊断为胸痹心痛，据症、舌、脉表现，四诊合参，辨为痰浊血瘀证。患者平素性情急躁，饮食不节，过食肥甘，脾胃日渐虚弱，气血亏虚，气虚无力运行血液致血行瘀滞，脾胃虚弱致运化失常，津液不得输布，痰浊内生，阻滞气机，气血不畅，心脉痹阻，为本病病机关键，故治宜"益气化瘀祛痰"，方用补阳还五汤合柴胡桂枝甘草龙骨牡蛎汤加味。方中重用黄芪益气健脾，有祛瘀不伤正的作用，因气为血之帅，气行则血行，同时配伍当归活血，有祛瘀不伤血的妙用，加上川芎，以助当归活血祛瘀，桂枝温通经络，地龙通经活络，力专善走，周行全身，以行药力，加土鳖虫有破血通经之功，瓜蒌、郁金化痰散结，再佐以香橼行气开郁，龙骨、牡蛎、珍珠母安神定悸，柴胡、黄芩疏肝胆之郁以清热邪，苦参清热燥湿消痰，甘松理气止痛。纵观全方，补中有通，通中有补，补通结合，虚实得顾，通补并施，补气而不壅滞，活血而不伤正，疗效显著。因体质各异，须辨证施治一人一方，方得其效。

四、痰浊交阻兼气虚证

患者吴某，男，50 岁，齐齐哈尔人，因胸闷痛阵作伴气短、乏力 8 年，加重 1 个月于 2021 年 3 月 3 日首诊。患者于 8 年前出现阵发性胸闷痛症状伴左肩、后背放射痛，每 2～3 日发作一次，活动后加重伴有胸闷、气短、乏力，曾于某医院就诊，冠脉造影提示冠脉血管多支轻、重度狭窄，建议冠脉支架治疗，患者拒绝。近 1 个月患者胸痛频繁发作，故来我院求诊。现症见胸痛、后背痛，活动后加重伴胸闷气短、乏力，头晕，口干，心烦易怒，焦虑，自汗出，胃脘部不适，夜寐可，饮食可，大便干燥。既往 2 型糖尿病病史，血脂性胰腺炎病史 6 年，胆囊切除术后 7 年。BP 140/80mmHg；心脏节律齐，心率 76 次 / 分，双肺（－）。舌质偏暗，苔白腻，脉沉滑无力。心电图示窦性心律，ST-T 改变；冠脉 CT（自带，2021 年 3 月 2 日）示右冠状动脉近段管腔重度狭窄，左冠状动脉前降支中、远段轻度狭窄，心肌桥；左冠状动脉回旋支近段、远段轻度狭窄等。

中医诊断：胸痹心痛（痰浊交阻兼气虚证）。

西医诊断：冠心病（多支病变）；心绞痛；2 型糖尿病；高血压病。

治法：豁痰宣痹，益气活血化瘀。

方药：瓜蒌薤白半夏汤合补阳还五汤加减。

瓜蒌 20g	薤白 20g	半夏 15g	黄芪 30g
当归 15g	赤芍 20g	川芎 20g	水蛭 7g
地龙 20g	柴胡 20g	黄芩 10g	桂枝 20g
茯苓 20g	炒白术 20g	枳壳 20g	焦槟片 10g
生龙骨 20g	生牡蛎 20g		

中药 21 剂，水煎服，日 2 次，早晚饭后温服，服药期间忌辛辣、油腻、生冷、海鲜等食物，避风寒、慎起居、调情志、节饮食、勿过劳。

二诊（2021 年 4 月 6 日）：自觉症状好转，心前区疼痛较前缓解，时有自汗出症状。夜寐可，饮食可，二便可。BP 120/90mmHg，舌淡，苔白腻，脉沉滑。前方改赤芍为白芍 20g，合桂枝共奏调和营卫止汗之力，继续予以中药汤方 14 剂治疗，不适随诊。

三诊（2021 年 4 月 26 日）：症状较前明显缓解，偶有心前区疼痛，时有心烦易怒，时有胃胀，夜寐可，饮食可，二便可。BP 130/80mmHg，舌淡红，苔白，脉沉滑。前方加香附 15g，佛手 15g，治以疏肝解郁，和胃除胀，继续服用中药 19 剂，巩固治疗。

四诊（2021 年 5 月 15 日）：患者自觉症状好转，仍有自汗出，余症较前减轻，夜寐可，饮食可，二便可。BP 130/90mmHg，舌淡红，苔薄白，脉沉滑。前方减香附，改黄芪 40g，加浮小麦 50g，用以增强益气养心、除烦敛汗之力，继续中药 14 剂治疗，随诊。

五诊（2021 年 6 月 5 日）：复查心电图缺血好转，冠脉

CT（2021年6月4日）示左冠状动脉前降支近段钙化斑块，管腔轻度狭窄，右冠状动脉中段钙化斑块，管腔轻度狭窄。对比检查，较首诊明显好转，其中左冠前降支中远段管腔狭窄减轻，右冠脉重度狭窄转为轻度狭窄，左冠回旋支近段、远段管腔狭窄消失。目前患者自觉一般状态良好，无不适主诉。嘱患者随访。

病例分析：该患者症状以胸痛，活动后加重伴胸闷气短、乏力为主，故中医诊断为胸痹心痛，根据症、舌、脉表现，四诊合参，故诊为痰浊血瘀证。该患平素多思虑，性情急躁，饮食不节，过食肥甘，脾胃日渐虚弱，气血亏虚，气虚无力行血则血行瘀滞。脾胃虚弱致运化失常，津液不得输布，痰浊内生，阻滞气机。气血不畅，心脉痹阻，为本病发生的关键，治宜"补气活血，化痰祛瘀"，方用瓜蒌薤白半夏汤合补阳还五汤加味。方中以黄芪、瓜蒌为君，取益气复脉，宽胸豁痰散结之效，当归、赤芍、川芎、地龙为臣，起活血通络之功，佐薤白、半夏、水蛭与茯苓、白术同用，既可增强祛痰通络之力，又可益气化湿以健脾，同时佐以柴胡、桂枝、黄芩、龙骨、牡蛎以疏肝理气，清热除烦，镇静安神。枳壳、槟榔以润肠通便，纵观全方，补中有通，通中有补，补通结合，虚实得顾，通补并施，补气而不壅滞，活血而不伤正，疗效显著。

五、气阴两虚兼血瘀证

患者唐某，男，77岁，哈尔滨人，离退休人员，因胸闷胸痛阵作10年，加重1周于2023年3月6日首诊。患者10

年前因情绪激动后出现胸部闷痛不适，呈憋闷压迫感，自服硝酸甘油后缓解。此后上述症状反复发作，每于活动或劳累后加重，曾至当地医院进行冠状动脉 CTA 检查，提示左主干未见明显狭窄，左前降支中段中度狭窄，回旋支散在斑块，右冠状动脉未见明显狭窄，给予阿司匹林、瑞舒伐他汀钙片、美托洛尔缓释片、单硝酸异山梨酯等药物口服治疗，胸痛仍时有反复。患者 1 周前因过度劳累后再发胸闷胸痛，当地医院建议行冠状动脉造影检查，患者暂不考虑，为寻求中药保守治疗，遂来我院就诊。患者现症见胸闷胸痛，活动后加重伴气短，周身乏力。手足发冷，夜尿频，夜寐可，饮食可，大便可。血压 136/84mmHg，心率 78 次/分，心律齐，心音弱，舌质紫红，边有齿痕，苔薄白而干，脉沉滑。心电图示 ST-T 改变；CTA 提示左前降支中段中度狭窄，回旋支轻度狭窄。

中医诊断：胸痹胸痛（气阴两虚兼血瘀证）。

西医诊断：冠心病；心绞痛。

治法：益气养阴，补肾通络逐瘀。

方药：人参芍药散加减。

红参 20g	白芍 25g	当归 20g	麦冬 25g
丹皮 20g	川芎 20g	黄芪 40g	五味子 10g
甘草 15g	土鳖虫 10g	水蛭 5g	桃仁 15g
红花 10g	地龙 10g	锁阳 20g	枸杞子 20g
菖蒲 20g	淫羊藿 20g	附子 5g	

中药 14 剂，水煎服，日 2 次，早晚饭后温服，服药期间忌辛辣、油腻、生冷、海鲜等食物，避风寒、慎起居、调情志、节饮食、勿过劳。

二诊（2023年3月20日）：自觉诸症皆减轻，仍有手足冷，舌苔白，舌质紫红，有齿痕，脉沉滑。方药：前方改附子10g补火助阳，继续予以中药汤方14剂治疗，不适随诊。

三诊（2023年4月3日）：患者自觉诸症好转，胸痛消失，仍有胸闷乏力，余症减轻，舌苔薄白，舌质红，脉沉滑。继服前方14剂，不适随诊。

四诊（2023年4月17日）：患者自觉症状好转，手足冷、夜尿频消失，余症减轻，近日颈部不适，加葛根20g，羌活15g，以解肌活络，夜寐可，饮食可，二便可。舌苔薄白，舌质红，脉沉滑。继续中药14剂治疗，随诊。

五诊（2023年4月29日）：患者诸症减轻，乏力消失，偶有胸闷。夜寐欠佳，饮食可，二便可。舌苔薄白，舌质红，脉沉滑。加酸枣仁15g，柏子仁20g，以养心安神，续服前方14剂，巩固治疗。

六诊（2023年5月15日）：患者诸证消失，继续服用中药14剂后口服膏方以巩固治疗。膏方以益气养阴为原则，兼活血化瘀，温补脾肾。

2023年8月15日，患者服汤药、膏方共约5个月，复查自带CTA（2023年8月1日）示左前降支由中度狭窄减轻为中段轻－中度狭窄，回旋支轻度狭窄。

病例分析：此患年老肾气不足，气阴两虚，气虚无力推动血行，阴虚而心失濡养，正如《丹溪心法》所说，"人之所主者心，心之所养者血，心血一虚，神气不守"，阴血不足，运行不畅，往往易形成痰瘀，不通则痛，引发胸痹，表现出胸中憋闷、胸痛及心慌、乏力等症状。方以人参芍药散为主方，益气养阴生津而养心；在原方益气养阴基础上加锁阳、淫羊藿等温阳补肾之品，红参亦有补肾气、助肾阳之功，有保元汤之意，以助气血运行，同时阳中求阴，阴阳互生，体现"治病必求其本"的要义；再佐以黄芪、川芎、桃仁、红花、土鳖虫、水蛭、地龙等益气活血、通络止痛之品，寓通于补，使补而不滞。诸药合而用之，心肾共治，兼顾标本。

第二章

难治性心律失常

第一节 概 述

一、中医对难治性心律失常的认识

（一）难治性心律失常的历史沿革

古代中医文献中并未出现难治性心律失常的病名，但是根据难治性心律失常的临床表现以及各项伴随症状，将难治性心律失常归属于中医的心悸、惊悸、怔忡等范畴。《内经》最早有心悸症状的描述，其中对于"忡"形容为"心中儋儋大动""心惕惕如人将捕之""心如悬若饥状"；对于"惊悸"形容为"惊则心无所倚""心怵惕思虑则伤神"；又对于心悸重症脉象形容为"乍疏乍数曰死"。先秦时期《难经》在奔豚病中提到了"心中不安"的描述，但仍未定义"心悸"。《神农本草经》中提到治疗心悸的药物，有人参止惊悸，茯苓主恐悸。

心悸的病名最早出现于张仲景的《伤寒论》，他在六经辨证中的太阳、少阳、少阴、厥阴病内皆提出心悸病证，如"心下悸""心中悸""心动悸"等。《金匮要略·惊悸吐衄下血胸满瘀血病脉证治》对惊悸的发病原因及审证求因的方法，进行了专门论述，指出"寸口脉动而弱，动即为惊，弱则为悸"，认为前者是因惊而脉动，后者是因虚而心悸。又在《伤寒论·辨太阳病脉证并治》里说："伤寒脉结代，心动悸，炙甘草汤主之。"炙甘草汤沿用至今，是治疗心悸的重要方剂之一。

隋唐时期，巢元方的《诸病源候论》沿用了张仲景《伤寒论》对惊悸的认识，并将惊悸重新命名为心悸，对于心悸的认识有所突破。他认为心悸病因主要以风邪侵袭为主，风性主动，内侵于心，则心中悸动不安。晋唐时期，《千金要方》中首次以"冲悸""忪悸""心忪"作为心悸病名。《千金要方·心脏》指出当患者不是因为惊恐而导致自我感觉心跳加快、心中慌乱、心悸时，其可由气虚、血虚、停饮，或气滞血瘀所致。

宋代时期，陈无择的《三因极一病证方论·惊悸证治》中说："惊悸，则因事有所大惊……气与涎郁，遂使惊悸。"陈无择详细剖析惊悸与忪悸病因，认为惊悸与情志、痰饮密切相关，心虚胆怯，心神失养，不能自主。而忪悸因水饮闭于中脘，导致心脾两虚。《圣济总录》曰："治伤寒厥心下悸，宜先治水。"此时期医家认为水饮凌心，心不自安是导致心悸的主要原因。

元代朱丹溪又提出血虚致病的理论，认为心悸与怔忡均由血虚所致，并强调了痰的致病作用。《丹溪心法·惊悸怔忡》

说："惊悸者血虚，惊悸有时，以朱砂安神丸"；"怔忡者血虚，怔忡无时，血少者多；有思虑便动，属虚；时作时止者，痰因火动"；"肥人属痰，寻常者多是痰"。同时认为心悸的两种症状，惊为惊恐不安的感觉，悸是心中悸动的感觉。

明清时期，对心悸的认识更加成熟，此时期医家总结了前人对心悸的认识，并对心悸的病因做出更深层面的探究，完善了痰、瘀等致病的相关认识。王清任《医林改错》强调瘀血内阻导致心悸怔忡，对瘀血导致的心悸进行了补充。他首倡活血化瘀治疗本病，"心跳心慌，用归脾、安神等方不效，用此方百发百中"，提出以血府逐瘀汤治疗心悸之症。唐容川《血证论》云，"血积既久，也能化为痰水"，"痰水之壅，由瘀血使然"，指出了痰浊、瘀血相互影响的病理机制。

笔者认为虽然在不同的历史时期，各位医家对心悸的认识、鉴别诊断都各有见地，但对心悸的认识，多从虚、痰、瘀等方面进行研究，也正是在这种争鸣之中，使心悸的诊断及治疗逐渐完善。

（二）难治性心律失常的病因病机

中医学对难治性心律失常的病因病机认识尚无统一标准。《伤寒论》中对心悸论述多为由外感病证误治失治所造成，外感病发汗过多，乃至阳气亏耗，发为心下悸，故而因外感误治失治所致的心悸，其病机为气津损伤。《金匮要略》中对惊悸的脉象亦有描述，"寸口脉动而弱，动即为惊，弱则为悸"。脉弱主虚，可以看出悸为因虚而悸。《济生方·惊悸》中云，"惊悸者，心虚胆怯之所致也"，说明了心悸的产生与情志密切相关，心胆气虚者因受惊可引起心悸发作。朱丹溪在《丹溪心法·惊悸怔忡》中将心悸责之于"虚与痰"，并对心悸与怔忡的区别进行了详细的论述。王清任在《医林改错》中率先提出了因瘀致悸的病机认识，认为血瘀在心悸过程中，既是病理产物，也是致病因素。张锡纯则结合了当时西医学对心悸的认识，提出了气虚下陷为心悸之病机。

笔者在总结前人对心悸病因病机的认识的基础上，结合多年临床诊治经验将心悸病因病机概括为以下几点。

1. 饮食不节

饮食不节与心悸的发作密不可分。随着经济的发展，人们的生活水平逐渐提高，人们对于油、盐的摄入较之前明显增加。现代人喜食肥甘厚腻，肥甘厚腻易伤脾胃，脾胃升降功能失衡，饮食停滞，湿热内生，脾热乘心，故惊悸怔忡。饮食水谷可化为气血精微，濡养脏腑。若因营养缺乏，气血生化减少，心脉失濡，则易发心悸。或夏季贪凉，喜食冷饮，损伤脾胃阳气，导致寒湿内生。寒性凝滞，湿性黏滞，气机阻滞，则胸痛心悸。

2. 情志不舒

中医讲"百病皆生于气"，情志不舒是诸多疾病之源。情志刺激可诱发疾病，七情异常是导致心悸的重要原因。七情皆从心而发，故七情过极皆可影响心神和相应的脏腑。过怒易伤肝，肝气上逆，气火攻心，同时肝主疏泄，疏泄不利易生痰化热，扰乱心神；过喜则心气涣散，心神不守，心阴、心阳不能协调，使心脉不畅；过恐则伤肾，肾阴不能制约心火，则使心肾不交；过思则伤脾，心脾气机不畅，清气不升，浊气不降，水谷精微输布失常，则心脉失于濡养。过度悲忧则易耗伤肺气，肺主一身之气机升降，肺失宣降，则气行不畅，无法推动血液运行，产生血瘀，瘀阻心脉，则易发胸痛、心悸。脏腑精气是七情活动的重要基础，七情过极可导致脏腑精气紊乱、气血不畅、阴阳失和。

3. 感受外邪

在外感邪气中，风邪最易使心中动摇。风性主动，为百病之长，常兼夹他邪，如风寒、风湿、风热、风燥等证。风邪常兼夹他邪从表而入，伤及脏腑。风扰心神是导致心悸的重要外因。叶天士言："温邪上受，首先犯肺，逆传心包。"外感邪气，由表入里，内舍于心。外邪不解，日久正气虚损，临床上不乏外感之邪未能及时祛除，后又因失治误治损伤心阳的情况。

4. 劳倦过度

劳逸结合是人体健康的保证。过度劳累不利于身心健康。心主藏神，过度劳神则易耗伤心血。精神活动需要血的濡养。脾为气血生化之源，但脾亦主思虑，劳心劳神因思虑较多，思虑过度则影响脾气运化，则气血生化无源，心失气血濡养。故过度劳神则易伤心脾，心脾耗伤则发心悸。心主血脉，血液的正常运行及脉搏的正常搏动依赖于心脏正常的生理功能，任何致病因素影响到心主血脉的功能，都能导致心律失常的发生。患者发作心悸的同时，会伴有气短、胸闷痛、眩晕、乏力以及失眠等症状。

纵观中医学对心律失常病因病机的认识，历代医家均有不同的观点，但总而言之，心律失常之本为气血不足，阴阳亏损，心神失养；其标为气滞、血瘀、痰浊、痰火、水饮等。

笔者认为心悸病位在心，心为五脏六腑之大主，心主神明主血脉，心脏功能异常会影响其他脏腑的正常运行，其他脏腑功能异常也会影响心脏的功能。故心悸病机分虚实两端，以阳气虚损为本，病机演变主以心气受损，心阳亏虚，心肾阳虚，且可因虚致实或虚实夹杂，合并痰、瘀等病理产物。病位主要在心，责之肾、脾、肺。治当以益气温阳为主，且需重视益气豁痰化瘀。

二、难治性心律失常的西医学研究进展

（一）难治性心律失常的概念

心律失常是指心脏冲动的频率、节律、起源部位、传导速度或激动次序的异常，是临床常见的心血管病之一，临床上分为快速性和缓慢性心律失常。而难治性心律失常是心律失常常见且较为严重的一种类型，包括室上性心动过速、心房纤维性颤动（简称房颤）、房室传导阻滞等心律失常。除器质性心脏病和高血压患者可合并各种各样心律失常外，其他系统疾病，如慢性阻塞性肺疾病，甲状腺功能亢进，糖尿病，胸、心外科围手术期患者等均可能出现难治性心律失常，并可导致临床症状而需要治疗。

快速性心律失常是指心脏起搏点在窦房结或窦房结以外，心室率大于 100 次 / 分的心律失常。该病可单独发病，同时也可与其他心血管疾病伴发。

缓慢性心律失常是指窦性心动过缓、窦性静止、传导阻滞（主要是窦房传导阻滞、房室传导阻滞）、室性期前收缩、缓慢性心房颤动等以心率减慢为特征的疾病。轻者可无症状，重者可伴有不同程度的脑、心、肾等供血不足症状，严重的病例可发生阿－斯综合征和猝死，是心血管疾病中较为常见而又难治的病证。西医主要积极治疗可逆性诱因、观察、药物治疗（如阿托品、多巴胺、肾上腺素、异丙肾上腺素）及行起搏器治疗。但西药治疗不良反应大，可能引起新的心律失常等，不能作为长期常规治疗；同时存在因未达手术指征、医院技术水平受限或患者个人及经济原因等不能进行起搏器治疗的情况等，而中医药治疗在提高心率、改善症状及生活质量等方面具有一定的优势。随着 20 世纪 50 年代世界第一个起搏器植入成功，经历近 70 年的时间，起搏器更新换代迅速，种类由单腔起搏到多腔起搏，起搏器形态越来越简小轻便，起搏手术的创伤性越来越小，术后恢复越来越快，心脏起搏器植入技术日趋成熟，临床运用迅猛发展，覆盖面积逐渐扩大，缓慢性心律失常的治疗发展到一个新阶段，使得缓慢性心律失常的病死率、致残率明显下降。起搏器治疗旨在模拟正常心脏的起搏冲动并顺序传导，在窦房结起搏功能异常或冲动传导异常时发挥作用。起搏器治疗具有明确的临床适应证，主要是"症状性心动过缓"——由于心率严重低于正常水平，导致每搏输出量减少，心脏排血量下降，导致体循环供血不足，尤以重要脏器及组织（如大脑）缺血缺氧为主要表现的一系列临床综合征，如头晕黑矇，晕厥等；长期慢性缺血缺氧可致机体功能减退，出现疲劳乏力、劳动耐量下降、缺血性心肌病、心功能不全等。

但对于有临床症状或者存在进展加重可能的缓慢性心律失常，如不伴有房室传导阻滞（AVB）和症状的束支阻滞者、轻度病态窦房结综合征者、轻中度窦性心动过缓者、无症状二度Ⅰ型AVB者、伴有一度AVB的束支阻滞等，缺乏植入起搏器的必要性及必需性。对于心功能不全伴束支阻滞出现左右心室收缩不同步者，需考虑CRT（心脏再同步化治疗）而非起搏器植入。目前国内起搏器治疗技术虽已经成熟，具有安全性高、可靠性强的特点，但在一些规模较小的基层医院，由于技术、设备或经济等因素，起搏器植入技术开展仍受到限制。且临床发现，植入心脏起搏器虽可缓解临床症状，但不能改善预后、提高患者生存率，且右室起搏可能使心功能恶化，增加卒中的发生。此外，起搏器植入还存在一些不利影响，如电池提前耗竭、囊袋破溃感染、电极断裂、电极移位脱落、起搏器带动不良、起搏器停止运行、心律失常、胸闷、植入部位疼痛等并发症，且很多日常生活环境、家用电器使用及医学器械检查均会对起搏器的正常运行产生影响。由此可见，起搏器虽然克服了药物治疗存在的缺陷，但仍有其不足之处。

（二）难治性心律失常诊疗现状

心律失常是由于心脏生物电活动异常所致。心脏电活动异常发生快，变化也快，同时稳定心律需要心脏细胞内外各种离子流、代谢通路、信号通路之间形成高度协同的复杂网络系统，因此在治疗上具有较大困难。临床可导致心律失常的诱因、病因各异，大致可分为生理性与病理性两方面。

生理性因素包括：情绪激动、饮酒／咖啡／酒精性饮料，运动、长期体力劳动，夜间睡眠、迷走神经高张力状态，但以上各种情况多为一过性，去除后可自行缓解。

病理性因素包括：心血管疾病，器质性心脏病引起的心脏结构和功能异常是产生心律失常的重要原因，如冠心病、心肌炎、扩心病、先心病、慢性肺心病等。其他各个系统疾病均可引起心律失常，如慢性阻塞性肺病、甲状腺功能亢进、急性脑血管病、癫痫、系统性红斑狼疮等。理化因素或药毒物影响，如雷击、化学毒物等。电解质紊乱和酸碱平衡失调，尤其是钾离子紊乱。医源性因素，如麻醉、手术、心导管检查，抗心律失常药等的应用。遗传因素，如 Brugada（布鲁加达）综合征、特发性心室颤动等。

西医学对难治性心律失常的治疗，不仅仅依据症状，更取决于对病因的判断。目前针对心律失常病因的治疗有药物治疗和非药物治疗。药物治疗主要为化学药物，如抗凝剂、β 受体阻滞剂、胺碘酮等。非药物治疗主要有射频消融术和埋藏式心律转复除颤器植入术，它作为器械辅助治疗，是药物治疗的重要补充。但无论是药物还是器械辅助治疗都存在一定的局限性和不良反应。射频消融术虽然是治疗阵发性室上性心动过速、特发性室速和心房扑动的有效方法，但近年来有关其术中引起的并发症也屡见报道。植入型心律转复除颤器的应用是预防室性心律失常猝死的重要武器，但因医疗条件的限制、价格昂贵等，并非每个患者都能适用。因而能够在世界范围内广泛治疗心律失常的最好方式仍然是抗心律失常药物，但人们也认识到，所有的抗心律失常药物都具有不同程度的致心律失常作用，包括引起用药前没有的新的心律失常和使原有的心律失常恶化加重。

抗心律失常药物容易产生耐药性，不能有效地防止心律失常复发和病情进展，甚至导致尖端扭转型室速而致使患者死亡率增高。此外，抗心律失常药物的脏器毒性作用也束缚了其在临床上的进一步使用，尤其是胺碘酮，它除了对心脏本身的毒性作用外，对全身其他脏器都有明显甚至严重的毒性作用。

目前可选择的抗心律失常化学药物的品种有限，加之已发现的不良反应，还有长期和大剂量使用时的疗效不尽如人意，使得临床上对抗心律失常化学药物的应用复杂和难以掌握。此外，在一般情况下，心律失常并不是一种独立的疾病，不同的患者可能有不同的基础疾病和并发症，其心功能与肾功能状况及年龄差异也很大，可供选择的抗心律失常药物也就更有限。

基于目前心律失常西医学治疗的局限性和不良反应。如何提高疗效，控制和降低死亡率，避免不良反应的发生成为当前临床和研究中亟待解决的问题。一系列的研究显示，中医治疗或中药制剂可能有效地降低心律失常的发生，亦或减少抗心律失常化学药物的用量，减少不良反应的发生。

目前，药物治疗依然是抗心律失常的基础，虽然起搏器、射频消融等治疗方法也能治疗心律失常，但均在药物治疗效果不好的基础上才使用。现有的西药治疗心律失常的治疗剂量和毒性剂量相接近，且副反应较大，难以对心律形成的复杂系统进行整体性调节，应谨慎使用。如在治疗房颤时，西药缺乏选择性，可能减弱心房心室的心肌收缩，导致心律失常。同时，新的抗心律失常药物开发也遭遇瓶颈。

在我国，心律失常是中医治疗优势病种之一，中医药能够通过多通路、多环节、多靶点来调节机体心律失常情况，且不良反应小，利于整体调整、标本兼顾、辨病辨证以及中西医并用。笔者认为中医在整体观念、辨证论治基础上，审证求因后应用中医药治疗难治性心律失常可提高临床疗效，减少不良反应的发生。因此，中医药防治心律失常具有安全性高、价格适宜、整体及多靶点调控的作用优势，从而得到广泛关注。中医药独特的理论体系和治疗优势，在中医药理论中寻求辨治难治性心律失常的新方法新思路至关重要。

第二节　益气豁痰化瘀法治疗难治性心律失常

笔者认为气血的正常运行有赖于诸脏腑间的相互协调，脾胃为后天之本，气血生化之源，其功能的失调可对气血运行造成直接影响。心主血脉，血行脉中，虽由心气推动，但究其动力则在于宗气所为。"荣气不能自动，心借宗气之力以运之。"宗气的充沛则赖于脾胃的功能正常。《灵枢·邪客》曰："五谷入于胃也，其糟粕、津液、宗气分为三隧，故宗气积于胸中，出于喉咙，以贯心脉而行呼吸焉。"脾胃失调，运化无权则宗气匮乏，推动无力，轻则血运不畅，重则"宗气不下，脉中之血，凝而留止"。心脉滞涩不通，则胸闷、胸痛、憋气等症随之而起。

心气的充足是维持正常血液循环的基础，但心之气血又靠脾胃的供给。心主血脉，血液的正常运行及脉搏的正常搏动依赖于心脏正常的生理功能，任何致病因素影响到心主血脉的功能，都能导致心律失常的发生。《千金要方》有"因虚致悸"的论述。《济生方》曰："夫怔忡者，此心血不足也"，"真血虚耗，心帝失辅，渐成怔忡"。朱丹溪对心悸的辨治总结最为全面，在《丹溪心法·惊悸怔忡》中称："怔忡者血虚，怔忡无时，血少者多；有思虑便动，属虚；时作时止者，痰因火动，瘦人多因是血少，肥人属痰"，认为气血不足是怔忡的根本原因，提出"责之虚与痰"的理论。《景岳全书·怔忡惊恐》指出："怔忡之病，心胸筑筑振动……此证唯阴虚劳损之人乃有之。"《明医指掌》曰："血者，水谷之精也……生化于脾，总统于心。"唐容川也说："食气入胃，脾经化汁，上奉心火，心火得之，变化而赤，是之谓血。"脾胃为气机升降的枢纽，脾脏清阳之气主升，脾气一升，则肝气随之而升发，肾水随之气化，脾气升而水谷精微转于肺脏而敷布周身；胃的浊阴之气主降，胃气降则糟粕得以下行，胃气降则肺气可以随之肃降，心火随之下潜，心肾得以相交。正常情况下，胃约脾运，宗气推动心血运行全身，若脾胃功能失职，化源不足，血不养心，必致心脉不利。从而出现惊悸、怔忡等病证。

中医阴阳学说认为，阴阳双方的消长转化既不过分也不偏衰，维持在平衡协调的状态是生命活力的根本。而阴阳失调则会破坏人体内环境的平衡，从而产生疾病。因此对于疾病的治疗应从协调人体内阴阳着手。基于本病病机是以阳虚为本，故应采取补阳之法以治其本。然而阳生于阴，阴生于阳，阴阳双方互根互用，所以在本病治疗中，除应以补阳之法外，还应"阴中求阳"，配伍少量滋阴药，使阳气化生有源。此外，由于治疗本病时应用较多温阳益气滋补之品，故于治疗中应兼护脾胃，以防补益之品滋腻太过，损伤脾胃。

脾胃为后天之本，气血生化之源，气机升降之枢纽，脾胃的运化及升降功能正常，气血化生有源则心气心血得以充盈，气机升降有度则心神得安。随着生活水平的提高，人们的膳食结构发生了很大的变化，膏粱厚味在饮食中的比重不断增加。过嗜茶酒，肥甘无度之人随处可见。但是膏粱之品，消化不易；肥甘之物，助湿生痰；过嗜茶酒，则水湿停蕴，困遏脾阳。过嗜之极易导致中土失健，脾阳不运，而有节制、节律地进食，能使脾胃保持"更虚更实"的生理状态。饮食自倍或过度饥饿及餐次餐时无规律，都能损伤脾胃，使运化失司。脾胃损伤，一方面使气血津液生化乏源，中气衰弱则心气亦因之不足，心气不足则无力推动血运，致脉道迟滞不畅，气虚不能自护则心悸动而不宁。气虚日久，可致心阳虚弱。阳虚则寒邪易乘；津血不足则不能上奉心脉使心血虚少，久则脉络瘀阻。另一方面，脾主运化，脾胃损伤则运化迟滞，蕴而生湿，湿浊弥漫，上蒙胸阳致胸阳不展，心悸胸闷、气短乃作，湿浊凝聚为痰，痰浊上犯，阻滞胸阳，闭涩心脉则心悸胸痹疼痛乃生。患者多因恣食膏粱厚味，劳逸不当，忧思伤脾，使正气虚耗，或年老体衰，脏气亏虚，致脾胃运化失司，聚湿成痰，形成气虚兼痰浊，可见"心痛者，脉不通"，不单是血瘀为患，而痰浊闭塞也是其主要的病理机制。

综上所述，笔者认为心悸的发病病位主要在心，但其发病与脾、肾、肺、肝四脏功能失调相关。如脾不生血，心血不足，心神失养则动悸；脾失健运，痰湿内生，扰动心神，心神不安而发病；肾阴不足，不能上制心火，或肾阳亏虚、心失于温煦，均可发为心悸；肺气亏虚，不能助心以主治节，心脉运行不畅则心悸不安；肝气郁滞，气滞血瘀，或气郁化火，致使心脉不畅、心神受扰，皆可引发心悸。

第三节 临 证 经 验

笔者认为，目前临床中使用的抗心律失常药物的疗效虽然显著，但同时存在一些弊端，部分会引起肝肾功能异常、恶性心律失常等，同时这些药物都容易产生耐药性。中医学对于心悸病的认识已有几千年的历史，经过长时间的沉淀、磨炼和升华，为形成较为完备的论证、诊疗奠定了基础。治疗本病多从虚、瘀、痰论治，重视详辨阴阳气血虚实，因证施治。心血虚、心气不足，心失所养而悸；或饮食不节、情志内伤，或大病久病，气机郁滞，痰湿内生，郁而化热，痰火扰心；或素体气虚，血行瘀滞，日久化热，耗伤气阴，心神失养而发为心悸；虚实相互影响，互为因果。治病必求其本，针对"本虚标实"的病因病机，从益心气豁痰活血的治法入手乃治疗之根本大法。抗心律失常的中药本质上皆属于天然化合物，因此在安全性方面具有较大优势。对于心律失常的治疗也是这样，即不局限于某一环节、某一个层面，而是整合影响心律失常的多种因素和机制，从分子、细胞、组织、心脏整体，甚至整个人体相互间联系入手，通过调和物质基础和功能结构不平衡、调和心脏离子通道功能不平衡、调和非离子通道作用的不平衡达到人体内外环境和谐平衡，从而恢复人体正常的调控机制。通过"调"实现心律失常的"平",也就是使心律失常消失。同时,中医药能够标本兼顾,尤其在组方配伍中,通过君臣佐使,各个药物发挥着不同的药效,且药效持久稳定。

中医学对心律失常病证有几千年的认识,历代应用积累下丰富的临床经验,可在短时间内提高窦性心律,为缓慢性心律失常患者提供较好的心率支持,可保持原来的生理性起搏,合乎当前起搏治疗中强调的房室结优先原则,没有明确的致心律失常作用,不良反应较少,且效优费用低,因此对比单纯西医学治疗,显示出其独特的发展前景。

一、常用药物

笔者认为难治性心律失常的病性乃本虚标实,虚实相兼。肺主一身之气,为气之本,主要体现在其主后天之宗气方面,宗气可灌注心脉助心行血,肺气不足则宗气虚弱,一身之气俱不足,血行不利,发为本病。而补气药多归肺经,临床上笔者尤其善用大补心肺气虚之品,合张锡纯升举胸中大气之意,此"胸中大气"即宗气。其次为归脾经药,脾胃为气血生化之源,又为生痰之源,用药归于脾胃,多有滋化源、化痰浊之意。入心经之药亦是极多,其药力直达病所,亦有引药归经之意。归肝经者,心主血脉而肝藏血,阴血受病则多心肝同病。笔者善用辛味药,辛味药能散、能行,具有发散解表、行气、活血的作用,对本病的实性病理产物如气滞、痰浊、瘀血作用意义较大。

1. 黄芪

黄芪作为补虚类药品，可补益肺脾之气，固护卫表，正气充足，则不易受邪。张锡纯言其"能治胸中之大气"，所谓大气也就是宗气，宗气亏虚则无力推动血液在脉道中运行，心神濡养随之减少，而引起心悸。而黄芪在临床使用中常用于气虚、气血两虚、气阴两虚等患者的方剂中，例如黄芪建中汤、玉屏风散、玉液汤等。

现代药理研究显示，黄芪中的黄芪甲苷可以通过干预细胞钠钾泵、胞内离子浓度和膜电流，起到一定的抗心律失常的作用。处方用药中常用其补虚以改善心悸症状。

2. 附子

附子性味辛、甘，大热，为阳中之阳。因为其性味辛温燥烈，故可以温通心阳，下补肾阳，增强心肌收缩力，提升心率。

现代药理研究显示，附子温阳机理可能是通过兴奋肾上腺素能受体，促进钠、钙离子内流等多种途径，现代研究表明附子能明显增强蛙、兔、豚鼠的心肌收缩力，能呈量效关系地对抗普萘洛尔减慢小鼠心率的作用，对缓慢性心律失常有较快提升心率作用，并证明本药有改善窦房结及房室结传导作用。

3. 半夏

半夏味辛，性温而燥，为燥湿化痰之要药，可用于治疗心下痞、结胸，瘿瘤，湿痰阻滞，呕吐等。《名医别录》载其"消心腹胸膈痰热满结，咳嗽上气，心下急痛，坚痞……"与陈皮、甘松等药配伍共奏理气化痰之效。

现代药理研究显示，半夏可对抗实验性的室性心律失常和室性期前收缩，起到抗心律失常的作用。

4. 龙骨

龙骨为使用频数最多的重镇安神药，味甘、涩，性平，归心、肝、肾经。其有镇惊安神、平肝潜阳、收敛固涩之功。临证时若有心悸、心神不宁、失眠健忘等症，其与牡蛎、珍珠母同用以收敛神气，镇惊安神。龙骨与茯苓同用可利小便、通津液，与其他安神药配伍如酸枣仁、柏子仁、首乌藤、琥珀等可养心安神。生龙骨可镇惊安神，煅用则收敛固涩之功增强。

现代药理研究显示，龙骨可降低血管通透性，有改善窦房结功能、抗心律失常的作用。

5. 牡蛎

牡蛎为平肝息风药，味咸，性微寒，归肝、胆、肾经。可重镇安神、平肝潜阳，主要用于心神不宁、惊悸、失眠、肝阳上亢、头晕目眩等症。龙骨与牡蛎相配伍，有镇惊潜阳与收敛固涩之功，可收敛元气，若欲使其收敛固涩之功增强宜煅用。

现代药理研究显示，牡蛎具有镇静、抗惊厥作用，有明显镇痛作用，牡蛎多糖有降血脂、抗凝血、抗血栓、抗心律失常等作用。

6. 川芎

川芎味辛，性温，有活血化瘀、祛风止痛的功效。《景岳全书·本草正》载："川芎，其性善散，又走肝经，气中之血药也。"川芎辛香行散温通，入肝、胆、心包经。上行头颠，下走血海，内行血气，外散风寒。活血力强，治血瘀气滞诸痛，兼寒者最宜，被前人誉为"血中之气药"。治多种头痛，属风寒、血瘀者最佳；属风热、风湿、血虚者，亦可选。

现代药理研究显示，川芎中的主要化学成分有川芎嗪、阿魏酸等。可对抗多种不同诱发因素引起的不同血管收缩，可以增加心肌收缩力，延长快反应动作电位的时程，增加慢反应动作电位的阈值、时程和最大除极速率，且该作用可被钙通道阻断剂维拉帕米所拮抗，提示川芎嗪可能有增加心肌细胞的钙内流的作用。

7. 桂枝

桂枝，其性辛温发散，具有发汗解肌、温经通阳、助阳化气之功效。为温通血脉之要药，配以其他活血药相使，可增强活血通脉之力；温中散寒可立中州阳气，治脾胃虚寒之腹痛。本品因入心、肾、脾经，则可温其三脏阳气，与当归、川芎等补血行气之品合用，温通血脉以助行气活血化瘀之功。

现代药理研究显示，桂枝的主要成分有挥发油类与有机酸类，具有改善冠脉循环、保护心肌细胞、抗炎、解热、镇痛镇静、降压等功效。实验研究表明桂枝可增强心肌细胞膜酶活性，提高离子转运能力，从而明显增加普萘洛尔致心动过缓大鼠的心率。

8. 红花

红花味辛，性温。功效活血通经，散瘀止痛。红花辛散温通，入心、肝经。善活血祛瘀而通经消肿、止痛，药力较强，治瘀血诸证皆可选用，兼寒者最宜。临床常用于胸痹心痛、癥瘕痞块、瘀滞腹痛、胸胁刺痛、跌仆损伤等疾病的治疗，常与桃仁配伍使用。

现代药理研究显示，红花能扩张冠状动脉，解除血管平滑肌的痉挛并增强耐缺氧能力，阻止血栓进一步发展并逐步缓解血栓；能较好地改善心肌及脑组织的微循环障碍。红花能阻断血管平滑肌细胞膜上的受体操作性钙通道和电压操纵性钙通道。现代药理研究发现红花可兴奋心肌，使冠脉阻力减低，增加冠脉流量，保护心肌，缩小心梗范围。红花黄色素分离物能对抗心律失常。

9. 远志

远志为安神药中的养心安神药，其味苦、辛，性温，归心、肾、肺经。功效为安神益智，祛痰开窍，消散痈肿，交通心肾，治疗失眠健忘，惊悸怔忡，癫痫惊狂，咳痰，痈肿疮毒等。远志常与茯神、龙齿、磁石、龙骨等镇静安神药同用，治疗心肾不交之心神不宁、惊悸怔忡、失眠等症。

现代药理研究显示，远志皂苷有促进神经干细胞增殖的作用，远志有催眠、镇静、抗惊厥等作用，此外，还有祛痰、镇咳、降血压作用。

10. 郁金

郁金具有行气、解肝郁、清心、凉血祛瘀的作用。在《本草经疏》中言其为"入血中之气药"。郁金有两种功效，其一是当其入气分则主要以通气机，疏解肝郁；其二则为当其入血分时主要是凉血化瘀的功效。故但凡是因为气血凝滞而引起的多种病证，其为常用之品。

现代药理研究显示，郁金能够降低红细胞的聚集性，提高红细胞的变形能力及抗氧化免疫黏附能力，减少自由基对红细胞膜的损伤，延长其寿命，维持正常的血液黏度。

11. 白术

在《神农本草经》中将白术列为上品药，可以健脾以燥湿，常常用于治疗心悸、脾虚纳呆、痰饮腹泻、头晕等症。

现代药理研究显示，白术具有保护心肌的作用，并具有负性频率、镇静安神等作用。

12. 酸枣仁

酸枣仁作为中医学中传统的安神类药物，主要用于治疗虚烦不寐、惊悸怔忡、夜里多梦、体虚多汗等症。酸枣仁在治疗心悸方面有着重要的地位，从古至今，存在于许多治疗心悸的方子中，譬如在《济生方》里通过使用归脾汤加减来医治因心脾气虚而导致的心动悸伴不寐的患者，以及在《太平圣惠方》中运用酸枣仁丸来治疗因心虚惊惕不安而引起的失眠，还有在《摄生秘剖》里的运用天王补心丹医治阴血亏虚、阳气偏盛的心悸失眠等。

现代药理研究显示，酸枣仁的药理作用主要包括镇静、加强机体的免疫功能以及对心脏心肌的保护作用。

13. 柏子仁

作为种子类的药物，柏子仁油脂多，故常具有润燥的功效，还可安五脏，同时因其气味清香而透心肾，即便是痰湿内盛的患者也可以应用。

现代药理研究显示，柏子仁具有多种氨基酸成分，柏子仁能够延长慢波睡眠深睡期，发挥了镇静、催眠以及抗心悸作用，此研究发现其中亮氨酸可以缓解人们焦躁及紧张情绪。故常治疗心悸、失眠。其与酸枣仁常常作为药对出现治疗心悸病。

14. 丹参

众所周知，丹参的活血养血的功效甚佳，有与四物汤齐名的美赞，认为它们的效果相近。功在既能活血又能行血，丹参的化瘀之力可直达脏腑以化五脏六腑之瘀。

现代药理研究显示，丹参提取物丹参酮HA、丹酚酸B等均可以从不同程度发挥抗心律失常作用。

15. 麻黄

麻黄性味辛、微苦，温。归肺、膀胱经。功效发汗散寒，宣肺平喘，利水消肿。用于风寒感冒，胸闷喘咳，风水浮肿，支气管哮喘。蜜麻黄润肺止咳，多用于表证已解，气喘咳嗽之证。

现代药理研究显示，麻黄具有类肾上腺素作用，具有增强窦房结兴奋性等作用，能兴奋中枢神经，对于大脑、中脑及延脑、呼吸与循环中枢均有兴奋作用。内服麻黄制剂可使全身温暖，心跳加快，末梢血管收缩，血压升高，且作用和缓而持久，其所含的麻黄碱可增强心肌收缩力，增加心输出量。

16. 细辛

细辛性温，味辛。归心经、肺经、肾经。具有祛风、散寒、通窍止痛、温肺祛痰之功效。为解表药下的辛温解表药。用治风寒感冒，头痛，牙痛，鼻塞鼻渊，风湿痹痛，痰饮喘咳。

现代药理研究显示，细辛所含的挥发油可兴奋心脏，使心肌收缩力增强，心率加快，具有正性肌力和正性频率作用，同时对于降低小动脉、微动脉对血流的阻力亦有较好的作用。

17. 茯神

茯神性平，味甘、淡。归心经、脾经。具有宁心、安神、利水之功效。属安神药下分类养心安神药。主治心虚惊悸，健忘，失眠，惊痫，小便不利。

现代药理研究显示，茯神水煎液具有协同戊巴比妥钠的中枢抑制作用，进而说明其具有抗心律失常作用。

18. 红参

红参性温，味甘、微苦。归脾经、肺经、心经、肾经。功可大补元气，复脉固脱，益气摄血。属补虚药下分类的补气药。多用于体虚欲脱，肢冷脉微，气不摄血，崩漏下血。

现代药理研究显示，红参能提高心率、改善窦房结及房室传导，可通过抑制钠钾酶及调节环磷酸腺苷水平发挥其强心及改善心功能的作用。

19. 苦参

苦参性寒，味苦。归心经、肝经、胃经、大肠经、膀胱经。具有清热燥湿、杀虫、利尿之功效。属清热药下分类的清热燥湿药。内服煎汤，或入丸散，治疗热痢、便血、黄疸尿闭、赤白带下、阴肿阴痒、湿疹、湿疮、皮肤瘙痒、疥癣麻风。

现代药理研究显示，苦参中的苦参总碱、苦参碱、氧化苦参碱、脱氢苦参碱，可对抗氯仿－肾上腺素、乌头碱、氯化钙、氯化钡和冠脉结扎所致的多种心律失常。苦参抗心律失常的作用原理可能是一种非特异性"奎尼丁"样效应机制，即通过影响心肌细胞膜钾、钠离子传递系统，降低心肌应激性，延长绝对不应期，从而抑制异位节律点的作用。

20. 甘松

甘松性温，味辛、甘。归脾经、胃经。具有理气止痛、开郁醒脾的作用，属理气药。用于治疗脘腹胀满、食欲不振、呕吐，外治牙痛、脚肿。也可用于治疗神经衰弱、癔症、失眠、易惊等症。

现代药理研究显示，甘松含有甘松酮、缬草酮等多种成分，缬草酮具有镇静、催眠作用。实验证明缬草酮的不同制剂对乌头碱、哇巴因等诱发心律失常动物模型均能快速而有效地予以对抗，有抗心律不齐作用。甘松提取物对心肌的离子通道均有抑制作用。这可能是治疗早搏的机理之一。

21. 延胡索

延胡索性温，味辛、苦。归肝经、脾经。功效活血散瘀，理气止痛。属活血化瘀药下分类的活血止痛药。治疗全身各部气滞血瘀之痛经、经闭、癥瘕、产后瘀阻、跌仆损伤、疝气作痛等。

现代药理研究显示，延胡索能扩张冠状动脉，增加冠脉血流量，抑制血小板聚集，抗血栓，有明显减慢心率的作用，其作用随剂量增大而增强，并对垂体后叶素引起的心电图改变有拮抗作用，使心律失常消失。

22. 羌活

羌活功效解表散寒，祛风除湿，止痛。属解表药下分类的辛温解表药。用治风寒感冒，头痛项强，风湿痹痛，肩背酸痛。

现代药理研究显示，羌活具有抗血栓、抗心肌缺血作用，羌活水溶部分对乌头碱引起的小鼠实验性心律失常及氯仿肾上腺素所致家兔实验性心律失常均有明显对抗作用，还具有解热、镇痛、抗炎、抗过敏、抗癫痫、抗氧化、抗菌、延长睡眠时间、抑癌等作用。

二、常用配伍

1. 麻黄、细辛

麻黄具有发散风寒、宣肺平喘、利水消肿的作用；细辛具有解表散寒、温肺化饮等功效。两者合用，可以增强温通心脉的作用，更加有利于提高患者的心率。

2. 龙骨、牡蛎

龙骨有重镇安神之效，《名医别录》中着重谈到龙骨医治惊悸不宁的作用。牡蛎具有敛阴、潜阳、安神之功，现主要用于惊悸的治疗。缓慢性心律失常出现心悸不安、不能自主、烦躁、汗出等症时，常将二者相配伍，龙骨、牡蛎二者相须为用可以增强重镇安神之力，可收敛浮越之神气，温阳定悸。

3. 桂枝、甘草

见于《伤寒论》的炙甘草汤。桂枝，既可温扶脾阳以助运水，又可温肾阳、逐寒邪以助膀胱气化，而行水湿痰饮之邪，为治疗痰饮病、蓄水证的常用药，可用于脾阳不运，水湿内停所致的痰饮病眩晕、心悸、咳嗽者。甘草，补益心气，益气复脉，用于心气不足所致的脉结代，心动悸者。二者伍用，首开辛甘化阳之法，使阳中有阴，内补营气而养血，留恋中脏而载阳气，益心气、通心阳之力强。临床应用温补心阳类药对，临证加减，多用于治疗心阳不振、心肾阳虚、水饮凌心、寒凝心脉等所致心悸患者。此类患者临床常见缓慢性心律失常，偶有见于快速性心律失常，且临床多数患者可兼见胸闷气短，动则尤甚，胸闷痞满，面色苍白，形寒肢冷，渴不欲饮，小便短少，或四肢浮肿、下肢尤甚，恶心、呕吐等症状。此药对广泛应用于各类心律失常，尤其是缓慢性心律失常患者，或伴有不同程度心力衰竭的患者，疗效显著。

4. 朱砂、磁石

见于《千金要方》的磁朱丸。朱砂，善安神，泻心火，镇惊悸，息肝风，又镇养心血，专入心经，为镇心、清火、安神定志之佳品，常用治心火亢盛，内扰神明之心神不宁、惊悸怔忡者。磁石质重沉降，入心经，能镇惊安神，入肾经，可镇养肾阴，又善清泻心肝之火，故能顾护肾阴，镇摄浮阳，安定神志，可用于惊恐气乱，神不守舍所致的心悸不安、失眠及癫痫等。二者伍用，相须配对，可加强重镇安神之功，又能交通心肾，临床多应用于心肝火旺或心肾不交所致的心神不安、惊悸失眠等症。

5. 酸枣仁、当归

见于《济生方》中的归脾汤。酸枣仁，能养心阴，益肝血，且安神之力强，为养心安神要药之一，主治心肝阴血亏虚引起的心悸、怔忡、健忘、失眠、多梦等症。当归，补血调经，活血止痛，润肠通便，为补血之圣药，善治血虚萎黄、心悸失眠等。二者伍用，互补为用，心肝共益，养血安神。临床应用气血双补、养血复脉类药对，临证加减，多用于治疗心脾两虚、心气亏虚、心血不足、心虚胆怯、气阴两虚等虚证所致心悸患者。此类患者临床并见快速性心律失常及缓慢性心律失常，且临床多数患者可兼见声息低微、少气懒言，失眠健忘，面色无华，倦怠乏力，纳呆食少，腹胀便溏，胸闷气短，自汗、盗汗，口干目涩，耳鸣腰酸，头晕目眩等症状。此药对广泛应用于各类心律失常，临床疗效颇佳。

6. 茯神、茯苓

茯神平肝安神，茯苓补益心脾，宁心安神。茯苓主通心气于肾，茯神主入心以养心安神。两者均具有补益心脾的作用，故常将二者相须为用，用于治疗心脾两虚而致心悸。

7. 丹参、川芎

丹参味苦，性微寒，具有活血祛瘀、通经止痛之功，同时，丹参亦具有除烦安神之功效，可用于治疗心悸等症。川芎味辛，性温，为血中之气药，主要用于治疗气滞血瘀之胸胁部疼痛。治疗缓慢性心律失常伴有胸痛、固定不移之血瘀证时常将二者合用，以增强活血化瘀、通经止痛之功。

8. 黄连、肉桂

见于《韩氏医通》，后名交泰丸。黄连，尤善清泻心经实火，使心中之阳下降至肾而不独盛于上，可用治心火亢盛所致神昏、烦躁之证。肉桂，善治虚阳上浮诸证，本品大热入肝肾，能使因下元虚衰所致上浮之虚阳回归故里，即引火归原，致肾中之阴得以气化而上济于心，可用于元阳亏虚，虚阳上浮引起的面赤、虚喘、汗出、心悸、失眠、脉微弱者。二者伍用，一寒一热，一阴一阳，可交通肾水与心火，常用于治疗心火亢旺、心肾不交之心悸不宁，多梦失眠，心烦不安等症。临床应用清心降火、交通心肾类药对，临证加减，多用于治疗心肾阴虚、心肾不交、心火亢盛等所致心悸患者。此类患者临床常见快速性心律失常，且临床多数患者可兼见胆小易惊，心烦，失眠、多梦，五心烦热，盗汗，咽干口燥，腰膝酸软，遗精带下，思虑劳心则症状加重，耳鸣腰酸，头晕目眩，急躁易怒等症状。故此类药对广泛应用于各类快速性心律失常，如窦性心动过速、房性心动过速、房早、房扑、房颤等，对于精神压力大、自主神经功能紊乱的患者效果明显。

9. 桃仁、红花

桃仁入心肝血分，善泄血滞，可治疗瘀血阻滞证。红花能祛瘀止痛，活血通经，善治瘀阻心腹胁痛。临床中凡气虚多兼血瘀，故可将桃仁、红花配伍应用，用于气虚血瘀证。

10. 远志、酸枣仁

远志其性宣通，能养心气、通肾气，可用治心悸、失眠等症。酸枣仁具有养心补肝、宁心安神之功，可用治心悸、失眠多梦、多汗等症。二者相配伍，以增强交通心肾，宁心安神之功。

11. 黄芪、当归

气血皆化源于水谷精微和肾中的精气，依赖于脏腑之运化，运行于经络，于形体无处不到。二者生理上相互依存，病理上相互影响。生理上表现为气能生血、气能行血、气能摄血、血能养气、血能载气，具体理解为气可化生为血，血之运行依赖于气之推动，并通过气之固摄循于脉中；气之温煦又赖于血之濡养，并通过血之运载而至全身。气为血之帅，血为气之母，血非气不运，气非血不和，二者一阴一阳，相互维系，相互影响。黄芪善补脾肺之气，益气养血，当归又可补血活血，因此二者在配伍原则上应为气血同治，具有益气生血、益气摄血、益气养血、益气活血等作用。

笔者认为中医复方之研究必须以药对成方为基础，按照中医理论思维来研究方证对应的组合规律，才是有效可行的途径。只有复方剖析为药对方后，再由药对方探索其证候基础，才能对复方的证候认识更为深刻。因此，无论对中医"方证相应"理论的研究，还是对中医临床处方的指导，都具有重大的意义，从而使中医方剂学更趋规范化。更为重要的是，临证思路的技巧、处方进退的秘诀在于药对的运用，即药对方的组合与药对配伍的巧妙。只有在药对上下功夫，才能在复方加减上或自行组合复方时，得心应手，运用自如。

三、分型论治

心悸的病性主要有虚实两方面。虚者为气血阴阳亏损，心神失养；实者多由胆郁痰扰，心火内盛，水饮凌心及瘀血阻脉而引起。虚实之间可以相夹杂或转化。如实证日久，耗伤正气，可分别兼见气、血、阴、阳之亏损；虚证也可因虚致实，而兼有实证表现，如临床上阳虚不能蒸腾水湿而易夹水饮、痰湿。气血不足、气血运行滞涩而易出现气血瘀滞，瘀血与痰浊又常互结为患。总之，笔者认为本病为本虚标实证，其本为气血不足、阴阳亏损，其标是气滞、血瘀、痰浊、水饮，临床表现多为虚实夹杂之证。

笔者通过临床经验和查阅大量文献，总结出临床常用治疗难治性心律失常的证型及方剂。在中医药防治心律失常过程中，需辨证论治，根据"虚则补之"和"实则泻之"的两大治疗法则，选用合适的处方，做到立"方"必效。现将常用证型和方剂介绍如下。

1. 气郁痰阻证

柴胡加龙骨牡蛎汤出自《伤寒论》第 107 条 "伤寒八九日，下之，胸满烦惊，小便不利，谵语，一身尽重，不可转侧者，柴胡加龙骨牡蛎汤主之"，由柴胡、龙骨、黄芩、生姜、铅丹、人参、桂枝、茯苓、半夏、大黄、牡蛎、大枣组成，可和解少阳，重镇安神，宁心定悸。本方原用于主治伤寒误下，正气耗伤而邪热内陷，出现表里俱病、虚实互见的变证。柴胡为调气机、解郁结要药，用量最大，为君药。《神农本草经》言柴胡 "主心腹，去肠胃中结气，饮食积聚，寒热邪气"，有 "推陈致新" 之功；吉益东洞《药征》谓其 "主治胸胁苦满也"。辅以龙骨、牡蛎、半夏镇惊化痰定悸，人参、茯苓、大枣养心安神止悸，均为解郁定悸所设。本方主治胸满烦惊，小便不利，谵语，一身尽重，不可转侧，运用关键证候包括胸胁满闷，太息则舒，口苦，心烦，焦虑，心中悸动不安，失眠多梦，惊悸不宁，脉弦等。在运用此方治疗郁悸时，可去铅丹，或用磁石代之。若无便秘之苦，则去大黄。其作用机制可能与增强单胺类递质功能，调节下丘脑－垂体－肾上腺轴（HPA），对抗神经炎症，减轻心肌纤维化及炎症反应，改善心脏形态结构和功能等相关。

2. 胆郁痰扰证

温胆汤出自《三因极一病证方论》，由竹茹、枳实、半夏、陈皮、茯苓、甘草 6 味药组成，具有理气化痰、利胆和胃功效。原书载其 "治大病后虚烦不得眠，此胆寒故也，此药主之，又治惊悸"，治心胆虚怯，处事易惊，或梦寐不详，或异象惑，遂致心惊胆慑，气郁生痰，痰与气搏，变生诸证，或短气悸乏，或复自汗，四肢浮肿，饮食无味，心虚烦闷，坐卧不安。临床运用指征包括心悸不宁，胆怯易惊，噩梦纷纭，虚烦失眠，易头晕、恶心、呕吐，面色黄暗油腻，舌胖苔白腻，脉滑等。笔者发现，心血管病患者普遍存在不同程度的痰浊内蕴之象，且气郁与痰浊常并见，故常以柴胡剂与温胆汤合方而治。此外，以温胆汤化裁的黄连温胆汤、加味黄连温胆汤、十味温胆汤等也已被广泛运用于心律失常，临床疗效显著。

3. 水饮凌心证

苓桂术甘汤为温阳定悸主方，出自《伤寒论》第67条"伤寒若吐、若下后，心下逆满，气上冲胸，起则头眩，脉沉紧，发汗则动经，身为振振摇者，茯苓桂枝白术甘草汤主之"。其中"心下逆满，气上冲胸"可视为心悸严重之势。病痰饮者，当以温药和之，以苓桂术甘汤为代表的苓桂剂为温药典范、饮悸要方。茯苓、桂枝皆为张仲景治悸要药。《神农本草经》言茯苓"主胸胁逆气，忧恚，惊邪，恐悸"，《药征》谓其主治"悸及肉𥆧筋惕"，可知茯苓主治水饮、心悸、惊悸。《神农本草经》言桂枝"主上气咳逆"，《药征》谓其"主治冲逆也，旁治奔豚头痛、发热恶风……主治冲逆也明矣，头痛发热之辈，其所旁治也"，可知平冲定悸乃桂枝主要功效。临床运用关键指征包括心悸，惊悸，自觉有气上冲心胸，容易汗出，动则加重，舌淡，苔薄白水滑，脉滑或弦。此外，《金匮要略·痰饮咳嗽病脉证并治》指出"夫心下有留饮，其人背寒冷如手大"，心前区或心脏投射在背部巴掌大的部位怕冷、发凉，也是运用苓桂术甘汤等苓桂剂的重要指征。本方治疗心律失常的作用机制可能与其减轻心肌组织水肿、降低心肌细胞间隙、保护心肌细胞、抑制心室重构有关。

4. 心火内盛证

三黄泻心汤出自《金匮要略·惊悸吐衄下血胸满瘀血病脉证治》，文中提出"心气不足，吐血衄血，泻心汤主之"。本方由大黄、黄连、黄芩组成，可直折火热，主治火热迫血妄行所致的出血。黄连主归手少阴心经，为泻心火要药。《药征》言黄连"主心中烦悸也……无心烦之状者，试之无效，加心烦者，其应如响"，现代药理研究也证实黄连主要成分小檗碱有显著的抗心律失常作用。临床运用指征包括体格壮实，面色、口唇及目眦皆红，口干口苦，急躁易怒，心烦，心悸，怕热，容易有流鼻血、牙龈出血等出血倾向，大便干结，小便短赤，舌边尖红赤，舌苔黄，脉滑数有力。除黄连主要成分小檗碱外，黄芩中黄芩苷可抑制心室肌细胞内质网应激及细胞凋亡，提高肌电稳定性，并可逆转心衰时的心肌重构，同时抑制电重构，显示出潜在的抗心律失常作用。

5. 心血瘀阻证

血府逐瘀汤出自《医林改错》，由当归、生地黄、桃仁、红花、枳壳、赤芍、柴胡、甘草、桔梗、川芎、牛膝组成，具有活血化瘀，行气止痛之功。原书记载该方主治心跳、急躁、胸痛、胸不任物、胸任重物、食自胸右下等胸中瘀血所致的19种病证。王清任谓"心跳心慌，用归脾安神等方不效，用此方百发百中"，此方所主的"心跳心慌"即属瘀悸，可能为自主神经功能紊乱、心肌缺血或心肌梗死后合并的心律失常。临床运用指征包括心悸心慌，心前区闷痛，焦虑烦躁，胸闷，叹息则舒，容易头痛，面唇紫暗，皮肤色素沉着或有瘀斑，月经色黑有血块，痛经，大便干结，舌质紫暗有瘀点，舌下脉络紫暗曲张或有串珠样结节，脉涩或结代等。若病久瘀血证候显著者，可酌加丹参等活血化瘀中药；若无咳嗽咽痛，方中桔梗可去之不用；此方所主的"心跳心慌"，也可见于客观检查无阳性发现的神经官能症的自觉心悸症状。其作用机制可能与减轻炎症因子、改善微循环及血管内皮细胞功能、调节脂质代谢、双向调节血管新生、抗动脉粥样硬化、抑制心肌重构等有关。

6. 心脾两虚证

归脾汤出自《正体类要》，主治气血损伤，心脾作痛，怔忡惊悸等，为治疗心脾气血两虚的经典名方。临床运用指征包括心悸，头晕，气短，神疲乏力，面色无华，失眠健忘，纳差，腹胀便溏，舌淡，脉弱等。本方尤适用于劳累疲乏感特别明显的患者，尤其以贫血、女性及久病、重病患者所出现的心悸为宜。

7. 心肾阳虚证

阳气是人体脏腑功能活动的动力之源，人体经脉气血的正常运行有赖于心阳的推动，心阳虚弱则脉搏鼓动无力，血行不畅，心脉痹阻而致脉搏迟缓。古人认为肾为"五脏阴阳之本"，主元阳，肾阳虚，无力上济于心，本病病位虽然在心，但心病皆与肾相关，故治疗本病当以温补心肾之阳为首选。临床上常用麻黄附子细辛汤、阳和汤、真武汤加减治疗肾阳不足的缓慢性心律失常。

笔者通过大量临床实践，并受经典古方麻黄附子细辛汤和阳和汤的启发，巧妙构思，大胆创新，创立了以温阳益气通脉为主的治疗缓慢性心律失常的基本原则。遵循这一基本原则，临床辨证论治以麻黄附子细辛汤和阳和汤部分药物为基础，加减化裁，常用药物为红参、附子、水蛭、麻黄、鹿角胶、川椒、细辛等。附子辛温雄烈，能上助心阳以通脉，下补肾阳以益火，挽救散失之元阳，为回阳救逆之要药。如《神农本草经》曰："主风寒咳逆邪气，温中，金疮，破癥坚积聚血瘕，寒湿痿躄，拘挛膝痛，不能行步。"《本草汇言》曰："附子，回阳气，散阴寒，逐冷痰，通关节之猛药也。"气属阳，阳虚多由气虚发展而来，红参大补元气，《神农本草经》曰："（人参）补五脏，安精神，定魂魄，止惊悸，除邪气，明目，开心益智。"《用药法象》曰："人参甘温，能补肺中元气，肺气旺则四脏之气皆旺，精自生而形自盛，肺主诸气故也。"《本草经疏》曰："人参能回阳气于垂绝，却虚邪于俄顷，其主治也，则补五脏，盖脏虽有五，以言乎生气之疏通则一也，益真气则五脏皆补也。"阳虚则寒，麻黄、细辛皆味辛性温，合用尤善温散少阴之寒邪，心肾又同属少阴，故温肾助阳，引药入心肾。鹿角胶补肾助阳而峻补精血，可补益命门真火，命门火旺则五脏之阳气俱旺。川椒有温中止痛之功，温中有散，与温补药合用，既可加强补药之效，又可使补而不滞。阳气虚衰，则运血无力而血行易于滞涩，水蛭破血逐瘀通络，《神农本草经》谓水蛭"主逐恶血，瘀血，月闭，破血瘕积聚，无子，利水道"，用于补益药中，可补血而不留瘀，行血而不伤血。

笔者临证治疗本着病证结合的诊断治疗模式，经数年实践，总结了行之有效的经验方，且进行了深入的临床研究，中医治疗缓慢难治性心律失常拥有坚实的理论基础、丰富的临证经验、显著的治疗效果、较小的不良反应，因而中医药疗法拥有一定的优势。

四、临证备要

"百病皆有痰作祟"，"怪病多瘀"，《景岳全书·痰饮》云，"痰涎本皆血气，若化失其正……津液败，而血气既成痰涎"，指出痰浊多与气血相关，且痰浊又能进一步影响气血。如痰浊生成，停聚不散，痹阻气机，气机不畅则血流滞缓，留而成瘀；或血瘀日久，气血循行不畅，津液停聚化生痰浊。痰与瘀常相互转化，相互结合。故在诊疗心悸病时，笔者注重痰瘀同治，化痰祛瘀兼顾。笔者受古方礞石滚痰丸启发，创立了豁痰泄浊、化瘀通络为主治作用的安律胶囊。常用药物有青礞石、红花、川芎、郁金、延胡索、苦参、羌活、甘松等。青礞石其性燥悍重坠，功可坠痰下气，平肝镇惊，尤善于攻逐陈积伏匿之老痰，如《本草备要》言其"能平肝下气，为治惊利痰之圣药"。痰浊阻滞气机，气滞则血瘀，血瘀则又助痰碍气，故用辛散温通之红花活血通经，祛瘀止痛。痰瘀随气而行，无所不至，川芎辛温香窜，走而不守，上行颠顶，下达血海，外彻皮毛，旁通四肢，为"血中气药"，通利经络，清利全身之气机，心脉得畅，惊悸方可除。郁金体轻气窜，其气先上行而后下达，入于气分以行气解郁、化痰泄浊，达于血分则化瘀通络。延胡索辛散温通，既入血分又入气分，既能行血中之气，又能行气中之血，彻除体内之顽痰恶血。痰浊日久不去，易生痰火，痰火最易扰心，心神不宁则惊悸频作，故用清热燥湿之苦参清化痰热，宁心定惊。脾为"生痰之源"，"脾宜升则健"，礞石性重坠，用之日久，恐伤及脾气，又生痰浊，故用轻清上扬之羌活以制礞石重坠之弊；又以芳香之甘松醒脾和胃，使脾气得健，痰浊自无所生。

缓慢性心律失常以心、脾、肾三脏阳气虚损为发病根本，痰浊、血瘀为致病之标；本虚标实，脏腑虚损，络脉瘀滞为主要发病特点。常见症状为胸闷、乏力、心悸、气短、头晕、腰膝酸软、自汗、畏寒怕冷、便溏、面色暗黄、舌质暗淡、舌苔薄白、脉细或迟。根据病性及病位不同所表现的症状灵活辨证。证型有阳虚证及兼痰瘀内阻证，治法以温脾阳、养心阳、扶肾阳为根本，兼以益气助阳、理气通阳、活血化瘀等法。同时根据病理产物的不同予以祛痰、化湿、理气、散寒之法。方剂运用主要有炙甘草汤、归脾汤、血府逐瘀汤、生脉散、黄连温胆汤、瓜蒌薤白半夏汤等。药物药性多属温性、平性，药物药味属甘味为多，药物归经属归心经最多，其次为脾经、肝经、肾经、胃经、肺经。同时针对房颤"久病致瘀"的证候特点，加入水蛭、土鳖虫、地龙等逐瘀通络的虫类药，对抑制血栓在心房内形成、增加冠状动脉血流、提高心功能有一定作用。心悸患者，或多或少伴有失眠的问题，心神失养是致心悸的内因，故通过养心安神，使心有所依，神有所归，配伍使用酸枣仁、龙骨、柏子仁、远志等药物起到养心镇静安神的作用。

对于快速型难治性心律失常，笔者认为应责之于虚、瘀、痰、火。以虚为本，以实为标。心血虚则心失所养、神无所附发为心悸，肝血虚则肝阳偏亢，化火上扰心神，日久炼液成痰，加之多食肥甘厚味进而痰浊内生，血虚则脉道失充，痰阻则脉道不利，久之瘀血乃成，发为本病。故多以寒性药物以养阴血之本，清火热之标。针刺、艾灸疗法可以有效地阻挡钙离子的通道、减少心肌细胞缺血带来的损伤，通过更好地调节心肌组织蛋白的表达、调节激素水平等方面来发挥调节心律失常的作用。

难治性心律失常辨证类型复杂多变，而心气亏虚、心脉瘀阻、痰湿内阻是各类型心律失常所共有的，治疗时必须以"温补心气"和"活血通脉""豁痰利湿"为共同的治则。但各类型心律失常又有其不同的特点，必须分辨清楚。根据其病机特点的不同，进一步详细地分析，以分出不同证型，才能进一步提高疗效。

第四节　验案举隅

一、气虚血瘀证

患者贺某，女，70岁，因心慌、胸痛时作6年，加重1个月，于2020年10月12日来我院就诊。患者6年前无明显诱因出现胸闷、心慌、气短症状，曾就诊于当地医院，诊断为"冠心病，频发室性早搏"，予以西医抗心律失常药物治疗，病情反复，效果欠佳。现患者心慌、心前区疼痛阵作，心烦易怒，时口干，头晕时作，胃脘部不适，夜寐欠佳，饮食、二便可。既往频发室性早搏6余年，近1个月来患者心悸反复发作。查体：血压 130/80mmHg，心率 95 次 / 分，心脏节律不齐，频发早搏，约 9 个 / 分；心音强弱不等，未闻及其他病理杂音，舌淡红，苔微腻，脉促。辅检：心电图示 ST-T 改变，频发室早。动态心电图示室性早搏 24324 个，室性早搏二联律 1925 阵、室性早搏三联律 435 阵。

中医诊断：心悸（气虚血瘀证）。

西医诊断：冠心病；心律失常；频发室早。

治法：益气活血。

方药：补阳还五汤加减。

黄芪 30g	当归 15g	赤芍 20g	川芎 20g
地龙 20g	瓜蒌 15g	郁金 15g	生龙骨 20g
生牡蛎 20g	柴胡 20g	黄芩 10g	枣仁 15g
苦参 20g	青礞石 20g	甘松 20g	柏子仁 20g
百合 15g	生地黄 15g	合欢皮 20g	珍珠母 20g
乌贼骨 15g	瓦楞子 15g		

中药 14 剂，水煎服，日 2 次，一次 150mL，早晚饭后温服。

二诊（2020 年 10 月 26 日）：自诉症状好转，仍时有早搏，但较前好转。夜寐较前好转，余无不适症状，二便正常。舌淡红，苔薄白，脉沉。BP 125/75mmHg。诸症明显好转，动态心电图示室性早搏 1467 个，室性早搏二联律 176 阵、室性早搏三联律 3 阵。继服前方 14 剂治疗。

三诊（2020 年 11 月 22 日）：患者自述症状明显缓解，病情稳定，余无明显不适症状，夜寐可，饮食可，二便正常。舌淡红，苔薄白，脉沉。BP 100/65mmHg。遂续以中药膏方巩固疗效，全身调理。至今病情稳定，未见明显反复。

病例分析：此患者以心慌不宁为主要症状就诊，心电图提示频发室早，属于中医学中"心悸"范畴，本病与气、血、痰、瘀、情志等密切相关。临床上病机多虚实夹杂，常见气虚血瘀、气阴两虚、痰瘀交阻等证型。该患者老年女性，年老体衰，气血日渐亏虚，不能濡养心脉及头窍，故见心慌、头晕。气血虚弱，运行无力，又可导致脉络瘀阻不通，二者相互影响。加之平素饮食不节，日久损伤脾胃，脾胃运化功能失职，则痰浊内生，瘀阻心脉，心失所养，心悸不安。故主方以补阳还五汤加减益气活血通络，佐以瓜蒌、郁金、甘松、苦参、青礞石等增强其活血行气、豁痰通络之效。患者平素心烦易怒，情志不畅，以致肝气郁结。丹溪云"人身诸病，多生于郁"，神不静则心不宁。予柴胡、黄芩、生龙牡、枣仁、百合、地黄等解郁安神，双心同治。全方活血通络之力较强，久服易伤脾胃。脾胃为气血生化之源，法当兼顾，予以乌贼骨、瓦楞子防止药物损伤脾胃。笔者认为心气亏虚或气机失调，无以推动血液循行，脉流缓慢而成血瘀，则心之濡养乏源，心神失养发为心悸。故而在治疗心悸病时，也配伍使用补益气血化瘀的中药，如气虚痰瘀证的患者偏多，常常以黄芪四君子汤化裁健脾益气生血，达到气血双补的作用，或丹参、三七等活血化瘀。

二、气阴两虚兼血瘀证

患者刘某，男，52岁，因心慌、乏力时作1年，加重半年，2022 年 8 月 25 日于我院门诊就诊。患者于 1 年前出现心慌，乏力，后背部疼痛，于当地治疗后好转，半年前再次出现上述症状，于当地医院治疗后未见明显好转，2 个月前做心电图发现房颤。现患者心慌乏力，胸闷，后背部疼痛，多汗、口干、颈部不适，心烦，自诉工作压力大。夜寐欠佳，饮食可，二便可。舌淡紫，苔薄白，脉沉细无力。体格检查：BP 100/64mmHg，T 36.2℃，心脏节律不规整，心率 74 次 / 分，双肺（-）。辅助检查（2022 年 8 月 15 日）：24 小时动态心电图示窦性心律；阵发性房颤（40 阵持续时间 7 分钟）；频发室上性早搏 5413 次（273 阵连发，19 阵室上性二联律，47 阵室上性三联律）。

中医诊断：心悸（气阴两虚兼血瘀证）。

西医诊断：冠心病；阵发性房颤。

治法：益气养阴，活血化瘀。

方药：生脉散合血府逐瘀汤加减。

黄芪 30g	当归 15g	赤芍 15g	川芎 20g
地龙 20g	麦冬 20g	五味子 20g	柴胡 20g
黄芩 10g	红花 20g	桃仁 20g	珍珠母 20g
葛根 20g	羌活 15g	柏子仁 20g	酸枣仁 20g
合欢皮 20g	百合 20g		

14 剂，水煎服，日 1 剂，早晚温服。

二诊（2022 年 9 月 8 日）：患者自诉症状好转，心慌阵作、胸闷减轻，后背部不适减轻，心烦同前，汗出减轻，腰酸，关节痛，夜寐欠佳，饮食可，二便可。舌淡紫，苔薄，脉沉细。治宜益气活血，养心安神。处方：前方加甘松 20g，苦参 10g，青礞石 20g，狗脊 15g，首乌藤 30g，远志 15g，减麦冬、五味子、当归，改酸枣仁 30g。14 剂，水煎服，日 1 剂，早晚温服。

三诊（2022 年 9 月 20 日）：患者自诉症状较前好转，时有心慌，较前缓解，颈部、后背部疼痛明显缓解，心烦焦虑较前缓解，夜寐较前好转，饮食可，二便可。舌淡红，苔白，脉沉弦滑。体格检查：BP 106/68mmHg，T 36.3℃，心脏节律齐，心率 74 次 / 分，双肺（-）。治宜益气活血，化痰安神。处方：前方改甘松 30g，苦参 15g，青礞石 30g，加茯神 20g，胆南星 20g，太子参 10g。21 剂，水煎服，日 1 剂，早晚温服。

四诊（2022 年 10 月 8 日）：患者自诉症状较前好转，偶心慌，心烦焦虑减轻，夜寐欠佳，但较前好转，饮食可，二便可。舌淡红，苔薄白。治宜益气活血，镇静安神。处方：前方改苦参 20g，加龙骨 30g，牡蛎 30g，减胆南星。14 剂，水煎服，日 1 剂，早晚温服。

五诊（2022 年 10 月 20 日）：患者自诉症状较前明显好转，无心慌，心烦焦虑较前减轻，夜寐欠佳，饮食可，二便可。舌淡红，苔薄白。辅查（2022 年 10 月 12 日某县医院）：24 小时动态心电图示窦性心律；频发室上性早搏 1319 次（26 阵连发，7 阵室上性二联律，18 阵室上性三联律）。治宜益气活血、镇惊安神、健脾温肾、通络止痛为原则，膏方治疗近 2 个月。

随访（2022 年 11 月 30 日）：患者诉无明显不适。夜寐尚可，饮食可，二便可。辅查（2022 年 11 月 17 日某县医院）：

24 小时动态心电图示窦性心律；频发室上性早搏 654 次（11
阵连发，0 阵室上性二联律，9 阵室上性三联律）。

病例分析：患者以心慌、乏力为主要症状。24 小时动态
心电图示阵发性房颤，室上性早搏。应属中医学"心悸"范
畴。本病多与虚、火、痰、瘀、情志等密切相关。临床上病机
多虚实夹杂，常见气虚血瘀、心火亢盛、痰湿阻络等证型。该
患者中年男性，平素工作劳累，久而耗伤气阴，气虚无力运行
血液，而致血行瘀滞，脉道失于濡养，气机运行失常，加重血
瘀，见心悸乏力，汗出，胸闷，久之耗神伤津，神失所养，阴
虚则阳亢，阳不入阴，故夜寐差。治宜"益气养阴，活血化瘀
安神"，方用生脉散合血府逐瘀汤加减。

方中重用黄芪补益心气，当归、赤芍、川芎以养血活血，
麦冬、五味子滋阴，柴胡、黄芩疏肝胆之郁以清热邪，予红
花、桃仁活血化瘀通络，珍珠母安神定悸，葛根、羌活通经活
络止痛，佐酸枣仁、柏子仁养心安神，百合、合欢皮解郁除
烦。综观全方，虚实得顾，通补并施，补气养阴而不壅滞，活
血而不伤正，心神同治，因此获得明显疗效。因体质各异，须
辨证施治，一人一方，随证加减，方得其效。

笔者在中医诊疗时从整体观念出发，注重五脏协调、气血
调和、阴阳平衡，且中医治疗具有双向调节作用。中医及西医
治疗均能有效治疗疾病，减少心律失常的发生，但对于头晕、
心悸、胸闷等症状改善及提高生活质量方面，中医较西医具有
明显优势。

三、痰瘀交阻证

患者贾某，女，71 岁，因胸闷、心慌、气短时作 10 余年，加重 1 个月，于 2018 年 9 月 3 日来我科就诊。患者 10 余年前无明显诱因出现胸闷、心慌、气短症状，曾就诊于当地医院，诊断为"冠心病，阵发性心房颤动"，进行治疗。住院期间经过静脉输液及口服西药等系统治疗后病情稍有好转。出院后在家中一直间断口服可达龙等药物控制病情，病情时有反复，未见好转，来我科门诊寻求进一步治疗。现患者心悸、胸闷、气短，活动后明显，伴头晕、乏力、汗出，夜寐欠佳，饮食可，大便干，小便可。既往阵发性房颤 10 余年，近 1 年来患者房颤持续不复律，后发展为持续性房颤，同时患有高血压病及糖尿病 10 余年。查体：血压 170/90mmHg，心率 103 次 / 分，心律不齐，心音强弱不等，未闻及其他病理杂音，舌紫，苔白腻，脉沉促。辅检：心电图示心房颤动。心脏彩超示左房增大，右室高值，左室舒张功能减低，心律不齐，房颤。24 小时动态心电图示持续性心房颤动。总心搏 119388 次 / 分，最快心室率 159 次 / 分，见于 08 时 53 分；最慢心室率 83 次 / 分，见于 05 时 04 分，R–R 间期 1.61 秒，ST–T 改变。

中医诊断：心悸（痰瘀交阻证）。

西医诊断：冠心病；心律失常；心房颤动。

治法：益气活血，豁痰祛瘀。

方药：礞石滚痰丸合补阳还五汤加减。

半夏 15g	陈皮 15g	青礞石 20g	苦参 20g
黄芪 30g	丹参 20g	当归 20g	赤芍 20g
川芎 20g	葛根 30g	羌活 15g	生龙骨 20g
生牡蛎 20g	珍珠母 30g	瓜蒌 20g	郁金 20g
茯苓 20g	白术 20g	甘松 20g	枣仁 20g
甘草 10g	桂枝 10g		

14 剂，水煎服，日 1 剂，分早晚饭后温服。

二诊（2018 年 9 月 17 日）：患者自述服用上方 2 周后心悸发作次数减少，时有气短乏力，头晕减轻，睡眠欠佳，大便好转，舌紫，苔白稍腻，脉沉涩。前方加远志 15g，首乌藤 20g，以增养心安神之力，加地龙 20g，土鳖虫 10g，以增加活血化瘀之力，减葛根、羌活、甘松，继续服用 14 剂。

三诊（2018 年 9 月 30 日）：服用上方 2 周后，病情有所缓解，偶有心悸、气短，偶因情绪激动或失眠可致病情加重，前方改桂枝 20g 以促进通阳化气之力，继续服用 14 剂。

四诊（2018 年 10 月 15 日）：自述症状好转，活动后偶有胸闷、气短，睡眠尚可，饮食可，二便正常，舌淡紫，苔白，脉沉缓，前方改地龙为 30g，以增活血化瘀之力，续服 14 剂。随后患者续服前方加减 2 月余，自觉平日精力充沛，偶发心悸，多由过度劳累导致，余无其他明显不适。后随访 1 年，患者房颤再未发作。

于 2019 年 4 月 18 日复查心电图示窦性心律，心率 76 次 / 分，ST-T 未见明显改变。

　　病例分析：心悸是患者自觉心中悸动不安，甚则不能自主为主的一种病证，常因情绪变化或劳累后发生，伴胸闷、气短、头晕等症状。在治疗本病时，西医常用胺碘酮等药物，虽能缓解患者心律失常的症状，但应用此类药物易复发，且长期应用抗心律失常药物又会诱发新的心律失常。中医药在本病的治疗中取得了一定的进展，能够随症加减，不良反应小，后续疗效显著。通过多年临床实践，笔者发现中医治疗该病，尤其是难治性心律失常，可发挥其治疗的协同作用，可多途径、多靶点阻滞心律失常的发生。因此，可运用中医药去除病因，标本兼治，以达治疗心悸的更好疗效。

　　笔者认为本例患者年老体弱，久病、重病，脏腑机能减退而使元气耗伤太过。由于元气耗伤，脏腑机能减退，故出现气短、神疲、乏力。由于正气不足，导致人体水液输布失常，聚而成痰，再者帅血无力，血行迟滞，瘀血内生，最终导致痰瘀互结，影响血运，心及脑失于濡养，使头晕等症状加重。心阳不振，推动无力，致胸闷。舌紫，表明有血脉瘀滞。基本治则为豁痰祛瘀，益气活血，扶正祛邪，疾病得愈。方用礞石滚痰丸合补阳还五汤加减。关于礞石滚痰丸出处说法不一，《中医方剂大辞典》谓本方出自明代徐用诚《玉机微义》一书。青礞石为本方中的逐痰要药，黄芩等清热之药能够祛除痰火，使伏匿胶固之老痰得以排出。补阳还五汤的原方出自《医林改错》，原方中重用黄芪为君药，当归为臣药，赤芍、川芎、地龙共为佐药，合而用之，则气旺、瘀消、络通，该方重在补气以活血化瘀。笔者运用两方进行加减，以青礞石、生龙牡豁痰重镇安神定悸，用黄芪以补益元气，意在气行则血行，瘀去则络通。丹参清热凉血，除烦安神，又能活血养血。当归与丹参合以增强补血养心之力。地龙通经活络，力专善走，周行全身。川芎乃血中气药，可行一身血气，功擅活血行气止痛。川芎与桂枝相配伍，理气血、温心阳、通经络。桂枝助心阳、通血脉、止悸动。甘草益气和中，与桂枝相伍辛甘化阳，以增通阳化气之力。而茯苓、甘草和中渗湿健脾以杜生痰之源；瓜蒌、郁金宽胸散结，通络豁痰；枣仁、远志、首乌藤宁心安神。诸药相伍，以益气活血化痰之力，使心气得收，心神宁谧，则心悸不宁诸症可去。

　　笔者认为本例患者是典型的心房颤动的患者，此患者病程日久，多年使用西药未见好转，后发展为持续性房颤，为难治之病。笔者认为，"怪病多谈，难治之病多因痰作祟"，痰浊又常与瘀血合而致病，形成新的致病因素。所以常用本方治疗心悸类疾病。单纯西药虽能够改善患者临床症状，但相关的不良反应却极大，尤其是所诱发的新的心律失常，一直以来是难以解决的问题。通过临床研究发现，中医药治疗心悸具有疗效显著、不良反应小的优点，该患者坚持中药汤剂治疗，并且随诊依据病情调整中药，使患者症状明显改善，临床疗效满意。笔者认为难治性缓慢性心律失常病程长，缠绵难愈，需长期治疗，其本以阳气虚为主，兼瘀、痰等因素，在不同阶段表现不同，故在临床辨治中当四诊合参，辨证论治，并积极治疗原发病，从而达到良效。

四、气虚血瘀兼肾阳不足证

（一）病案一

患者李某，男，64岁，黑龙江省宾县人，于2021年9月13日来我科就诊。患者自诉2个月前开始出现阵发性胸闷气短，乏力，后背痛，心慌伴胸痛等症状，曾于多家医院就诊，效果不明显，症状反复出现，现为求中西医结合治疗，故来我院就诊。现患者胸闷，气短，乏力，后背痛，胸痛，心慌，口干，颈部不适，胃脘部不适，视物模糊，腰痛，夜寐欠佳，饮食欠佳，二便可。体格检查：BP 145/97mmHg，心脏节律不齐，心率50次/分，双肺（−）。舌质淡紫，苔白腻，脉沉迟。辅助检查：心电图示窦性心动过缓，ST-T改变，Q-T间期延长。

中医诊断：胸痹心痛（气虚血瘀兼肾阳不足证）。

西医诊断：冠心病；缓慢性心律失常。

治法：益气活血化瘀，温补肾阳，散寒止痛。

方药：麻黄附子细辛汤合补阳还五汤加减。

黄芪 40g	当归 15g	赤芍 20g	川芎 20g
地龙 20g	土鳖虫 10g	附子 10g	炙麻黄 10g
川椒 20g	川乌 5g	草乌 5g	红参 10g
龙骨 20g	牡蛎 20g	狗脊 20g	柏子仁 20g
羌活 15g	葛根 20g	瓦楞子 20g	牛膝 20g
细辛 5g	白芥子 20g		

14剂，水煎服，1剂分2次温服。

二诊（2021年9月25日）：患者按医嘱服药14天，自觉胸闷气短、心慌、乏力、腰痛等症状明显缓解，仍有胸前区疼痛，但较前明显减轻。无口干、颈部及胃脘部不适，夜寐可，饮食及二便正常。BP 146/94mmHg，舌淡紫，苔白腻，脉沉。上方减牛膝、狗脊，加红花15g，枳壳15g，治以活血化瘀，行气止痛。7剂，日1剂，分早晚饭后半小时温服。

三诊（2021年10月6日）：患者述服药后自觉症状好转，血压趋于平稳，时有胸前区疼痛，余症减轻，饮食睡眠正常，二便正常。BP 110/90mmHg，舌淡紫，苔白腻，脉稍沉。上方加水蛭7g，治以活血通经，继续服用中药7剂。

四诊（2021年10月13日）：患者症状较前明显缓解，偶有心前区疼痛，劳累后胸闷，舌淡红，苔白腻，脉稍沉。前方改地龙30g，当归20g，减川乌、草乌、水蛭、柏子仁，加牛膝20g，茯苓20g，白术20g，治以益气健脾，活血通经，继续服用中药14剂。

五诊（2021年10月27日）：现患者病情明显好转，无不适症状，BP 126/84mmHg，舌淡白，苔白腻，脉稍沉。复查心电图示窦性心律，心率60次/分，大致正常心电图。继续予以中药汤方巩固治疗，嘱患者定期复查，不适随诊。

病例分析：患者年逾半百，肾阳虚弱，平素劳累过度，心情不舒，且喜食咸辣，嗜好烟酒，是本病发生发展的重要原因。劳累过度，损伤心脾，久则及肾，心脾肾三脏气虚，帅血无力，血行迟缓。本患由于平素体弱，出现阵发性胸闷气短、心慌、乏力、胸痛、后背痛等一系列证候，证属气滞血瘀，肾阳虚衰。血行不畅，心失所养则出现胸闷气短、乏力、心慌等一系列心血不足之症；阳虚寒凝则心脉气血不通，故出现胸痛、后背痛等症状。日久耗伤心气，心气虚则无以养神导致夜寐欠佳。治疗当以益气活血化瘀，散寒止痛为主，辅以温补心肾，宁心安神，故用补阳还五汤合麻黄附子细辛汤加减治疗。方中黄芪、当归益气活血；赤芍、川芎、红花、地龙活血祛瘀，通经活络；炙麻黄、制附子散寒解表，温补阳气；细辛归肺、肾二经，既能散寒止痛又可鼓动肾中真阳之气以协附子温里散寒；龙骨、牡蛎以安神定悸；白芥子温化寒痰；枳壳行气止痛；茯苓、白术益气健脾，提升机体自身行气能力。诸药合用，补气药配伍活血之品，使气旺血行治其本，祛瘀通络治其标，气血和顺，标本同治；散寒解表与温里助阳合用，使寒凝得散，在里之阳气得以振奋，表里兼治，诸症自愈。现代药理学研究发现，麻黄能增强心肌功能，提高心率，增强窦房结传导功能并改善房室传导阻滞现象；附子的水溶性成分具有恢复窦性心律，改善房室传导，以及增压和扩张血管的作用；细辛具有抗炎抗菌、提高新陈代谢等作用。

（二）病案二

患者刘某，女，59岁。首诊2019年9月30日。主诉：阵发性胸闷、头晕、心悸10年，加重1周。患者诉10年前无明显诱因出现胸前区憋闷、头晕症状，时有心悸，自觉心跳不规整，无胸痛症状，每次持续数秒钟，活动后可减轻；休息加重，在当地医院查心电图提示窦性心动过缓伴不齐，

ST 改变，自行口服心宝丸、复方丹参滴丸控制病情。患者于 1 周前进食寒凉食物后胸闷、头晕频发，且发作程度及频次加重，患者在当地医院行相关检查。现患者阵发性胸闷、头晕，时有心悸，憋气，乏力，畏寒肢冷，小便清长，大便稀溏，舌体胖，舌质淡暗，苔薄白，舌下脉络曲张紫暗，脉结代。既往高血压病史，2 型糖尿病病史。心电图提示窦性心动过缓，心率 48 次 / 分，ST 改变。24h 动态心电图提示窦性心律，总心搏 78388 次 / 分，最快心率 79 次 / 分，最慢 37 次 / 分，平均心率 49 次 / 分，24h 发生房性期前收缩 102 次，室性期前收缩 212 次，长间歇 374 次，最长 RR 间期 2.1s，ST-T 改变。

中医诊断：心悸（气虚血瘀兼肾阳不足证）。

西医诊断：冠心病；心律失常；窦性心动过缓。

治法：益气活血，温补肾阳，通脉止痛。

方药：血府逐瘀汤合麻黄附子细辛汤加减。

黄芪 40g	当归 20g	丹参 20g	川芎 20g
地龙 20g	柴胡 20g	红花 20g	葛根 30g
桔梗 20g	炮姜 20g	附子 10g	红参 10g
炙麻黄 10g	白芥子 20g	细辛 5g	甘草 10g

14 剂，水煎服，日 1 剂，分早晚饭后温服。

二诊（2019 年 10 月 14 日）：患者服药后，遇寒或睡眠不佳时仍见心悸、胸闷、头晕症状，程度较前减轻，频次较前减少，纳欠调，夜寐欠佳，小便调，大便偏稀。查体：BP 120/68mmHg，HR 57 次 / 分，心脏节律不齐，余查体无异常。舌质淡紫，苔薄白，脉迟缓。用药：前方炙麻黄改 15g，加桂枝 20g，茯苓 20g，白术 20g，以健脾温阳益气。继续服用 14 剂，煎服法同前。

三诊（2019 年 10 月 28 日）：患者诉服药后心悸、胸闷、头晕症状明显缓解，未再发作，夜寐较前好转，仍易醒，且醒后不易入睡，大便稀。查体：BP 120/70mmHg，HR 60 次 / 分，律齐，余无异常。舌质淡暗，苔薄白，脉沉缓。用药：前方加柏子仁 20g，枣仁 20g，补骨脂 20g，益智仁 20g，以养心安神，补肾温阳止泻。减去当归、柴胡。14 剂，煎服法同前。

四诊（2019 年 11 月 12 日）：患者诉服药后无明显胸闷、头晕症状，夜寐较前明显改善，纳可，二便调。查体：BP 124/70mmHg，HR 68 次 / 分，律齐，余无异常。舌脉同前。24h 动态心电图提示窦性心律，总心搏 87388 次 / 分，最快心率 97 次 / 分，最慢心率 47 次 / 分，平均心率 64 次 / 分，24h 发生房性期前收缩 21 次、室性期前收缩 12 次，无长间歇。用药：前方桂枝改 30g，14 剂，煎服法同前。

后根据患者病情在此方基础上稍加调整服用 3 个月，随访半年，患者诉心悸、胸闷基本未再发作，心电图检查提示正常。

病例分析：本例患者以心悸、胸闷、气短为主症，因此诊断为"心悸"。依据患者遇寒加重，伴有体倦懒言、畏寒肢冷、大便稀溏等主要症状，再结合舌脉，可见此患者肾阳不足，不能温煦机体，久之心阳亏虚、阴寒内生，气阳两虚，无力推动心血运行，血行迟缓，久则致瘀。气能生血、气能行血，气中属阳的部分可推动血液的运行，气虚严重者可发展为阳虚，阳虚无力鼓动脉内气血运行，可进一步导致脉率迟缓，故窦性心动过缓的主要发病机制为心肾阳亏、瘀血内阻之证，治疗上应以益气温阳散寒，活血化瘀为治则，紧抓主要病机。方用麻黄附子细辛汤和血府逐瘀汤加减。麻黄附子细辛汤出自《伤寒论》："少阴病，始得之，反发热，脉沉者，麻黄附子细辛汤主之。"方中附子属辛、甘、热之品，能补全身阳气，上助心阳，中温脾阳，下补肾阳，乃治寒邪之上品。《本草纲目》言麻黄"善达肌肤，走经络"，引麻黄入于少阴，以出太阳陷入之邪，尤借熟附合表里以温经，外护太阳之刚气，内固少阴之肾根，则津液内守，而微阳不致外亡，此从里达表，由阴出阳之剂也。细辛芳香通窍，久用无害，在寒饮治疗上用量大则效佳。三药合用可温通经脉、补火救阳解里寒；通达表里，沟通表里阳气通行之路。加用炮姜、白芥子温补脾胃中焦之阳，健脾益气以养后天之本，化生水谷精微以濡养心气，使气血阴阳得生，阳生则助心行血，又可通阳化气，温化痰饮，既除已聚之痰，又温扶脾阳以助水运，继而通过膀胱气化，使水湿痰饮之邪可除。久病多虚多瘀，给以黄芪补气升阳，使气旺以促血行，祛瘀而不伤正，当归、丹参、川芎、红花养血活血止痛，地龙活血通络，改善微循环，柴胡理气疏肝，调畅全身气机。配合桂枝助心阳，桔梗宣肺化痰，升提诸药之力以上行。诸药合用使心阳振奋有力，血脉得充，心神得养。予首方14剂，患者主症均有缓解，可见首方对症；遂二诊调整增加药物剂量，加用健脾益气的白术、茯苓进一步加强温运脾阳之力；三诊患者胸闷、头晕症状缓解，但腹泻，夜寐差，给以枣仁、柏子仁养血安神，益智仁、补骨脂补肾止泻。诸症好转后四诊调整剂量以巩固而达效用。

　　笔者认为缓慢性心律失常与中医的"迟脉证""脉

结""脉代""心悸""头晕""胸痹"等病证相似。心与肾同属少阴，经络相连，水火相交，心气下通于肾，而肾气上承于心。心是人体阳气和火热的象征，是形神俱盛的关键，肾阳具有激发推动人体生理功能的独特作用，肾阳的温煦、推动、生发的作用正是人体生命生生不息的根本动力所在。缓慢性心律失常的患者心肾阳虚，心失真火之助，无以温养心神，而形成本病之根本。西医学表明，人体肾脏内含有心肌细胞所分泌的心钠素受体，具有强大的利钠、利尿作用，还能扩张血管、降低血压，这一观点与中医学"心火下降于肾，助肾阳气化津液"的理论有异曲同工之处；《医林改错》云，"元气既虚，必不能达于血管，血管无气，必停留为瘀"，久病体虚，肾阳不足，心阳不振，血液运行不畅，瘀血阻滞脉络。若进一步发展，真阳衰竭，不仅温煦推动无力，而且阳虚生内寒，寒性收引、凝滞，血行迟滞，也将致瘀阻心脉。正如《素问·痹论》指出："脉痹不已，复感于邪，内舍于心。"瘀血既生，使脏腑组织得不到濡润与温养，妨碍气血生成，心肾阳气更虚。因而瘀血作为病理产物，一旦产生则又是致病因素，血瘀脉道，心络不畅。由此可见，心肾阳虚与瘀血内阻脉络二者互相影响，而致使心神失养而致心悸，痰水血瘀阻滞，则扰乱心神而致心悸。心肾阳虚、血脉瘀阻是本病的重要病理机制。心肾阳虚为本，血脉瘀阻是标，心肾阳虚可促进血脉瘀阻的发生发展，血脉瘀阻又加重了心肾阳虚，二者相互影响、相互促进，形成一个密切相关的病理链。只有将两者结合起来，才能准确地反映本病的发病机制。

难治性心律失常可导致患者心悸，胸闷，甚至晕厥、猝死等危急情况的发生，患者症状明显，影响日常生活及工作。在临床实践中，笔者依据患者不同体质及症状，采用整体观念、辨证施治，同时兼顾患者的其他疾病，采用益气豁痰化瘀之法达到整体治疗的效果。以患者为核心，在减轻症状、改善预后、提高临床疗效、减少不良反应及提高生活质量方面有独特优势。

第三章

顽固性心力衰竭

第一节 概　　述

一、中医对顽固性心力衰竭的认识

（一）顽固性心力衰竭的历史沿革

中医没有心衰之名，其相关内容散见于中医学的喘促、痰饮、水肿、心痹、心悸、怔忡等病范畴。对心衰的最早描述见于《内经》，如《素问·痹论》说："脉痹不已，复感于邪，内舍于心……心痹者，脉不通，烦则心下鼓，暴上气而喘，嗌干善噫。"心衰病名首见于西晋王叔和《脉经·脾胃部第三》："心衰则伏。"通过大量的中医古籍文献检索，笔者认为"心水""心痹""心胀""心衰"等病名与心力衰竭有关。

中医对心衰的证因脉治最早可追溯到两千多年前，如《素问·平人气象论》指出："颈脉动喘疾咳，曰水。"《灵枢·水胀》指出："水始起也，目窠上微肿，如新卧起之状，其颈脉动，时咳。"《素问·逆调论》曰："夫不得卧，卧则喘者，是水气之客也。夫水者，循精液而流也。肾者水脏，主津液，主卧与喘也。"其所描述"水"的证候与今天的心衰症状相似。但"水"的范围较广泛，张仲景对"水"的部位进一步明确，《金匮要略·水气病脉证并治》载："心水者，其身重而少气，不得卧，烦而躁，其人阴肿"，又"心下坚，大如盘，边如旋杯，水饮所作"，言明其病为"水"，其位在"心"。心水表现为"身重而少气，不得卧，烦而躁，其人阴肿"，为水滥肌肤，表现以水肿身重为甚，与心衰的临床特征相符。但后世只有少数医家，如刘完素仍持心水为独立疾病的观点，曰："其肿，有短气，不得卧，为心水。"但也多是承袭前人之说，少有突破。而多数医家则将心水与肝水、肾水等混在一起，不再认为心水等是具有特定含义的疾病概念。

隋唐时期孙思邈在《千金要方》中提出了"心衰"的概念，并将其分为实证和虚证两种类型。诸医家均提出："赤水者，先以心肿，其根在心。"依《素问·五脏生成论》"赤当心"之说，赤即为心，故赤水亦为心水。

宋代时期，《史载之方·喘》提出，世人论凡喘者皆以为肺，然有服肺药而不愈者，遂以肺不受药为难治，何以言之谬也。又或以肺热而喘，误投凉药，此又近似之言，只可以知肺喘，而未足以明五脏之喘，且以经言之，所言诸痿喘呕，皆属于上，未尝以喘属于肺，至于言五脏之多寡，六气之胜复，则喘之所生，可指其状而明，药之所投，亦可以随其证而效。

明清时期的医学家对心力衰竭的认识更加深入，提出了许多治疗方法，如补气、活血、利水等。如《普济方·针灸》

提出，"黄帝治水之俞，五十七处，尻上五行，行五，谓肾俞五十七穴，积阴之所聚也，水所从出入也……治头目痈肿，留饮，胸胁支满及水肿，穴陷谷，刺出血立已"。

总之，中医对心力衰竭的认识和治疗方法在不断发展和完善，至今仍然是中医临床治疗心力衰竭的重要参考。

笔者认为虽然在不同的历史时期，各位医家对心力衰竭的认识、鉴别诊断都各有见解，但对心水病的认识，多从虚、痰、瘀等方面进行研究，为心力衰竭的诊断与治疗奠定了坚实的基础。

（二）顽固性心力衰竭的病因病机

《灵枢·邪客》云，"心者，五脏六腑之大主也，精神之所舍也"，说明心在五脏六腑及生命活动中的重要作用。导致心衰发生及反复发作的原因较多，具体包括季节变化、情绪波动、饮食不节、过度劳累等，这些致病因素常可互相影响而使病情加重。

1. 外感六淫

《素问·痹论》："风寒湿三气杂至，合而为痹也……脉痹不已，复感于邪，内舍于心……所谓痹者，各以其时重感于风寒湿之气也。"临床多见心肌炎、风心病所致的心衰，外感之邪犯心，随着病情发展可导致心衰的发生。所谓百病皆随季节变，风寒暑湿燥火大抵如此，寒气盛行，心有不适，水邪异常，反复犯心可致心力衰竭。《素问·至真要大论》云，"太阳之胜……寒厥入胃，则内生心痛"，滞则血瘀；血瘀又进而引起水停心下，从而引发了喘咳、水肿、心悸等一系列证候。

《素问·刺热》云："心热病者，先不乐，数日乃热，热争则卒心痛。"可见，外感寒邪与热邪均可导致心衰的发生。

2. 情志因素

《证治准绳·心痛胃脘痛》云："夫心统性情，始由忧惕思虑则伤神，神伤，脏乃应而心虚矣。心虚则邪干之，故手心主包络受其邪而痛也。"可见，情志因素可导致心病的发生，进一步发展为心衰，且是疾病反复发作的重要因素。如《素问·五脏生成》曰："赤脉之至也，喘而坚……名曰心痹，得之外疾，思虑而心虚，故邪从之。"脾为气血生化之源，忧思伤脾，气血运化失常，心失所养而致心衰。《灵枢·口问》："心者，五脏六腑之主……悲哀愁忧则心动，心动则五脏六腑皆摇。"由此可见，情志不遂，七情失常是导致胸痹、心衰的重要因素。尤其是现代社会快节奏的生活方式，人们的工作及生活压力较大，情志失调更是心衰发生和加重的重要因素。

3. 饮食不当

《素问·生气通天论》曰："高粱之变，足生大疔，受如持虚。"又云："味过于咸，大骨气劳，短肌，心气抑。味过于甘，心气喘满。"五脏的生理病理相互联系，饮食不当可伤及脾胃而累及于心，最后导致心衰的发生。《儒门事亲·酒食所伤》即有"膏粱之人，起居闲逸，奉养过度，酒食所伤，以致中脘留饮，胀闷"之记载。明代龚廷贤《寿世保元》云："酒性大热有毒，大能助火，一饮下咽，肺先受之……酒性喜升，气必随之，痰郁于上，溺涩于下，肺受贼邪，不生肾水，水不能制心火，诸病生焉……或心痹痛。"说明饮食不节可导致心衰的发生。

4. 他脏及心

从肝而言，肝郁气滞，日久可致气血瘀滞，血脉不通，心脉受阻，进而影响心脏功能；或肝火亢盛，母病及子，扰及于心，导致心火亢盛，耗伤心气；从脾而言，脾失健运，可致水湿内生，聚而为痰饮，上凌于心，阻碍心气运行，或脾气虚损，气血生化不足，心失所养而致心衰；从肺而言，肺失宣降，肺气壅滞，可影响心血运行，长期肺系疾病导致肺气亏虚，进而累及心气，出现心肺气虚；从肾而言，肾为先天之本，肾阳虚衰不能温煦心阳，可致心阳虚衰，肾阴亏虚不能滋养心阴，可致心阴不足，心失濡养。此外，其他脏腑功能失调产生的痰浊、瘀血等病理产物，也可随经脉流注于心，导致心脉瘀阻、心体受损等，最终引发心衰。这些因素往往相互影响、相互作用，共同导致心衰的发生和发展。

笔者认为心衰以心肾阳虚为本，血瘀水停为标。充血性心衰是由于不同原因引起的心体受损，心脉鼓动无力，血流不畅，瘀阻于心，同时"血不利则为水"，水气凌心，而出现的以心悸、喘促、尿少、浮肿等为主要临床表现的危重症。相当于中医"心水"的范畴。心水的病位主要在心，虽然与肺、脾、肝、肾均有关，但是究其发病的根本原因，与肾的关系尤为密切。心五行属火，为阳热之脏，心与脉直接相连，互相沟通，血液在心和脉中不停流动，周而复始，如环无端，在这一过程中，心气发挥着主要作用，心气使血脉通利，血液运行顺畅，从而使五脏六腑、形体官窍得到正常濡养。中医认为，气为阳，阳为气之体；气为阳之用，若阳气不振则心气虚，心气虚则鼓动无力，鼓动无力则血脉瘀阻，血行不畅，血行不畅则五脏六腑失其濡养，心失所养则心气更虚，二者之间相互影响，相互促进。肾阳主要生理功能有三：助胃腐熟水谷，助脾化气行水，助膀胱蒸腾化气。同时肾阳为人体诸阳之根，正所谓"五脏之真，唯肾为根"。肾阳旺则全身之阳旺，肾阳衰则全身之阳衰。再者，其他脏腑发生疾病，严重到一定程度时，也会进一步影响肾脏的功能，即所谓"五脏之伤，穷必及肾"。因此，由于各种原因导致的肾脏本身以及其他脏腑的疾病，最终都将影响肾脏尤其是肾阳的功能，出现肾阳虚衰，引起水液代谢障碍，水饮停留，上凌于心肺，郁阻心阳。由此可见，心阳虚与肾阳虚之间往往形成恶性循环，加重病情。

综上所述，充血性心衰的主要病理变化为，心阳虚衰，鼓动无力，加之心血瘀阻，同时水饮停留，上凌于心，则发为心悸；水饮上犯于肺，使肺气不能正常肃降，则发为喘促；肾阳虚衰不能正常运化水液，则出现尿少浮肿；血行不畅，瘀阻于心，日久则心体胀大；子盗母气，心体胀大日久则势必累及于肝，导致肝血瘀阻，各病变脏腑之间相互影响，久而久之则变证百出，病情日益危重。

二、顽固性心力衰竭的西医学研究进展

（一）顽固性心力衰竭的概念

顽固性心力衰竭（简称心衰）是由于各种原因的心肌损伤和（或）心脏负荷过重，引起心脏的结构或功能异常，最后导致心室的充盈和（或）射血功能低下而引起的一种复杂的临

床综合征，其发病率高，预后不良，5年生存率与恶性肿瘤相仿。顽固性心衰，是指心功能Ⅲ～Ⅳ级的充血性心力衰竭，患者经休息，限制水钠摄入，给予利尿剂、强心剂和血管扩张剂治疗后，心力衰竭仍难以控制者。这类患者生活质量明显下降，需反复住院或长期住院治疗，本病是目前造成我国心血管疾病死亡的重要原因之一，其发病率高，致残率及病死率非常高。临床中顽固性心衰主要包括冠心病心衰、缺血性心肌病心衰、风心病心衰、高心病心衰、扩张型心肌病心衰等。

顽固性心衰反复发作，缠绵难愈，其主要原因如下：

1. 因心肌梗死、重症心肌炎等疾病导致心肌损伤面积大，心肌收缩乏力，心力衰竭加重。

2. 发生乳头肌或腱索断裂、室间隔穿孔时心脏收缩时血液发生分流或反流导致心排出量减少。

3. 心力衰竭患者大都活动受限，甚至常年卧床，极易形成下肢深静脉血栓，造成肺栓塞，若不及时诊断及治疗可导致心力衰竭加重。

4. 左心衰竭时肺淤血，分泌物增多，易导致肺内感染，感染及发热会使基础代谢率增高，心肌耗氧量增多，心脏负担加重，诱发心力衰竭。

5. 心律失常，快速性心律失常如快速房颤、室速、室颤等以及缓慢性心律失常如三度房室传导阻滞等，均可加重心力衰竭。

6. 感染性心内膜炎，因其感染存在以及瓣膜赘生物形成可导致心力衰竭加重。

7. 洋地黄中毒可发生多种心律失常，尤其是快速性心律失常如心房颤动，心房扑动，心率加快使心排出量下降可加重心力衰竭。

8. 限盐及利尿过度，有效循环血容量不足，使心排出量减少不能满足各器官需要。

（二）顽固性心力衰竭诊疗现状

目前顽固性心力衰竭的药物治疗主要是侧重于心衰预防，改善患者当前的血流动力学以及针对心衰时血栓栓塞事件的治疗。而心肌重构是心衰产生和发展的关键环节，所以治疗要强调对这一环节的预防和纠正，同时又要针对心脏收缩功能障碍所引发的血流动力学异常和预防栓塞。合理使用利尿剂能够减轻心脏的前负荷和静脉回流，对于减轻患者肺淤血、改善呼吸困难意义重大，是能否取得治疗心衰成功的决定性因素之一。《2018 中国心力衰竭诊断和治疗指南》指出，对于存在液体潴留的心衰患者，必须进行利尿剂治疗，以减轻心力衰竭患者心脏前后负荷。治疗心力衰竭的利尿剂主要有噻嗪类、袢利尿剂、精氨酸加压素受体拮抗剂以及保钾利尿药 4 种。噻嗪类药物是治疗心力衰竭最多最广的药物，多在轻中度心衰时使用，通过增加远端肾小管和集合管的钠钾交换，发挥利尿排钾作用从而减轻水钠潴留。呋塞米是袢利尿剂的代表药，适用于重度心衰。往往在存在高度水肿，有严重的肺淤血和体循环淤血时使用，实验证明，大剂量使用呋塞米可以有效缓解患者临床症状，改善心功能，加快气促和水肿的消除。对于上述几种药物，因其利钠作用，存在低钠血症心衰患者不能选用。而托伐普坦能够降低电解质排泄总体水平，诱导无电解质的水排泄，纠正钠离子水平，减轻心衰患者体重和水肿，保障存在低钠血症心衰患者的生命体征，可适用于慢性心力衰竭伴低钠高血容量的患者。保钾利尿剂因其单用时利尿作用较弱，故临床治疗时常与其他排钾利尿药来联合使用，增强利尿效果同时减轻电解质的紊乱。正性肌力药可通过多种途径，增加心肌收缩力，提高心脏泵血能力，从而提高射血分数改善心功能。

顽固性心衰是目前造成我国心血管疾病死亡的重要原因之一，其发病率高，致残率及病死率也非常高。大多数顽固性心衰治疗措施包括：①药物治疗：传统之强心、利尿、扩血管，抑制神经内分泌激活、改善心室重构之血管紧张素转化酶抑制剂（ACEI）、血管紧张素Ⅱ受体拮抗剂（ARB）、β受体阻滞剂、醛固酮拮抗剂等；②非药物治疗：心脏再同步化治疗、细胞移植、基因治疗、心脏移植等。顽固性心衰患者再住院率高，生活质量差，医疗费用高，且很多顽固性心衰患者合并症较多，如存在心动过缓、血压偏低、药物不能耐受等，影响 ACEI、ARB、β受体阻滞剂等药物的使用，从而影响患者预后。

临床上对顽固性心衰防治方法的研究备受关注，中医药防治顽固性心衰的疗效已得到医学界的广泛认可，是防治顽固性心衰的关键所在。

第二节　益气豁痰化瘀法治疗
顽固性心力衰竭

笔者认为心衰之源在于气虚，气主要指心之气虚、阳虚，还可包括肺气虚、脾肾气虚（阳虚）以及"气滞""大气下陷"等病理变化。对于心衰以心气虚为本，《内经》中早有载录，其所言"味过于咸……心气抑""味过于甘，心气喘满""思虑而心虚"等不仅指出了心衰的病因，还提示心衰的病机为心气虚。另外，《伤寒论》指出太阳病汗吐下太过可致心阳气虚、水气凌心。《伤寒治例》补充说："气虚停饮，阳气内弱，心下空虚，正气内动而悸也。"《医宗金鉴》亦言："发汗后心下惊悸者，乃虚其心中之阳。"这些论述均表明心衰发病与心气虚、心阳虚密切相关。除此之外，有医家提出怔忡乃心气虚兼肾阴（精）不足所致，如《景岳全书》云："此证惟阴虚劳损之人乃有之，盖阴虚于下，则宗气无根，而气不归源。"《类证治裁》亦言："阳统于阴，心本于肾，上下不安者由乎下，心气虚者因乎精，此精气互根，君相相资之理。"肺气虚极、邪时乘之，日久则可并发类似心衰诸症；另外，脾肾之气虚、阳虚亦可并发心衰，然这些理论均是他脏影响水湿代谢而发病，书中未言及对心的影响。除气虚外，气滞亦可致心下水气上乘于肺，引发心衰喘证。如《景岳全书》言："水病为喘者，以肾邪干肺也……古法治心下有水气上乘于肺，喘而不得卧者，以《直指》神秘汤主之。但此汤性用多主气分，若水因气滞者用之则可，若水因气虚者，必当以加减金匮肾气汤之类主之。"《金匮翼》亦言："喘因水气乘肺者，经所谓不得卧，卧则喘者，是水气之客也。古法：心下有水气，上乘于肺，喘而不得卧者，以《直指》神秘汤主之。"由此可知，气滞、气虚均可致水气上承于肺，从而引发心衰"喘而不得卧"之证。"大气下陷"也可致心衰，如《医学衷中参西录》中记载"胸中大气下陷"可致"短气，常觉上气与下气不相接续""每讲说后，即觉短气""气短不足以息""怔忡"等类似心衰诸症，这是张锡纯在前人启发下自创的理论。心肺同居上焦，心主血，肺主气，气血相贯，心肺密切相关。心衰病程与肾脏的关系尤为密切。肾主气，内寓真阴真阳，为"先天之本"，肾阴和肾阳为全身阴阳之根本，五脏之阴非此不能滋，五脏之阳非此不能发；心居胸中，为阳中之阳，心气根于肾气，心阳赖肾阳之温煦。心主火，肾主水，阴阳互根，水火既济，二者常易互相影响，尤其心衰时多见心肾阳虚或心肺肾同病。脾为后天之本，气血生化之源，心肾气阳亏虚，不能温煦脾胃，可致湿浊内蕴，营血不足，而脾胃亏虚，气血不足，又使心失濡养，心肾阳气虚衰更甚。因此心衰时常见心与肺、肝、肾、脾两脏或数脏同病等。

血瘀为心衰发病的中心环节，心脉瘀阻病久可致心衰，血瘀水停亦可引发心衰。《金匮要略·水气病脉证并治》中云："血不利则为水。"《血证论》云："血积既久，其水乃成"，"瘀血化水，亦发水肿，是血病而兼也"。这些论述则表明血瘀可致水停，继而发为心衰。然而，血瘀的发生与气虚密不可分，中医讲"气为血之帅"，当心气亏虚不足以推动血液运行时即可致血瘀脉阻，如《难经》"手少阴气绝则脉不通，脉不通则血不流"，《灵枢·刺节真邪》"宗气不下，脉中之血，凝而留止"，这些论述奠定了心衰气虚致瘀理论的基础。《景岳全书》云："凡人之气血犹源泉也，盛则流畅，少则壅滞，故气血不虚则不滞，虚则无有不滞者"，《读医随笔》云："气虚不足以推血，则血必有瘀"，这些气血相关的论述充实和发展了

《内经》所论，为心衰气虚致瘀的病机提供了新的依据。心血虚则可致心衰之怔忡，如《济生方》云："夫怔忡者，此心血不足也"，这是对"心血虚"病机最早、最精辟的论述，其后《丹溪心法》中亦有"怔忡者血虚"一说，并指出心气血虚、水气凌心之心衰怔忡，应治以逐水消饮合调养心血之法。

水停、痰饮等病理变化在心衰的发病中亦起到重要作用。水停不化，内可凌心射肺，外可泛溢肌肤，从而引发心衰之"心悸""咳喘""水肿"诸症。然不仅血瘀可致水停，心、肾、肺、脾等病变均可致水停，如《金匮要略》中创造性地提出与现代心衰内涵最为接近的"心水"一说，认为"水在心""水停心下"可致"身重而少气，不得卧，烦而躁"等心衰表现，甚至出现"心下坚，大如盘，边如旋杯""心下坚筑"等可能是心衰后期肝脾肿大所形成的癥瘕、腹胀、腹水等表现。后世部分医家均继承此说，《金匮要略》仅仅是对仲景"心水"内容的诠释，而缺少进一步的发挥和探索。另《内经》《诸病源候论》等书中述"肺、脾、肾"虚、水湿停聚而成水肿之说，其中尤以"肾水"一说影响最为深远，然并未言及"心"在心衰水肿发生过程中的作用。痰饮与水、瘀密切相关。《景岳全书》中云："夫痰即水也，其本在肾，其标在脾。在肾者，以水不归原，水泛为痰也；在脾者，以食饮不化，土不制水也。"《血证论》曰："须知痰水之壅，由瘀血使然。"可见痰与水同源而生，而瘀血亦可致痰壅，故痰饮存在于心衰的发生发展过程中。

笔者认为心衰时病位虽主要在心，但与肺、脾、肾、肝密切相关（五脏相关以心肾阳虚为本），心衰以心为本，他脏为标，心衰病位在心，却不局限于心；心衰的病理关键是"心肾阳虚，水湿内停"。五脏皆致心衰，非独心也。五脏病变，无外乎影响五脏的生理功能，最终影响到气血阴阳的偏盛偏衰。病至后期，本虚重而标实亦重，由心脏之虚引出五脏之虚，五脏之虚又进一步加重心脏之虚损，进而引起血瘀、水饮等标实，标实日久引起多脏腑的亏虚，最后形成本虚、标实并重，心肾阳虚，痰饮、瘀血阻滞，即形成顽固性心衰。

综上所述，心力衰竭的形成是一个较复杂的动态变化的病理过程。在不同病理阶段，阳（气）虚、瘀血、痰湿所表现的程度也不一样。心衰的发生发展是一个慢性病理过程，这一过程就是中医所说的气虚血瘀，痰浊阻滞心脉，日久化毒，留而不去，痹阻心脉的病理过程。在心衰早期多辨证为气虚血瘀，痰浊痹阻，根据虚实不同程度辨证论治；当顽固性心力衰竭形成后，则多辨证以血瘀为主，痰瘀互结；故本病以气虚为本，血瘀、痰湿为标；临床治疗本病时以急则治其标为原则，其中以活血化瘀、化痰利湿为主要治标之法，益气温阳为治本之法。

第三节　临证经验

笔者认为治疗本病不能局限于传统理法方药，主张中西汇参，衷中参西。强调用中药必须以中医理论辨证论治为主导，药理研究为参考，坚决不能用西医理论指导中医用药。比如对本病的治疗，利水消肿虽为治标之举，但也是一个不可忽视的重要法则，可以起到西药利尿剂的作用，而无酸碱失衡、电解质紊乱之弊，可以消除水肿，减少血容量，减轻心脏负担。活血化瘀药可以扩张冠状动脉，改善心肌收缩力，同时能够改善微循环，使血流速度加快，血管弹性增加，而没有扩血管西药的各种不良反应，现将在临床常用的药物、配伍及方剂等介绍如下。

一、常用药物

1. 黄芪

黄芪性温，味甘，归肺、脾两经，为补气诸药之最，《本草经疏》言其"功能实表……能助气……能内塞，补不足……能补阳"。黄芪既能补益肺脾之气治本，对于患者胸闷、气短、乏力、喘促等症状有明显改善作用，又能利尿消肿治标，为气虚水肿之要药。《医学衷中参西录》称其"能补气，兼能升气，善治胸中大气下陷"，由此可见黄芪能益元气而补三焦，助心行其职，心血行于脉道，营养周身，赖以心气、心阳的推动作用，心气充足，心阳温煦功能正常，心血行而不涩滞，则脏安神藏。久病体虚，心血不复，或劳心伤神，暗耗心血；或喜笑过度，心气耗散；或感受外邪不解，痹阻心脉，均可使心功能失常。黄芪既可补气升阳，又能养血，顽固性心力衰竭患者亦多血虚，黄芪用于补血药之中能助其生血，使血得气而速生。

现代药理研究显示，黄芪中的黄芪甲苷能够改善心肌细胞的能量代谢，减少乳酸堆积，同时减少胶原纤维的增生，抗心肌肥厚。其所含黄芪多糖能有效促进 RNA 和蛋白质合成，使细胞生长旺盛，寿命延长，并能增强人体免疫力，抗疲劳，同时，亦可以对机体造血功能有保护和促进作用。而黄芪总黄酮和黄芪总皂苷具有正性肌力作用，黄芪总黄酮和黄芪总皂苷能保护缺血缺氧心肌。

2. 人参

《神农本草经》中记载人参"主补五脏，安精神，定魂魄，止惊悸，除邪气，明目，开心益智"，《本草蒙筌》中言其"定喘嗽，通畅血脉，泻阴火，滋补元阳"，由此可见人参不仅为补元气、补肺气、补脾气、补肾气的要药，而且兼具安神的作用，适用于心气虚衰引起的胸闷气短、失眠、健忘等病证，以及气血亏虚、肺虚作喘、肾虚喘促、脾虚纳呆等病证。

现代药理研究显示，人参皂苷是人参中的主要活性成分，可增加心肌收缩力，降低血浆脑钠肽水平，抑制肾素–血管紧张素–醛固酮系统（RAAS）活性，抑制心室重构，动物实验结果显示，人参可通过降低转化生长因子（TGF）–β蛋白水平，调控 TGF–β 信号通路，抑制心肌成纤维细胞的兴奋与增殖，减少胶原的合成，改善心肌重塑。

3. 当归

当归味辛、甘，温中有润，为补血活血之佳药。既无过散之虑，又无过缓之虞，为血中之气药，用之则血滞得通，血虚能补，血枯能润，诸书载为心生血上品。《神农本草经》谓："（当归）主咳逆上气。"《主治秘要》云："其用有三：心经药一也；和血二也；治诸病夜甚三也。"当归常与川芎、赤芍相合为用，增强活血祛瘀止痛的作用。脾为气血生化之源，当归与茯苓、白术等健脾益气之药合用，补中有行，补而不滞。对于血虚不荣，面色萎黄以及心神不宁，惊悸失眠者，常与熟地黄、白芍配伍，滋阴养血。当归质润，有润肠通便的作用，常与肉苁蓉、柏子仁配伍。对于血虚肠燥，排便不畅的老年冠心病心力衰竭患者尤为适宜，其可以有效降低因用力排便而造成的心脏负担，明显减少诱发心绞痛事件的可能性。

现代药理研究显示，当归的萃取物丰富，其中当归皂苷具有抑制心室重构，增加冠脉血流量的作用，其含有的多种挥发油及多糖等对心肌缺血亦有明显保护作用，具有调节免疫、抗血小板聚集等功能。

4. 川芎

川芎性温无毒，味辛甘，入心包、肝经。通经脉而止痛，散滞气而化血瘀。张锡纯认为川芎兼顾温窜两性，温窜之力能上能下，内外无处不至，有通活气血之功。其味辛故能散，且性温入肝，肝者主藏血，川芎入肝且辛温故而条达风木。用川芎既能疏木而达木郁，又能散滞气破血瘀而止疼痛，临床上常佐补气、补血药助血生又制其过动。

现代药理研究显示，川芎中的主要化学成分有川芎嗪、阿魏酸等。川芎嗪能扩张冠状动脉，增加冠脉血流量；显著增加脑及肢体血流量，改善微循环；能降低血小板表面活性，抑制血小板凝集，预防血栓的形成。川芎总生物碱能降低外周血管阻力，故其还有降压的作用。

5. 茯苓

茯苓味甘、淡，性平，入胃、肝、肾、心经，功擅利水渗湿，健脾宁心，且因其性味特点有利水而不伤正之妙。《本草衍义》称其"行水之功多，益心脾"，《珍珠囊》谓其"渗泄，止渴，伐肾邪。小便多则能止之，涩则能利之"。对于小便不利、水肿等水饮、湿邪停聚之证，常配伍猪苓、泽泻、白术，用之增益。其药性缓和，与西医利尿剂同用，无利水伤正之虞。基于"血不利则为水"的理论，茯苓常与当归、丹参、川芎、赤芍等活血之品作为药物组合出现，活血利水而不伤正。

现代药理研究显示，茯苓包含 β-茯苓聚糖，占干重约93%，另含茯苓素、蛋白质、组氨酸、麦角醇等。具有增加心肌收缩力、利尿、镇静、抗肿瘤等作用。茯苓素能够竞争醛固酮抗体，有利于心衰患者尿液的排出，恢复肾功能。茯苓多糖有增强免疫功能的作用。本品还有护肝、延缓衰老等功效，对胃溃疡有抑制作用。

6. 白术

白术味甘、苦，性温，入心、胃、脾经。功可健脾消食，益气生津，燥湿止渴，益气强阴。顽固性心力衰竭患者本源中气亏虚，脾虚而湿盛，非白术不能培其脾胃精气。白术能救脾土困败之境，同时顽固性心力衰竭患者多水湿停留，用白术可通利膀胱之气，行水使水湿之邪尽从膀胱外泻。白术其性壅滞，故常用茯苓与白术相配伍，补脾精益胃气的同时辅以疏利之药而无弊端。

现代药理研究显示，白术包含双白术内酯等内酯类化合物，并含有果糖白术多糖、多种氨基酸及维生素 A 等多种成分。白术具有保护心肌、降血糖、镇静、镇咳、祛痰等作用，对顽固性心力衰竭患者疗效显著。同时具有增强唾液淀粉酶活性、促进营养物质吸收、调节胃肠道功能的作用。白术水煎液和流浸膏均有明显而持久的利尿作用。白术多糖、白术挥发油能增强细胞免疫功能。白术水煎液具有抗衰老作用。

7. 地龙

地龙性味咸、寒，归肝、脾、膀胱经。具有通经活络、化瘀、平喘利尿的功效。本品性善走窜，长于通行经络，通常与黄芪、当归、川芎配伍，尤善治心衰气虚血瘀证，能有效改善心衰患者气喘、水肿等症状，对其他临床疾病之气虚血瘀证也颇具良效。

现代药理研究显示，地龙含有多种氨基酸类化合物、二肽类化合物及蛋白质类似物等成分，具有抗血栓、抗血小板聚集、增强免疫、平喘、利尿等作用，能明显改善顽固性心力衰竭患者气喘、水肿等临床症状。

8. 丹参

丹参性微寒，味苦，归心、肝经，有活血祛瘀、清心凉血除烦之功。《本草纲目》谓其"破宿血，补新血"。《神农本草经》指出其"心腹邪气，肠鸣幽幽如走水，寒热积聚，破癥除瘕，止烦满，益气"。《本草汇言》中记载丹参"善治血分，去滞生新，调经顺脉"。由此可见，丹参具有活血通脉、祛瘀止痛、除烦安神等功效，不仅适用于气血不畅所致的顽固性心力衰竭，还可用于热病烦躁神昏、心悸失眠等病证。

现代药理研究显示，丹参具有多种药理成分，其中一些主要的成分包括丹参酮、丹参多酚、丹参素酚酸类物质及皂苷类成分等，具有抗氧化和抗血小板聚集、改善微循环和保护心肌细胞等功效。

9. 郁金

郁金味苦、辛，性温，入肝、胆、心经。功可解郁宽胸，理气化瘀。本品辛散苦泄，既能活血祛瘀以止痛，又能疏肝行气以解郁，善治气滞血瘀之证。常用郁金来治疗情志不畅的患者，多与瓜蒌相配伍治疗气血郁滞之心脉瘀阻。但郁金性寒凉，长期使用易损害胃中生气，故脾胃虚弱者多加白术、茯苓等药。

现代药理研究显示，郁金中含有多种药理成分，姜黄素是主要成分之一，能够降低全血黏度，抑制血小板的聚集，提高红细胞的变形能力及抗氧化免疫黏附能力，减少自由基对红细胞膜的损伤，延长其寿命，郁金提取物能抗心律失常，同时也有一定的消炎止痛作用。

10. 瓜蒌

瓜蒌味甘、苦，性寒，入肺、脾、胃经。功可清心除烦，涤痰下气，解渴生津，开胸除痹。常使用瓜蒌来治疗有胸闷咳痰等症的顽固性心力衰竭患者，以宽胸除痰，通利胸肠。其与郁金配伍又能解郁除烦，调畅情志。《本草求真》云："以其味甘性润，甘能补肺，润能降气。胸中有痰者，乃肺受火逼，失其降下之令，今得甘缓润下之助，则痰自降。"

现代药理研究显示，从瓜蒌中分离得到的氨基酸具有良好的祛痰效果，所含天门冬氨酸能促进细胞免疫，有利于减轻炎症，减少分泌物，并使痰液黏度下降而易于咳出。煎剂对多种革兰阳性和阴性致病菌均有抑制作用。研究表明，瓜蒌提取物中不同的抗氧化成分通过抑制自由基的氧化链反应延迟其他分子的氧化，并减少心肌的氧化损伤，与降低心血管疾病的风险密切相关。瓜蒌能扩张冠状动脉，增加冠脉流量，较大剂量时，能抑制心脏，降低心肌收缩力，减慢心率，还能延长缺氧动物生存时间，提高动物耐缺氧能力。所含栝楼酸能抑制血小板凝集。

11. 半夏

半夏辛、温，有毒，善燥除湿浊而化痰饮，并有止咳作用，为燥湿化痰、温化寒痰之要药，尤善治脏腑湿痰。本品入脾胃经，善燥化中焦湿痰，以助脾胃运化；又能调中和胃，有良好的止呕作用，针对各种原因的呕吐，皆可随证配伍使用。由于半夏辛温之性，"禀天秋燥之金气"，辛可行气解郁散结，燥可消痰除水，金气主降，故半夏又善于降逆气。《雷公炮制药性解》有云："下气止呕吐，开郁散表邪，除湿化痰涎，大和脾胃。"笔者临证多用半夏。

现代药理研究显示，半夏中含有多种药理成分，其中主要包括生物碱、多糖、挥发油、氨基酸和微量元素等。现代药理研究表明，半夏有抑制炎症反应、改善血脂等功效，也可通过PI3K/Akt通路减轻大鼠颈动脉内膜增生。

12. 陈皮

陈皮性味苦、辛，温，辛香走窜，温通苦燥，可健脾和中，祛湿化痰，调畅中焦。《名医别录》谓其"下气，止呕"，《本草纲目》载其"疗呕哕反胃嘈杂，时吐清水"，为止呕吐、呃逆之佳品，故笔者常用于治疗脾纳呆不运所致脘腹胀满疼痛及中焦升清降浊失序引起的上吐下泻等症状，也可入肺走胸，行气止痛治疗胸痹。

现代药理研究显示，陈皮的主要药理成分是陈皮黄酮类物质，现代药理研究发现，陈皮黄酮类物质具有强心、降脂、抗血栓等作用。陈皮还可以兴奋过氧化物酶体增殖物激活受体，减少异丙肾上腺素引起的心肌细胞坏死、纤维化，抑制心肌重塑。

13. 防己

防己苦、寒，归膀胱、肺经，《医林纂要》中记载其"泻心，坚肾，燥脾湿，功专行水决渎，以达于下"，可见防己善于下行，苦寒降利，既可清热又可治水，对于顽固性心力衰竭患者水饮泛溢四肢的水肿和小便不利疗效显著。

现代药理研究显示，防己的主要药理成分包括粉防己碱、汉防己甲素、甾醇类化合物、多糖等。现代研究显示，防己可抗氧化应激，抗血小板聚集，对心肌细胞具有保护作用，防己可通过抑制 TGF-β 引起的心肌成纤维细胞兴奋，减少心肌成纤维细胞的增殖和胶原的合成，减轻心肌重塑。

14. 桂枝

桂枝味甘、辛，性温，入肝、肺、膀胱经。功可疏散风邪，和肌发汗，散结行气，温经行血。桂枝以其辛温发散之力，能温心助阳，通达经络行血分，以散人体阴邪之气破郁结。同时配合猪苓等利水药增强利小便之力，减轻心衰患者水肿。配伍芍药又可协调营卫止汗出。

现代药理研究显示，桂枝中含有多种挥发油成分、生物碱、多糖等，如桂皮醛、桂皮酸等。这些成分具有强心、免疫调节、抗疲劳、抗炎、镇痛、解热等功效。

15. 龙骨

龙骨味甘、涩，性平，归心、肝、肾经，因其有镇惊安神、平肝潜阳、收敛固涩之功，笔者常借龙骨质重下沉、收敛潜降之势，用于治疗心衰患者心悸、惊烦、喘逆等症。《本草求真》言龙骨"入肝敛魂，不令浮越之气游散于外"。其与牡蛎、珍珠母同用以收敛神气、镇惊安神，龙骨与茯苓同用可利小便、通津液，与其他安神药如酸枣仁、柏子仁、首乌藤等配伍可养心安神。

现代药理研究显示，龙骨中含有多种微量元素，可促进血液凝固，降低血管通透性，镇静，抗惊厥，调节机体免疫功能，兴奋骨骼肌。

16. 牡蛎

牡蛎咸、寒，专入肝经，为平肝息风要药，咸寒质重，可重镇安神、平肝潜阳，常将龙骨与牡蛎相配伍，用于心神不宁、惊悸、失眠等症。

现代药理研究显示，牡蛎药理成分与龙骨相似，主要包含各种钙盐及多种微量元素。研究表明，牡蛎具有明显镇静、抗惊厥作用，且能抗肝损伤，增强免疫力。牡蛎多糖有降血脂、抗凝血、抗血栓等作用。

17. 远志

远志苦、辛，性温，归心、肾、肺经。为安神药中的养心安神药，有安神益智、祛痰开窍、消散痈肿之功。其性善宣泄通达，既能开心气而宁心安神，又能通肾气而强志不忘，为交通心肾、安定神志、益智强识之佳品，适用于心肾不交之心神不宁，失眠多梦，健忘惊悸，神志恍惚，常与茯神、龙齿、朱砂等安神药同用。且本品苦温性燥，入肺经，能祛痰止咳，故可用治痰多黏稠、咳吐不爽，常与平贝母、桔梗等化痰止咳平喘药同用。

现代药理研究显示，远志皂苷有促进神经干细胞增殖的作用，远志有催眠、镇静、抗惊厥等作用，此外，还可祛痰、镇咳、降血压。

18. 酸枣仁

酸枣仁甘、酸，平，入肝、胆、心经。能养心阴、益肝血而宁心安神，为养心安神之要药，尤宜于心失所养之虚烦不眠，惊悸多梦。

现代药理研究显示，酸枣仁的主要药理成分为酸枣仁皂苷、黄酮类化合物、三萜类化合物、生物碱等，可改善心肌缺血，提高耐缺氧能力，降血压，降血脂，加强机体的免疫功能以及抗血小板聚集，具有对心脏心肌的保护作用。

19. 柏子仁

本品味甘质润，药性平和，主入心经，具有养心安神之功。富含油脂，故具有润肠通便的功效，还可安五脏，同时因其气味清香而透心肾，即使是痰湿内盛的患者也可以应用。

现代药理研究显示，柏子仁含有多种氨基酸成分，能够延长慢波睡眠深睡期，发挥镇静、催眠以及抗心悸的作用，研究还发现其中的亮氨酸可以缓解焦躁及紧张情绪。

20. 葶苈子

葶苈子味辛性寒，为泻气郁水饮、利湿平喘要药，适用于中医辨证为浊唾痰涎、壅遏气道之邪实气闭者，气虚喘咳、脾虚肿满者忌用。

现代药理研究显示，葶苈子的主要药理成分包括甾醇类化合物、生物碱、脂肪油、芥子酸等成分，含有强心苷，具有强心、减慢心率、增加心输出量的作用。用于治疗心衰的指征为：咳喘，不得卧，浮肿明显，且没有明显气虚表现者，尤其适用于反复应用地高辛中毒，不能再用者。一般用量为 15g，最多可以用到 50g。

笔者认为，现代科学研究可以揭示单味中药的作用机理和作用原理，从而提高中医药的探索之路；可以为中医药的创新提供新的科学依据，为传承、继承、发扬中医药现代化提供新的思路。

二、常用配伍

1. 黄芪、葶苈子

黄芪味甘，性微温，功擅补气升阳，善治气虚体弱，倦怠乏力，食少懒言等宗气不足之证，并可大补元气，使营卫畅达，水去湿蠲。诚如张锡纯所谓："三焦之气化不升则不降，小便不利者，往往因气化下陷，郁于下焦，滞其升降流行之机也，故用一切利小便之药不效，而投以升提之药，恒多奇效。"葶苈子质轻味淡，上行入肺，既可泻肺气之闭塞，又能宣肺布津以消肿，与黄芪相配，攻补相兼，一升一降，升则补宗气以扶正，降则泻肺气以消水，用治心水证有固本清源之效。气虚者合用神效黄芪汤，阳虚者配以真武汤，气阴不足者参以生脉饮，随证而投，多能见功。

2. 人参、桂枝

本药对为瓜蒌薤白桂枝汤化裁而来，桂枝助阳化气，通阳宣痹，为辛滑通阳的代表用药，配伍人参大补元气，两药配伍适用于慢性心力衰竭患者阳气亏虚血瘀证兼见胸痛、畏寒、乏力、头晕、气短、舌质紫暗等阴寒症状。

3. 瓜蒌、郁金

瓜蒌性寒，可除上焦之火，火降则气自下，气降故涤痰，有开胸散结之功，郁金苦寒能除心中烦恼，开心肝之郁，其味辛又可行气活血。治疗有胸闷且情志郁结的患者，往往两者配伍，既能清热除痰开胸散结，又能舒缓患者情志，临床疗效显著。

4. 茯苓、白术

茯苓气清而味淡，善于利水，质重又可以补土；白术性微燥，善于补土，乃健脾要药。两药一补一渗，使得不惧白术壅滞之性，同时一燥一利祛除水湿。两者合用，体现治疗顽固性心力衰竭需注重脾胃，养护中气的思想。中州健运则脾升胃降。人体升降如常，脏腑各司其位，气血周流运转如常。

5. 黄芪、茯苓、桂枝

桂枝辛温可温阳通脉，配伍黄芪可助膀胱气化而利水，同时又可补中焦阳气，有"小建中"补中益气之意，茯苓渗湿利水，笔者常将三者相配以增强温阳利水之功，又能降气平冲，平心下悸动。

6. 冬瓜皮、葶苈子、猪苓、茯苓、桑白皮、车前子

诸药合用疏利三焦。冬瓜皮味甘，药性平和，善于利水消肿，用治水肿，甘平利水而不伤正气。《本草经解》："肺者通调水道，下输膀胱，葶苈入肺入膀胱，辛寒下泄，所以通利也。"葶苈子苦辛大寒，专泻肺中水饮、肺中壅闭之气而通调水道，配合桑白皮增强利水消肿之功，可泻肺平喘，通调水道，疏利上焦。茯苓，甘淡渗利，健脾利水。猪苓，主入下焦肾与膀胱经，利水不伤阴。《医学衷中参西录》言："车前子能

利小便，而性兼滋阴，可为补肾药之佐使。"茯苓又入下焦，合猪苓、车前子，疏利下焦而无伤正之虞。水饮为慢性心衰的重要变动因素，是悸、肿、喘、咳的重要病理因素，决定病情的变化，故诸药相伍为用，疏利三焦，恢复三焦气化。

7. 葶苈子、防己

葶苈子辛、苦，大寒，归肺、膀胱经，既有强心之力，又有泻肺利水之效。治疗心衰患者，葶苈子强其心脉，利其心水，通利膀胱，引水下行，使心有根、水有源，标本同治。《名医别录》中记载葶苈子"下膀胱水，伏留热气，皮间邪水上出，面目浮肿，身暴中风热痱痒，利小腹"。防己苦寒降泄，归膀胱、肺经，既能利水消肿，又能清热。《名医别录》言其"疗水肿、风肿，去膀胱热，伤寒寒热邪气"。葶苈子上泻肺气之壅闭，通调水道，行水消肿，力大而专，取"导水必自高源"之意，防己下通膀胱而利水，两药相须为用，开上源，利下窍，令水道通调，共奏利水消肿之效。且葶苈子利水走水道，恐令膀胱枯涩，佐以防己，利水兼润膀胱，使利而不燥。

8. 龙骨、牡蛎

两药均功擅重镇安神。张锡纯认为，人身阳之精为魂，阴之精为魄，龙骨能安魂，牡蛎能强魄。魂魄安强，精神自足，虚弱自愈也。是以龙骨、牡蛎，固为补魂魄精神之妙药也。牡蛎、龙骨常相须为用，用治心神不安、惊悸失眠等症。而现代研究发现，桂枝甘草龙骨牡蛎汤能有效提高心衰心气虚证患者的心功能，抑制炎症反应，缓解临床症状，并对心血管神经症有较好的疗效；柴胡加龙骨牡蛎汤在治疗心律失常和失眠方面疗效确切，患者往往因其夜间喘息不能卧而不得寐或寐而易醒，而心律失常是心力衰竭患者常见的合并症和危险因素，故临证时常将二者相配伍，龙骨、牡蛎二者相须为用可以增强重镇安神之力，可收敛浮越之神气，有温阳定悸之效。

9. 川芎、赤芍

川芎能通脉止痛，无论血瘀、气滞疼痛均可使用。赤芍苦寒，主入肝经，功能凉血逐瘀，除血分郁热，散肝经郁滞。《神农本草经》谓其"止痛，利小便，益气"，《药品化义》言"以其性禀寒，能解热烦，祛内停之湿，利水通便"。可见赤芍还有利水功效，可能与其活血的作用有关，血行通利，使水液得行。川芎、赤芍相伍，发挥活血通脉的作用，适合心脉瘀阻所致心力衰竭之证。现代药理学证明，川芎、赤芍药对可通过调节缺氧或炎症为主导的不同微环境、同一分子与不同受体亚型的结合以及共同的血管新生靶点发挥差异性调节血管新生的作用。

10. 桃仁、红花

桃仁入心、肝血分，有较强的祛瘀之力，善行血中瘀滞。红花归心、肝经，辛散温通，功擅活血通脉，祛瘀止痛，可用治瘀阻心胸痹痛之证。正如《药品化义》所言："红花，善通利血脉，为血中气药，能泻而又能补，各有妙义。"其既能入心养血，又能泻心祛瘀。瘀血贯穿顽固性心衰的始终，对于血行瘀滞，心脉受阻征象明显的患者，常二者相伍而用，兼有气虚者，配伍黄芪、党参；兼有气郁者，配伍柴胡、枳壳。桃仁、红花药对可通过多种有效化合物与靶蛋白结合，参与调控脂质合成、血管平滑肌细胞增殖等生物学过程，并可调控相关信号通路，发挥其对心血管系统的保护和修复作用。

11. 柏子仁、酸枣仁

柏子仁味甘质润，药性平和，主入心经；酸枣仁味酸、甘，性平，养心补肝。二者均有养心安神之功，可用治心悸、失眠等症。故常将二者相须为用，以增强养心安神、宁心定悸之效。

12. 酸枣仁、远志

顽固性心力衰竭病程较长，病久易耗损精血，精血为阴，神魂属阳，阴可涵阳，若心肝血虚则阳不入阴，神魂不宁，笔者临证常以二药相配来治疗因此出现的惊悸、失眠、多梦等症状。酸枣仁可补肝血，养心宁神，敛汗益阴。《本草思辨录》云："酸枣仁自当为心肝脾三经之药。心得之则神安，肝得之则魂藏，脾得之则思靖，其治不得眠，尚有何疑。"远志辛温宣通，上开心气，下通肾气，宁心安神，《本草新编》云，"凡心经虚病俱可治之"。二药相配，敛中寓通，补血养心，以安神魂。

笔者认为治疗顽固性心力衰竭的中药方剂需以药对为基础，以辨证论治为理论指导，组成合理的复方制剂，互相配伍加减，同时根据患者体质，灵活运动，以达到治疗顽固性心力衰竭的目的，此类方法对中医临床处方的指导，具有重大的意义。

三、分型论治

笔者经过四十余年的临床实践及理论研究，总结出顽固性心力衰竭的初期以心气虚为主，逐步发展成气虚血瘀，继而出现心阴不足、心阳不振、痰瘀互结、阴阳失调、阴阳两虚等证，最终出现亡阴亡阳，阴阳离决，病情危重。笔者据此提出了"分期论治"的学术思想。心衰病初期以心气亏虚为主，当采用补益心气法，顾护正气，以防伤其正气，多用保元汤合桃红四物汤加减；中期出现气虚血瘀，气阴两虚，心阳不振，痰瘀互结，多采用补阳还五汤益气活血，生脉散益气养阴，五苓散温阳化气利水，血府逐瘀汤合二陈汤、黄连温胆汤化裁豁痰化瘀；晚期多伴见"悸-喘-肿"，以心肾阳虚为主，兼夹瘀血、痰浊、水饮，故当温阳益气、温补心肾为主，佐以逐瘀通脉、化痰逐饮、泻肺逐水等法治之，心肾阳虚兼血瘀水泛者，多采用仲景真武汤加减；合并痰饮阻肺者，常用苓桂术甘汤合葶苈大枣泻肺汤化裁；危重期阴竭阳脱，采用参附汤以急救。此外，在心衰各个病期中，亦需灵活运用活血、化痰、逐饮利水之法，同时兼顾其他兼证、其他脏腑，注重整体功能的调整。如针对心衰常见心悸、咳嗽咳痰、气喘、倚息不得卧等症状，可侧重调肺，兼顾脾肾，治以宣肺化痰，使肺气得宣，营卫调和，可达"提壶揭盖"之意。针对畏寒肢冷、下肢水肿，甚或胸水腹水、短气、喘促、动则尤甚等心肾阳虚，阳气不化，阴寒凝结之症，多从脾肾入手，意在温阳化气，行水利小便，使多余之水通过小便而排出体外。临床常用五苓散加附子、肉桂等温阳之品，收效甚佳；同时，在治疗过程中也需注意温润方药的平衡，防止过用温药而伤阴，或过用润药而不利于消肿的情况。现将心力衰竭的分型及常用方剂介绍如下。

1. 气虚血瘀证

笔者认为气为血之帅，血为气之母，心主血脉，心气是维持血液正常运行的主导因素。因此说，气行则血行，气滞则血瘀。血和津液都是从脾胃运化而生成的水谷精气中化生出来的，既是人体脏腑功能活动的物质基础，也是脏腑功能活动的产物，故有"津血同源"之说。在病理条件下，心肺气虚，气化失司，运行推动无力，则水液内停，凝聚而成痰饮，继而阻碍气的运行，影响血液的运行，致使血液流行缓慢，机体正常水液代谢通路受阻，加重心脉瘀阻，从而形成恶性循环。临床表现以气短、乏力、心悸、心前区刺痛为主，舌淡紫，苔白，脉沉涩。临床上用益气活血化瘀法治疗，笔者常用补阳还五汤加减化裁（黄芪30g，赤芍15g，川芎15g，当归15g，地龙15g，丹参20g，党参10g），心烦者酌加焦栀子、合欢花以清热除烦，失眠者酌加炒枣仁、柏子仁以养心安神。

2. 痰瘀交阻证

笔者认为痰浊、血瘀是该病的病理产物，多由于素体脾虚或思虑、劳倦过度；或过食生冷、恣食肥甘、嗜酒、饥饱无常，伤及脾胃。脾主运化水谷，又是生痰之源。脾失健运，水谷不能化生精微，聚湿生痰，痰浊盘踞，胸阳失展，气机痹阻，心络受阻，发为本病。胸中为阳位，清虚之地，痰饮为阴邪，阴邪闭阻，虚阳被遏。临床表现以胸闷痛阵作，阴雨天加重、心悸、气短、乏力，舌淡紫，苔白腻，脉沉滑为主，笔者临床治疗遵从通阳化浊、豁痰宣痹的原则，选用瓜蒌薤白半夏汤合血府逐瘀汤加减化裁（瓜蒌15g，薤白15g，半夏10g，当归15g，红花10g，枳壳、赤芍、柴胡各10g，川芎10g，桔梗 10g，牛膝 15g），若痰浊郁而化热者，选用黄连温胆汤加郁金、柴胡，以清热化痰而理气活血。

3. 气阴两虚证

"心主血脉"，心脏的功能依赖于心气的鼓动与心血之充盈。心气虚损则无力运血而血行瘀阻，心血不足则血脉不充亦使血行不畅，而阴血互生，心血虚则心阴亦亏，血瘀为气虚血少、阴液不足所致，心衰日久，伤气耗津，伤气则气短懒言、神疲乏力、自汗出，舌干少苔。治疗宜以益气养阴、活血化瘀法为主，常用生脉散加减化裁（党参 15g，麦冬 10g，五味子 10g，炙甘草 10g，丹参 15g，茯苓 10g，黄芪 20g），若心悸加生龙骨、生牡蛎、甘松。

4. 水饮凌心证

笔者认为心衰之水肿属"阴水"范畴，为肺、脾、肾三脏阳气虚衰所致。水为阴邪，若阳虚不制则水湿泛滥。主要表现为心悸、胸闷、气短、咳嗽、咳痰。笔者临床常用苓桂术甘汤加减（茯苓 20g，桂枝 15g，白术 15g，大腹皮 20g，车前子 20g，冬瓜皮 30g），若气虚者加黄芪 30g，恶心、厌食者加焦三仙各 15g。

5. 阳虚水泛证

笔者认为水之所制在脾，水之所主在肾，肾阳虚不能化气行水，脾阳虚不能运化水湿，则水湿内停，心阳不振则鼓动无力，血脉瘀阻，导致水气凌心，故发为心衰，临床表现为心悸气短、手足厥冷、自汗乏力、小便不利、双下肢浮肿、呼吸困难、不能平卧，舌质淡紫润滑，脉沉细涩，治以益气温阳利水为主，笔者常用真武汤加减化裁（制附子 10g，茯苓 20g，白术 20g，白芍 20g，桂枝 15g，生姜 10g，葶苈子 30g，大枣 10g，丹参 20g）。若气虚者加人参 10g，黄芪 30g。若阳虚明显者加仙茅、补骨脂以补肾阳。

四、临证备要

益气活血、温阳利水是心衰的重要治法。笔者在心衰的治疗中，紧紧抓住益气活血、温阳利水这一重要原则，并强调扶正固本。笔者常用基本方：黄芪 20～30g，党参 15～20g，益母草 15～20g，泽兰 10～20g，桂枝 15～20g，半夏 10～15g，冬瓜皮 15～30g。方中以参芪益气，益母草、泽兰活血利水，桂枝、冬瓜皮温阳利水，半夏化痰止呕。临症加减：咳嗽喘息不得卧，加苏子、葶苈子、桑白皮、白果等；水肿明显，伴咳吐稀白沫痰者，加白术、茯苓、猪苓、车前子、白芥子等健脾利水、祛痰之品；若阳虚明显，畏寒肢冷者，加附子、菟丝子、仙茅、补骨脂等温补肾阳；久服桂枝者加麦冬以免温燥；有阴虚表现者，去桂枝加麦冬、五味子；有呕吐者，加用竹茹、生姜；若见阳脱，用生脉、四逆合方以益气固阳救逆，并配合相应的西药急救。通过观察，用补气、活血、利水之中药可降低血液黏滞度，提高脉压差，改善心功能而使血瘀水停自除，气血运行通畅。实际上，益气活血、温阳利水之剂与强心、利尿、扩张血管的西药有着协同作用，共奏促进心肌收缩力、减轻心脏前后负荷、提高有效循环血量、改善微循环、促进细胞代谢之功。从而缩短了病程，提高疗效，还使洋地黄中毒发生率减少。

心衰之病机错综复杂，病延日久损及阴阳气血，五脏皆衰。心衰患者尿量多减少，尤其是右心衰竭患者更为突出，而体液的增加又加重了心脏负担，故利尿为治疗心衰之关键。笔者最常用的利尿中药有茯苓、猪苓、车前子、冬瓜皮、泽泻等。用量较大者多在30g左右，因其性平和不易伤伐正气。对于水肿较重的患者，尤其是腹水者多用大腹皮逐水消肿通便，使水走前后二阴，往往应手而效，但不可久用以防伤正气。"血不利则为水"，腹水肝大者可加三棱、莪术各6g，活血行瘀消除癥瘕积聚以助减轻心脏负担。胸水与心包积液者可在辨证基础上加己椒苈黄汤治疗；对于心衰患者往往心率偏快，多伴有房性早搏、心房纤颤或室性早搏等，可加磁石15g，珍珠母30g，加强镇心安神作用。有些心衰患者心率偏慢或有传导阻滞或窦房结功能低下，可加红参以强心、大补元气、提高心率。笔者常用保元汤合麻黄附子细辛汤加仙茅、淫羊藿、鹿角胶、补骨脂等以温肾阳促心阳。总之对缓慢性心律失常的治疗常用温药；心衰患者多有胃肠道瘀血，又多长期服用强心、利尿以及抗心律失常类药物，易出现胃肠功能紊乱，如恶心纳呆、胃脘胀满等症状，又常会加重心衰，可加砂仁、陈皮、佩兰等健脾行气的药物，调理胃肠功能以助后天之本。

此外，笔者认为，心衰患者的运动康复非常重要，心衰运动康复是指通过运动训练来改善患者的心功能和生活质量的一种治疗方法。心衰运动康复可以帮助患者提高运动耐力、降低心衰症状、改善心理状态、提高生活质量等。具体方法包括有氧运动、力量训练、柔韧性训练等。有氧运动如步行、慢跑、游泳等，可以提高心肺功能和运动耐力；力量训练如举重、俯卧撑等，可以增强肌肉力量和耐力；柔韧性训练如瑜伽、普拉提等，可以改善身体柔韧性和关节活动度。

第四节　验 案 举 隅

一、气虚血瘀证

患者郭某，男，33 岁，因阵发性胸闷、心慌、气短两年，加重 1 个月，于 2020 年 8 月 10 日来我科就诊。患者 2 年前无明显诱因出现胸闷、气短症状，曾就诊于某三甲医院，诊断为"扩心病"住院治疗，病情好转出院。家中口服诺欣妥、倍他乐克、螺内酯控制病情，病情时轻时重，为求系统中西医结合诊断及治疗，故来我科门诊就诊。现患者胸闷阵作、气短，每因劳累后加重，伴心慌、胸痛、头痛、咳嗽、咳痰，夜寐欠佳，饮食可，二便可。既往强直性脊柱炎病史。查体：血压 140/90mmHg，心率 74 次 / 分，心脏节律齐，各瓣膜听诊区未闻及其他病理杂音，舌淡紫，苔白，脉沉涩。辅检：心电图示窦性心律，ST-T 改变。2020 年 7 月 27 日心脏彩超示 EF 36%，左心增大（室间隔厚度 11.7mm，舒张期内径 60.1mm，后壁厚度 10.2mm），左室壁向心收缩欠协调、普遍减低，左室双期功能减低，二尖瓣轻量反流。

中医诊断：心水（气虚血瘀证）。

西医诊断：扩张型心肌病；心功能不全Ⅱ级。

治法：益气活血通络。

方药：参芪合桃红四物汤加减。

黄芪 30g	党参 15	当归 15g	赤芍 15g
川芎 15g	红花 15g	桃仁 15g	地龙 15g
土鳖虫 10g	生牡蛎 20g	珍珠母 20g	远志 15g
首乌藤 20g	枣仁 20g	甘草 10g	葛根 20g
羌活 15g	白芷 20g	柴胡 15g	黄芩 10g

中药 14 剂，水煎服，日 1 剂，分早晚饭后温服。

二诊（2020 年 8 月 25 日）：患者自述服用上方 2 周后胸闷较前明显缓解，仍有气短乏力，咳痰，头痛减轻，睡眠好转，大便可。舌淡紫，苔白，脉沉涩。体格检查：BP 138/85mmHg，T 36.2℃，心脏节律齐，心率 76 次 / 分，双肺（－）。加太子参 10g，射干 15g，治以益气，祛痰利咽，继续服用 14 剂。

三诊（2020 年 9 月 10 日）：已服用上方 1 个月，病情有所减轻，时有心慌、气短，腰痛，夜寐欠佳，大便不成形，舌淡紫，苔白，脉沉涩。体格检查：BP 142/95mmHg，T 36.1℃，心脏节律齐，心率 78 次 / 分，双肺（－）。前方加猪苓 15g，冬瓜皮 20g，治以利水渗湿。加茯苓 20g，白术 20g，桂枝 20g，以促进温阳化饮、健脾利水之力。加牛膝 20g，桑寄生 20g，续断 20g，巴戟天 20g，伸筋草 20g，治以活血通经，除湿止痛。继续服用 14 剂。

四诊（2020 年 9 月 27 日）：自述症状好转，活动后仍有胸闷、气短，睡眠欠佳，饮食欠佳，二便正常，时有头痛，干呕，呃逆，舌淡紫，苔白，脉沉涩。体格检查：BP 140/90mmHg，T 36.1℃，心脏节律齐，心率 75 次 / 分，双肺（－）。前方加生姜 15g，半夏 15g，治以燥湿化痰，降逆止呕。加独活 15g，秦艽 15g，以增祛风湿、止痹痛之力。续服 28 剂。

五诊（2020 年 11 月 1 日）：自述症状好转，胸闷气短明显减轻，活动后仍有心慌，时有腰痛，多因外感风寒所致，无干呕，呃逆，食纳可，二便和，夜寐可，舌淡紫，苔白，脉沉涩。体格检查：BP 140/100mmHg，T 36.2℃，心脏节律齐，心率 76 次 / 分，双肺（－）。前方加甘松 20g，治以宁心定悸，加威灵仙 20g，路路通 20g，治以祛风湿，通经络，续服中药 28 剂。

六诊（2020 年 12 月 20 日）：患者自述诸症好转，偶有胸闷气短、心慌，腰痛较前明显减轻，无干呕，呃逆，食纳可，二便和，夜寐可，舌淡紫，苔白，脉沉涩。体格检查：BP 150/108mmHg，T 36.3℃，心脏节律齐，心率 76 次 / 分，双肺（－）。辅助检查：心脏彩超（2020 年 12 月 20 日）示左心功能明显改善，EF 54%，左心增大（室间隔厚度 8mm，舒张期内径 42mm，后壁厚度 9mm），左室壁向心收缩欠协调、普遍减低，左室双期功能减低，二尖瓣轻量反流。对比检查，较首诊明显好转，其中 EF 值由 36% 恢复至 54%（EF 值正常范围为 55%～70%），舒张期内径回缩近 18mm，心功能未见明显异常。目前患者自觉一般状态良好，无其他不适。予前方 14 剂巩固治疗，嘱患者随访。

病例分析：该患者症状以胸闷气短，劳累后加重，伴心慌、胸痛、乏力为主，故中医诊断为心水，笔者根据症、舌、脉表现，四诊合参，诊为气虚血瘀证。治以参芪合桃红四物汤加减。

本案治以补益心、肺、脾之气，心气充足可助心行血，推动血液运行，使血行瘀散，祛瘀而不伤正气，肺、脾健则能推动津液的正常运行，气行则血行。黄芪具有补气升阳、固表止汗、利水消肿、生津养血、行滞通痹、托毒排脓、敛疮生肌的功效。党参具有补脾益肺、养血生津的功效。桃红四物汤出自《医宗金鉴》，由桃仁、红花、当归、川芎、白芍、熟地黄组成，具有养血活血的功效，主要用于治疗血虚兼血瘀证。同时配伍柴胡、黄芩、龙骨、牡蛎、首乌藤以解郁除烦，养心安神；远志可涤痰开窍，宁心安神；甘草甘平，配桂枝以辛甘化阳，合白术以益气补脾，又可调和药性，而兼佐使之用。全方加减化裁，使心气得充、瘀血得散、诸症得愈。综观全方，温而不热，利而不峻，标本兼顾，实为治疗气虚血瘀之和剂。

二、痰瘀交阻证

患者马某，女，67 岁，因心慌、乏力、胸闷，气短，阵作 8 年余，伴头晕、颈部不适、心烦易怒、口干、胃胀、双下肢浮肿，于 2023 年 7 月 3 日来我科就诊。现患者心慌、乏力、胸闷，气短阵作，活动后加重，伴头晕，颈部不适，心烦易怒、口干、胃胀、双下肢浮肿，夜寐可，食欲不振，大便干、小便少。既往高血压、糖尿病病史。查体：血压 122/76mmHg，心界向左下扩大，心尖搏动位于第 5 肋间左锁骨中线外 0.5cm，心脏节律齐，心率 76 次 / 分，舌淡紫，苔白腻，脉沉无力。辅检：心电图示窦性心律，ST-T 改变。心脏彩超示（2023年6月29日）示EF 46%，左心功能减低，主动脉瓣中度反流，二尖瓣、三尖瓣轻度反流。

中医诊断：心水（痰瘀交阻证）。

西医诊断：冠心病；心功能不全Ⅱ级。

治法：豁痰益气，活血化瘀。

方药：二陈汤合补阳还五汤加减。

清半夏15g	陈皮20g	茯苓20g	黄芪30g
当归15g	白芍15g	川芎20g	桂枝20g
地龙20g	葛根20g	羌活15g	生龙骨20g
生牡蛎20g	珍珠母20g	佛手20g	砂仁10g
生姜15g	瓜蒌20g	郁金20g	甘松30g
青礞石20g	香橼20g	百合20g	合欢皮20g

中药14剂，水煎服，日2次，早晚饭后温服。服药期间忌辛辣、油腻、生冷、海鲜等食物，避风寒、慎起居、调情志、节饮食、勿过劳。

二诊（2023年7月18日）：患者自述症状好转，时有气短、乏力，但较前明显减轻，心烦焦虑、夜寐欠佳，二便可。舌淡紫，苔白腻，脉沉无力。BP 126/80mmHg，T 36.1℃，心脏节律齐，心率75次/分。患者自觉症状好转，故主方不变，在前方基础上，改百合为淡豆豉15g，以增加清心除烦安神之功，继续中药14剂治疗，煎服法同前。

三诊（2023年8月7日）：患者自觉症状好转，偶有气短、乏力，余症较前明显减轻，夜寐可，二便可。舌淡紫，苔白腻，脉沉无力，BP 124/80mmHg，T 36.1℃，心脏节律齐，心率75次/分。前方改瓜蒌15g，郁金15g，继续中药21剂治疗，煎服法同前。

四诊（2023年9月3日）：患者自述诸症好转，偶有胸闷气短，但较前明显减轻，无头晕、颈部不适，食纳可，二便和，夜寐可，舌淡紫，苔白腻，脉沉无力，体格检查：BP 120/98mmHg，T 36.3℃，心脏节律齐，心率75次/分，双肺（-）。辅助检查：心脏彩超（2023年8月20日）示左心功能明显改善，EF 54%，左室壁向心收缩欠协调、普遍减低，左室双期功能减低，二尖瓣轻量反流。对比检查，较首诊明显好转，其中EF值由46%恢复至54%（EF值正常范围为55%～70%），心功能未见明显异常。目前患者自觉一般状态良好，无其他不适主诉。予前方14剂巩固治疗，嘱患者随访。

病例分析：本例患者以心慌、乏力、胸闷、气短、双下肢浮肿为主症，故诊断为"心水"。依据患者心慌、乏力、胸闷、气短、双下肢浮肿、小便少等主要症状，再结合舌、脉，辨证为痰瘀交阻证。法当豁痰益气，活血化痰通络。方用二陈汤合补阳还五汤加减。笔者认为气虚是顽固性心力衰竭发生的病理基础，痰瘀互结、痹阻心脉是其发病的病理关键，痰浊乃津液之病理产物，瘀为血液之病理产物，在中医理论中，有着"津血同源"的说法，而在病理上，也有"痰瘀同病"的说法。气虚导致津液输布失调、血瘀运行不畅，从而形成痰浊、血瘀。《医林改错》曾写道："元气即虚，必不能达于血管，必停留而瘀。"而痰浊、瘀血阻络导致脉道不利，气机不畅，耗气伤阳，往往转化为心气不足，出现气虚痰结血瘀证型。气虚、痰浊和瘀血在顽固性心力衰竭的发病过程中互为因果，三者共同推动病情发展。二陈汤出自宋代《太平惠民和剂局方》，是治痰之基础方，主要组成有半夏、陈皮、茯苓、甘草，具有燥湿化痰、理气和中之功，善治湿痰证。方中半夏辛温性燥，善能燥湿化痰，又和胃降逆。陈皮既可理气行滞，又能燥湿化痰。两药相伍，寓意有二：一为等量合用，不仅相辅相成，增强燥湿化痰之力，而且体现治痰先理气、气顺则痰消之意；二为半夏、陈皮皆以陈久者良，而无过燥之弊，故方名"二陈"。补阳还五汤出自王清任《医林改错》，具有补气、活血、通络之功，是治疗因虚致瘀的经典方剂。多项研究表明，该方通过对机体多种作用可显著改善心脏泵血和收缩功能。现代药理学研究表明：黄芪可扩张血管，降低血管阻力，还可保护内皮细胞及缺血心肌，发挥正性肌力的作用；当归可使心脏血流量增加，降低心肌氧耗，保护心肌，研究发现，当归中的多糖可通过刺激相关造血细胞，促进血液生成；半夏有抗动脉粥样硬化等作用；陈皮具有抗氧化、降血脂等功效；川芎具有抗炎、改善心功能等作用，可舒张血管平滑肌，降低血管阻力，并有正性肌力的作用；赤芍具有保护心脏、抑制血小板聚集、改善血流变等多种药理作用；地龙对脑血栓、心血管疾病及血液黏度等均有改善作用。在气虚痰结血瘀型顽固性心力衰竭的治疗上，笔者认为对二陈汤合补阳还五汤进行加减，可使其充分发挥化痰益气活血的功效，标本兼治，既积极治疗了顽固性心力衰竭患者的不适症状，同时，在一定程度上改善了患者的生活质量。

三、气虚血瘀兼痰饮内停证

患者王某，男，57岁，因胸闷、气短、心慌5个月，于2023年7月25日来我科就诊，现患者阵发性胸闷、气短、心慌，每因劳累后加重，伴乏力、汗出、恶心、干呕、颈部不适、口苦、心烦焦虑，夜寐尚可，食欲欠佳，大便溏、小便少。既往高血压病史。查体：血压100/62mmHg，心界向左下扩大，心尖搏动位于第5肋间左锁骨中线外0.5cm，心脏节律不齐，心率95次/分，舌质淡，苔腻，脉沉滑。辅检：心电图示异位节律，房颤，ST-T改变。心脏彩超（2023年5月22日）示EF 50%，双房增大，室间隔增厚，二尖瓣、主动脉瓣中度反流，节段性室壁运动异常，左心功能减低。

中医诊断：心水（气虚血瘀兼痰饮内停证）。

西医诊断：冠心病；房颤；心功能不全Ⅳ级。

治法：益气活血化瘀，健脾利水。

方药：补阳还五汤合五苓散加减。

黄芪30g	当归15g	赤芍20g	川芎20g
白术20g	桂枝20g	地龙20g	猪苓20
茯苓15g	葛根20g	羌活15g	薏苡仁20g
太子参10g	柴胡15g	黄芩10g	生姜15g
半夏15g	冬瓜皮30g	生龙骨20g	生牡蛎20g
芡实20g			

中药7剂，水煎服，日2次，早晚饭后温服，服药期间忌辛辣、油腻、生冷、海鲜等食物，避风寒、慎起居、调情志、

节饮食、勿过劳。

二诊（2023 年 8 月 3 日）：患者自诉胸闷、气短较前好转，仍有活动后心慌、乏力，时有腹泻，自汗出，夜寐可，舌质淡，苔腻，脉沉滑。体格检查：BP 110/70mmHg，T 36.3℃，心脏节律不齐，心率 86 次 / 分。患者自觉症状好转，故主方不变，在前方基础上减猪苓、冬瓜皮、当归，加山药 20g，柏子仁 20g，酸枣仁 15g，以养心安神。中药 7 剂，日 1 剂，水煎服，早晚饭后温服。

三诊（2023 年 8 月 12 日）：患者胸闷、气短、乏力、颈部不适症状进一步缓解，时有恶心、干呕，但较前有所减轻，仍有心慌、心烦易怒，饮食可，大便干燥，舌质淡，苔腻，脉沉滑。体格检查：BP 115/72mmHg，T 36.1℃，心脏节律齐，心率 75 次 / 分。在前方基础上减葛根、羌活，加甘松 20g，苦参 15g，青礞石 20g，珍珠母 20g，合欢皮 20g，百合 20g，治以疏肝解郁，宁心定悸。中药 28 剂，日 1 剂，水煎服，早晚饭后温服。

四诊（2023 年 9 月 11 日）：患者自述心慌减轻，仍有乏力，活动后加重，睡眠欠佳，难以入睡，饮食可，二便正常，舌淡紫，苔腻，脉沉滑。体格检查：BP 108/78mmHg，T 36.3℃，心脏节律齐，心率 82 次 / 分，前方改黄芩 15g，珍珠母 30g，酸枣仁 25g，加淡豆豉 15g，减芡实，以增强清心除烦、养心安神之功，继续服用 14 剂，煎服法同前。

五诊（2023 年 9 月 26 日）：患者自觉症状好转，时有心慌，但较前明显缓解，夜寐可，健忘，小便频，尿酸升高，大便正常。舌淡，苔白腻，脉沉无力。BP 104/70mmHg，

T 36.1℃，心脏节律齐，心率 75 次 / 分。前方改柴胡 20g，加绵萆薢 20g，瞿麦 20g，益智仁 20g，用以增强祛湿化浊、补肾健脑之力，继续中药 14 剂治疗，煎服法同前。

六诊（2023 年 10 月 10 日）：患者自述症状好转，夜寐较前改善，偶有心慌，心烦减轻，胃胀，大便正常。舌质淡，苔腻，脉沉滑。BP 106/72mmHg，T 36.3℃，心脏节律齐，心率 75 次 / 分。前方减生姜、山药，加佛手 20g，用以增强健脾和胃之力，继续中药 14 剂治疗，煎服法同前。

七诊（2023 年 10 月 26 日）：患者自觉症状好转，仍有心烦，胃胀减轻，大便正常，舌淡红，苔薄白，脉沉无力。BP 108/72mmHg，T 36.1℃，心脏节律齐，心率 75 次 / 分。前方减太子参、赤芍、瞿麦，加焦栀子 10g，用以增强清热除烦化痰之力，继续中药 14 剂治疗，煎服法同前。

八诊（2023 年 11 月 14 日）：患者自觉症状好转，偶有心烦焦虑，时有自汗出，夜寐可，大便正常，舌质淡，苔腻，脉沉滑。BP 112/72mmHg，T 36.1℃，心脏节律齐，心率 75 次 / 分。前方减绵萆薢，加浮小麦 50g，甘草 10g，用以增强益气养心敛汗之力，继续中药 14 剂治疗，煎服法同前。

病例分析：本例患者以胸闷、气短、心慌为主症，诊断为"心水"。依据患者乏力、恶心、干呕、食欲欠佳、大便溏、小便少等主要症状，再结合舌、脉，辨证为气虚血瘀兼痰饮内停证。方用补阳还五汤合五苓散加减化裁。五苓散出自东汉张仲景所著的《伤寒论》，由猪苓、茯苓、泽泻、白术、肉桂组成，具有利水渗湿、温阳化气的功效，主要用于治疗膀胱气化不利之蓄水证，症见小便不利、头痛微热、烦渴欲饮，甚则水入即吐，舌苔白，脉浮；也可用于治疗水湿内停之水肿、泄泻，以及痰饮等证。方中猪苓、茯苓、泽泻淡渗利水，通利小便；白术健脾燥湿，运化水湿；肉桂温阳化气，以助利水。此外，处方中山药平补肺脾肾，与健脾宁心之茯苓合用，补五脏之虚而固本，使祛邪不伤正；炒薏苡仁健脾益胃兼利水渗湿，共奏健脾益胃补中之功效，使中焦旺，气血生化有源。笔者在该病例中诸药合用，祛邪不伤正，扶正不留邪，注重攻补兼施，顾护脾胃，符合本病的特点，切中病机，从而收到满意疗效。

四、阳虚水泛兼痰瘀交阻证

患者沈某，女，76岁，因阵发性胸闷、气短，乏力，夜间偶憋醒4月余，于2023年6月1日来我科就诊，现患者阵发性胸闷、气短，每因劳累后加重，伴心慌、乏力，偶夜间憋醒，咳嗽、咳痰，自汗出，颈部不适，口干口苦，后背酸痛，小腹胀，夜寐欠佳，饮食尚可，大便干、小便少。既往胃炎、腔隙性脑梗死病史。查体：血压120/60mmHg，心界向左下扩大，心尖搏动位于第5肋间左锁骨中线外0.5cm，心脏节律齐，心率76次/分，舌淡紫，苔白滑，脉沉无力。辅检：心电图示窦性心律，ST-T改变。心脏彩超（2023年5月22日）示EF 45%，左心功能减低，主动脉瓣退行性伴中-重度反流，二尖瓣退行性变，三尖瓣轻度反流，肺动脉高压，心包积液。

中医诊断：心水（阳虚水泛兼痰瘀交阻证）。

西医诊断：心功能不全级；肺心病。

治法：温阳补肾，活血化瘀利水。

方药：真武汤合葶苈大枣泻肺汤加减。

茯苓 30g	白术 20g	生姜 10g	制附子 10g
葶苈子 30g	大枣 10 枚	黄芪 30g	当归 15g
赤芍 15g	川芎 20g	瓜蒌 20g	郁金 20g
地龙 20g	土鳖虫 10g	生牡蛎 20g	桂枝 20g
冬瓜皮 30g	大腹皮 20g	平贝母 10g	鱼腥草 20g
前胡 20g	百部 15g	连翘 15g	香橼 15g

14 剂，水煎服，日 2 次，早晚饭后温服，服药期间忌辛辣、油腻、生冷、海鲜等食物，避风寒、慎起居、调情志、节饮食、勿过劳。

二诊（2023 年 6 月 13 日）：患者自诉胸闷、夜间憋醒较前好转，仍有活动后气短乏力，咳嗽咳痰，夜寐欠佳，大便正常。舌淡紫，苔白腻，脉沉无力。体格检查：BP 160/70mmHg，T 36.3℃，心脏节律齐，心率 76 次 / 分。患者自觉症状好转，故主方不变，在前方基础上加柴胡 15g，黄芩 10g，以清热除烦，加白前 20g，以消痰止咳。14 剂，日 1 剂，水煎服，早晚饭后温服。

三诊（2023 年 6 月 27 日）：患者胸闷、气短、乏力、夜间憋醒症状进一步缓解，咳嗽、咳痰症状较前有所减轻，饮食可，大便干燥，舌淡紫，苔白滑，脉沉无力。体格检查：BP 165/65mmHg，T 36.1℃，心脏节律齐，心率 78 次 / 分。心脏彩超（2023 年 6 月 26 日）示 EF 58%，左心容量负荷轻度增加，主动脉瓣退行性伴少量反流，二尖瓣、三尖瓣轻度反流，心包积液，左室舒张功能减低。患者自觉症状好转，故主方不变，在前方基础上加焦槟榔片20g以润肠通便，减鱼腥草、百部。14剂，日1剂，水煎服，早晚饭后温服。

四诊（2023年7月11日）：患者自述活动后仍有胸闷、气短、咳嗽，但较前已有所减轻，睡眠欠佳，饮食可，二便正常，舌淡紫，苔白腻，脉沉无力，体格检查：BP 144/78mmHg，T 36.3℃，心脏节律齐，心率82次/分，前方改冬瓜皮40g，加猪苓20g，以增强健脾利水之功，继续服用14剂，煎服法同前。

五诊（2023年8月21日）：患者自觉症状好转，仍有气短、乏力、自汗出，余症较前减轻，夜寐可，食欲欠佳，二便可。舌淡红，苔白腻，脉沉无力，BP 167/80mmHg，T 36.1℃，心脏节律齐，心率74次/分。前方减连翘，改黄芪40g，加太子参10g，用以增强益气敛汗之力，加焦三仙20g以健脾开胃，继续中药14剂治疗，煎服法同前。

病例分析：本例患者以胸闷、气短、夜间憋醒为主症，因此诊断为"心水"。依据患者心慌、乏力，咳嗽、咳痰，小便少等主要症状，再结合舌、脉，辨证为阳虚水泛兼痰瘀交阻型。心阳亏虚则推动乏力，血行不畅，津液运行失常，导致痰瘀内生，若心阳衰微日久不复，则逐渐累及肾阳，导致肾阳虚损。人体脏腑气化功能需在肾阳的激发和推动作用下，共同完成人体水液的代谢，一旦肾阳亏损，则脏腑气化功能愈加失调，加重水湿痰饮之患，从而出现咳嗽咳痰、心包积液、小便少等症；痰瘀又会阻滞气机，导致气滞，从而发展为痰瘀气互结的病理状态，出现胸闷、气短、夜间憋醒、心慌、夜寐差等症。笔者认为，心力衰竭的基本病理属性为本虚标实证。本虚即心之气血阴阳亏虚，标实即痰浊、瘀血、水饮等。二者互为因果，反映了心力衰竭的整个病机演变过程。病情进一步发展，出现心肺同病证机复杂，虚实夹杂，形成恶性循环，病情危笃。最终发展为顽固性心力衰竭。水饮痰浊瘀血不仅是很多顽固性疾病的病理因素，更是心血管疾病缠绵难愈的重要原因。同时，由于心、脾、肾等脏腑亏损，累及后天之本和先天之本，导致脾失健运，肾精亏虚，出现乏力、纳差、便干；肾失气化、脾失转输则水饮内停而为小便少等症。笔者认为，心气阳虚是心衰之本，病位在心，是内因，决定着心衰的发生、进展、转归及预后，而心力衰竭基本病理变化为气虚血瘀、阳虚水泛，因此在心衰的中医治疗方面，确定以补益方药和温阳方药为基础用药，兼以泻肺逐水。方用真武汤合葶苈大枣泻肺汤加减。笔者进行灵活加减，多药合用。

真武汤出自《伤寒论》，由茯苓、芍药、生姜、白术、炮附子组成，具有温阳利水的功效，主要用于治疗阳虚水泛证，症见畏寒肢冷、小便不利、心下悸动不宁、头目眩晕、身体筋肉瞤动、站立不稳、四肢沉重疼痛、浮肿、腰以下为甚、腹痛、泄泻或下利、舌质淡胖、边有齿痕、舌苔白滑、脉沉细。方中附子大辛大热，温肾助阳，以化气行水，兼暖脾土，以温运水湿，为君药。茯苓、白术健脾燥湿，淡渗利水，使水邪从小便而去，共为臣药。生姜辛温，既助附子温阳散寒，又合苓、术宣散水气，为佐药。芍药敛阴和营，以制约附子温燥之性，使温阳利水而不伤阴，为佐使药。

《素问·灵兰秘典论》谓："膀胱者，州都之官，津液藏焉，气化则能出矣。"膀胱之气化有赖于阳气之蒸腾。取辛温之桂枝温通心阳，助阳化气，助茯苓温阳化饮，取"病痰饮者，当以温药和之"之义；方中黄芪补气，使气旺以促血行，瘀去络通，还可推动津液的正常运行，使水饮得散；当归尾活血通络而不伤血。赤芍、川芎助当归尾活血祛瘀；地龙通经活络，力专善走，并引诸药力直达络中，合而用之，气旺、瘀消、络通，重在补气以活血化瘀。葶苈子具有强心、抗感染、止咳平喘、利水消肿等多重功效，重用葶苈子切合肺心病的病机。白术健脾燥湿利水，一则助茯苓利水之功，二则健脾以绝水饮生成之源，还可益气固表，防气虚而自汗。通过益气温阳改善心肌收缩力，通过利水改善水钠潴留，三方化裁合用共奏益气活血、祛瘀通络、温阳化气利水之功，用于慢性心力衰竭属心阳亏虚、水饮凌心证的治疗。

此外，笔者辨治心力衰竭时在益气温阳、泻肺逐水为大法的基础上，尤其重视调理脾胃而调动人体正气以扶正祛邪。调理脾胃亦可助补心气、充宗气，利于三焦气化，因此实质上其贯穿在益气活血、温阳利水之法中。临床观察发现，便干、纳差、乏力、苔腻等为心衰患者常见症状。现代研究也表明，调理脾胃的相关药物能通过促进胃肠消化吸收功能，改善能量物质代谢，通过调节脂质代谢以减轻血管压力，通过改善脂质过氧化损伤以减轻内膜损伤、脂质沉积等。六腑以通为用，以降为顺，《灵枢·平人绝谷》提出"胃满则肠虚，肠满则胃虚，更虚更满，故气得上下，五脏安定，血脉和利，精神乃居"，故胃气降则和，不降则滞，表现为食欲欠佳、大便干燥等。而便干是心血管疾病的常见伴随症状，当发生排便困难时，心血管病患者因腹内压急剧增加，极易给患者的冠状动脉血流量、心率带来反射性影响，进而使其病情进一步恶化，甚至导致死亡。笔者认为预防及治疗便秘对于心血管疾病患者具有重要意义，故在本例患者治疗过程中不乏山楂、神曲、槟榔片等调理脾胃、润肠通便之品。在临床实际应用中，心衰患者往往病情复杂，且绵延加重，故不同病证加用方药也有不同，需针对患者不同阶段辨证论治，灵活进行处方的加减化裁。

五、气阴两虚兼痰饮内停证

患者张某，女，44岁，因阵发性胸闷、心慌、气短1年余，加重1周，于2022年12月7日来我科就诊。患者1年前无明显诱因出现胸闷、气短症状，位于心前区，未予系统诊断与治疗。1周前外感后症状再次出现并逐渐加重伴头晕、乏力。病情每因劳累而加重，为求系统中西医结合诊断及治疗，故来我科门诊就诊。现患者胸闷阵作，心慌、气短，伴平卧憋气、头晕、颈部不适，咳嗽、咳痰，夜寐欠佳，饮食可，二便可。既往高血压病史。查体：血压180/100mmHg，心率133次/分，心脏节律齐，各瓣膜听诊区未闻及其他病理杂音，舌红，少苔，脉细无力。辅检：心电图示窦性心律，ST-T改变。心脏彩超（2022年12月5日）示EF 35%，左心及右房增大，二尖瓣中度反流，三尖瓣大量反流，心包积液，肺动脉高压（中度），左室运动幅度减低，左室功能减低，NT-pro BNP（脑钠肽）3869ng/mol。

中医诊断：心水（气阴两虚兼痰饮内停证）。

西医诊断：心功能不全Ⅳ级；高血压3级；胸腔积液。

治法：益气养阴，活血利水，养心安神。

方药：生脉散合苓桂术甘汤加减。

人参 10g	麦冬 20g	五味子 20g	木防己 15g
葶苈子 30g	大枣 10 个	茯苓 30g	猪苓 20g
盐泽泻 20g	玉竹 30g	桂枝 15g	生石膏 20g
黄芪 30g	柏子仁 20g	合欢皮 20g	首乌藤 30g
鱼腥草 30g	连翘 15g	炒白术 20g	柴胡 15g
黄芩 15g	远志 15g	炙甘草 15g	

14 剂，水煎服，日 1 剂，分早晚饭后温服。

二诊（2022 年 12 月 26 日）：患者自述服用上方 2 周后胸闷、气短、平卧憋气较前明显缓解，头晕、颈部不适减轻，仍有心慌、汗出、咳嗽、咳痰，睡眠好转，大便可。体格检查：BP 140/98mmHg，T 36.1℃，心脏节律齐，心率 110 次 / 分，双肺（－）。前方减连翘、首乌藤，加生地黄 20g，浮小麦 50g，麻黄根 30g，煅牡蛎 30g，蜜百合 30g，以增加补肾敛汗之力，继续服用 14 剂。

三诊（2023 年 1 月 12 日）：已服用上方 1 月余，胸闷、气短、平卧憋气症状明显缓解，仍有咳嗽、咳痰，头晕、颈部不适减轻，二便可，舌红，少苔，脉细无力。体格检查：BP 140/94mmHg，T 36.1℃，心脏节律齐，心率 86 次 / 分，双肺（－）。前方减人参，加煅珍珠母 30g，生龙骨 30g，党参 10g，蜜紫菀 20g，蜜款冬花 20g，以增加益气定悸化痰之力，继续服用 14 剂。

四诊（2023 年 1 月 30 日）：患者自述症状好转，情绪波动后心烦焦虑、睡眠欠佳，二便正常，偶有头晕、颈部不适，舌红，少苔，脉细无力。体格检查：BP 144/90mmHg，T 36.1℃，心脏节律齐，心率 75 次 / 分，双肺（－）。前方加焦栀子 15g，牡丹皮 20g，治以清热除烦，续服 28 剂。

五诊（2023 年 3 月 1 日）：患者已服药近 3 个月，自述诸症好转，偶有胸闷气短、心慌、汗出、乏力较前明显减轻，无头晕、颈部不适，食纳可，二便和，夜寐可，舌红，少苔，脉沉细。体格检查：BP 142/98mmHg，T 36.3℃，心脏节律齐，心率 84 次 / 分，双肺（－）。辅助检查：心脏彩超（2023 年 3 月 20 日）示左心功能明显改善，EF 55%，左心稍大，二尖瓣少量反流，三尖瓣少量反流，极少量心包积液，左室壁运动欠协调，左室功能减低，目前患者自觉一般状态良好，无其他不适主诉。予前方 14 剂巩固治疗，嘱患者随访。

病例分析：该患者症状以胸闷阵作，心慌、气短，伴平卧憋气、咳嗽、咳痰为主，故笔者诊断为心水，根据症、舌、脉表现，四诊合参，故诊为气阴两虚兼痰饮内停证。该患病机具有本虚标实、虚实夹杂，虚者以心、肾为主，实者责之痰饮的特点，故拟方用生脉散汤合苓桂术甘汤加减化裁。生脉散出自金代张元素所著的《医学启源》，由人参、麦冬、五味子组成，具有益气生津、敛阴止汗的功效，主要用于治疗温热、暑热耗气伤津证，症见汗多神疲、体倦乏力、气短懒言、咽干口渴、舌干红少苔、脉细弱；也可用于治疗久咳伤肺、气阴两虚证，症见干咳少痰、短气自汗、口干舌燥、脉虚细。方中人参甘温，大补元气，益肺生津；麦冬甘寒，养阴清热，润肺生津；五味子酸温，敛肺，生津止渴，三药合用，一补一润一敛，共奏益气生津、敛阴止汗之功。饮属阴邪，非温不化，

《金匮要略》提出"病痰饮者，当以温药和之"。《伤寒论》中所载的苓桂术甘汤，由茯苓、桂枝、白术、甘草组成，功可温化痰饮，健脾利湿。主药用于心阳不足、水饮上凌所致心悸；中阳不足，水饮上泛清窍引起的头晕目眩；中焦阳虚水泛停滞胃肠引起的胃脘部胀满，舌苔多见白滑或白腻。方中茯苓健脾利水渗湿，桂枝温阳化气，白术健脾燥湿，炙甘草调和诸药，共奏温化痰饮、健脾利湿之效。

生脉散汤合苓桂术甘汤两方加减化裁，组合成方，可使心气得充、瘀血得散、痰浊得化。方中黄芪性温味甘，归肺、脾经，可健脾益中、益卫固表、升阳利尿，其性甘温，善和脾胃，既能补肺益气又能消肿利尿，标本兼治；葶苈子、大枣取葶苈大枣泻肺汤之意，以泻肺祛痰、利水平喘，葶苈子入肺泻气、开结利水，使肺气通利、痰水俱下，则喘可平，但又恐其性猛力峻，故佐以大枣之甘温安中而缓和药力，使祛邪而不伤正；猪苓、泽泻取五苓散之意，以利水渗湿、温阳化气，其中猪苓味甘、淡，性平，归肾、膀胱经，具有利水渗湿功效，能促进水湿排泄，使水湿从小便而去，泽泻味甘性寒，归肾、膀胱经，具有利水渗湿、泄热功效，亦能促进水湿排泄；石膏、木防己取木防己汤之意，木防己祛风行水，石膏清泄郁热，共奏养阴利水之功；柴胡、黄芩以解郁除烦；柏子仁、合欢皮养心安神；远志可涤痰开窍，宁心安神；鱼腥草味辛，性微寒，归肺经，具有清热解毒、消痈排脓、利尿通淋功效；连翘味苦，微寒，归肺、心、小肠经，具有清热解毒、疏风清热、消肿散结作用；甘草甘平，配桂枝以辛甘化阳，合白术以益气补脾，又可调和药性，而兼佐使之用，纵观全方，温而不热，利而不峻，标本兼顾。

值得注意的是，顽固性心力衰竭的发病除与人体正气不足、脾肺气虚、防御功能减弱有关外，还与感受外邪有关。六淫是中医病因学说的重要组成部分，是导致顽固性心力衰竭反复发作甚至恶化的因素之一。在引起急性发作的诱因中，以气候变化等原因引起的呼吸道感染最为常见。研究表明，寒冷和气候骤变可使大白鼠的呼吸道黏液分泌增加、上皮细胞损伤，免疫防御能力降低，其炎性渗出物和黏液潴留又造成再次感染。因此，控制呼吸道感染为治疗顽固性心力衰竭发展的重要环节。现代药理研究表明清热解毒药如连翘、鱼腥草等对多种革兰阴性及阳性菌均有不同程度的抑制作用，还具有抗病毒、提高机体免疫力、抑制炎症反应的功效。因此，衷中参西，顽固性心衰临证时适当配伍使用清热解毒之品，每收奇效。

第四章

双心疾病

第一节　概　　述

一、中医对双心疾病的认识

（一）双心疾病的历史沿革

笔者经过多年临床经验总结，特别是从初步的"心理疾病—心脏病"朦胧探索，到系统地提出"双心疾病"（又称心理心脏病学、精神心脏病学、行为心脏病学）诊疗方案，对该病已有了较深的认识。随着国内外"双心医学"诊疗指南和规范的发布，"双心医学"已经成为近年医学界关注的焦点。尽管如此，"双心疾病"的诊治尚存在许多不足，如临床诊疗体系不完善，部分西药不良反应大等，此章节将结合笔者的多年临床经验，对"双心疾病"进行深度解读，为广大同僚提供新的临床思路。

传统中医学虽没有双心疾病的病名，但中医学很早就有此类疾病的相关记载，同时也对"双心"的认识源远流长，有关心血管疾病与精神心理因素的相关性的描述散见于中医学"胸痹""心痛""心悸""厥证""风眩""心衰""郁证""百合病""脏躁""癫狂"等。但是笔者认为早在《内经》中对"心"的生理功能的归纳就蕴含着"双心"理念："心主神明""心主血脉"。"心主神明"的物质基础是"心主血脉"，将其合二为一，既强调了血脉与神明之间的联系，也强调了心的生理功能的整体性。

在《素问·痿论》有"心主身之血脉"的论述，《素问·调经论》提出"心藏神"。中医对于心"主血脉"的认识与西医心脏的结构和功能十分相似，而"心藏神"则涉及了西医的心理和精神状态。《素问·灵兰秘典论》载："心者，君主之官也，神明出焉。""心"通过统帅各脏腑之气，以达到调控各脏腑功能及精神活动的作用。《灵枢·五邪》指出"邪在心，则病心痛"等。最早记录抑郁的病例见《左传》：楚国子重讨伐吴国，因丧失军队、土地和大夫，楚国人怪罪子重，使子重内心忧恚，抑郁而病，患"心疾"而亡。古人已经注意到环境中的不良事件可引发情绪波动，而情绪波动、忧郁恚闷对人体的身心健康十分有害，重则可引发心病的发生，甚至导致死亡。

《素问·六元正纪大论》载："郁之甚者，治之奈何？""木郁达之，火郁发之，土郁夺之，金郁泄之，水郁折之。"《诸病源候论·气病诸候·结气候》指出忧思会导致气机郁结，"结气病者，忧思所生也。心有所存，神有所止，气留而不行，故结于内"。综上可知，郁有广义、狭义之分。广义的郁，包括外邪、情志等因素所致的郁在内。狭义的郁，即单指情志不舒为病因的郁。此时医集中记载的郁证，多单指情志之郁而言。根据临床表现及其以情志内伤为致病原因的特点，郁证主要见于西医学的神经衰弱、癔症及焦虑症等。另外，也见于更年期综合征及反应性精神病。

元代《丹溪心法·六郁》已将此类疾病列为一个专篇，提出了气、血、火、食、湿、痰六郁之说，创立了六郁汤、越鞠丸等相应的治疗方剂；《古今医统大全·郁证门》指出"郁为七情不舒，遂成郁结，既郁之久，变病多端"。所以郁证形态有单纯郁证与病郁同存，因郁致病与因病致郁同存，显性郁证与隐性郁证同存，也有狭义郁证与广义郁证之分。

自明清以来，此类疾病主要指与情志过极、肝气不疏有关的疾病，《景岳全书·郁证》称之为因郁而病，论述了怒郁、思郁、忧郁三种郁证，如"血虚则无以养心，心虚则神不守舍"。张景岳在《类经》中指出，"情志之伤，虽五脏各有所属，然求其所由，则无不从心而发"。又说"心为五脏六腑之大主，而总统魂魄，怒动于心则肝应，恐动于心则肾应，此所以五志唯心所使也"，指出了心（即神）调节脏腑的生理功能，而情志过敏可损伤心神，导致其他脏腑功能的异常，这与西医所说的剧烈或持续心理应激通过神经－内分泌－免疫－体液等促进心身疾病的发生发展相一致。可见，中医学中虽无双心疾病这一病名，但对心系疾病会引起精神情志异常早有认识。总体来说，明清时期医家认为，"双心"疾病因情志不畅、久病体虚、饮食不节、劳逸失调等导致气血阴阳亏虚，心失所养，或邪扰心神，心神不宁，病机总属本虚标实，本虚在于气、血、阴、阳之不足，标实在于气、痰、瘀、火之内结，病位涉及心、肝、脾、肾、肺等多脏腑。

笔者认为，近现代以来，中医方面强调气滞、痰浊、血瘀及情志因素是心系疾病的重要病因之一，而心系疾病亦常常可以导致情志的变化，故双心疾病常分为急性期和缓解期两个方面。

而当代中医似乎只将脏躁、百合病、梅核气等极少数病证视为郁证，致使对大量临床存在的郁证视而不见，漏诊误诊甚多。随着社会生态压力陡增，越来越多的郁证患者求诊于中医，但迄今中医学有关郁证的诊疗技术却相形见绌。探讨郁证的形态与辨识，实乃出于中医临床日益增长的需要。

现代人生活节奏过快，思虑过度、劳累过度而伤及正气，"喜怒忧思悲恐惊"七种情志失常，导致正气逆乱，或者停滞胸中阻碍气机，气机受阻则血液运行不畅，脉道不通利，痰浊和瘀血相互搏结，心脉就容易痹阻。长期的不良情志刺激人体，导致气血阴阳失调，脏腑功能紊乱。

熬夜、作息不规律又容易耗气伤阴，正气虚则肾不纳气，就容易出现心悸气短等表现，而正气虚无法温养脏腑、肌肤等。现代人饮食还不够节制，运动量相对较少，长期久坐，脾虚转输失常，脾胃运化之力较弱，平时嗜食肥甘厚味，或嗜烟酒者，会更加损伤脾胃。脾胃为气血生化之源，后天之本，饮食失调，脾失健运，导致湿浊内生，聚湿生痰，痰浊阻滞脉络，络脉不通，又因气血生化乏源，无以濡养心脉，而心主血脉，心主神明，如此循环则心脉病发而成双心疾病。

但是郁证作为情志类病证，一般属于功能性疾病，然而器质性疾病既可继发于情志病郁证，也可因伴有情志病郁证而加重。因此，从功能性情志病郁证与西医学器质性疾病的角度来看，存在"单纯郁证"与"病郁同存"两种情况。"单纯郁证"包括但远不仅限于抑郁症、焦虑症类疾病，更多是指处于不同程度的抑郁焦虑状态的功能性疾病并且存在心悸、胸闷、气短等症状，让临床医生难以辨别，这在中医临床实践中极为多见。

器质性疾病与郁证同时存在可能有两种情况，一种是两者之间并无因果关系，另一种则有因果关联，即"因郁致病"或"因病致郁"。因郁致病是指由情志不遂影响脏腑气血阴阳而产生的一类病证。例如，暴受惊恐、心虚胆怯、神魂不安可引发不寐，郁怒伤肝、肝失疏泄、横逆犯土可引发胃痛、泄泻等。因情志因素引发的病证数不胜数。因病致郁是指脏腑气血阴阳失调进而影响情志的一类病证。久患痼疾不愈或身体违和不适，遂心生疑虑恐惧，以致心神失养或肝气郁结，进而再引发郁证。西方医学直至半个多世纪前才逐渐认识并关注心身疾病（因郁致病）或身心疾病（因病致郁）。

并非所有的郁证在临床上均容易被辨识，否则就不会有如此之多的漏诊或误诊。为此有必要提出"显性郁证"与"隐性郁证"的概念。顾名思义，显性郁证是指由七情不遂导致显现在外而容易辨认的郁证，具有悲伤欲哭、烦躁易怒等情志类表现，如脏躁证、百合病等。隐性郁证是指由并不明显的情志因素或由患者内在固有的郁证气质禀赋及人格特质所引起的、以躯体症状表现为主的临床不易察觉的郁证。从病因看，其七情不遂的表现很轻微或为隐性表现，这类患者常有多思善虑、狐疑内向、易受暗示的郁证禀赋；从临床表现看，并不一定可见情志变化，多表现为诸如疼痛、胸闷心悸、气短乏力、嗳气痞满、月经失调、不孕不育等躯体症状。看似并非郁证而实为郁证，故名"隐性郁证"。具有种种躯体不适的隐性郁证犹如披着一件由躯体症状伪装的"外衣"，掩盖着郁证的本质。隐性郁证是相对于显性郁证而言的，二者之间可以互相转化，其判别与医生的经验有关。在临床经常遇到有患者会竭力否定或掩饰自己存在情志心理问题，如果医生善于发现并循循善诱，患者会将心病悉数告知。此际，隐性郁证便向显性郁证转化。但是，不管是哪种病证，笔者认为要从实际出发，辨人辨病，病证结合，根据人的体质、性格不同，从而选择不同的切入点，这就是师古而不泥古。

综上所述，笔者认为现代人气虚痰浊血瘀与双心疾病的发病密切相关，益气豁痰化瘀法是治疗双心疾病久病不愈的重要法则，另外病证结合也是西医学与中医学有机结合诊疗的重要方法。病证结合辨治"双心疾病"是通过中医思维中整体的概念，发挥辨证论治的优势，也就是说病证结合既包含传统中医理论，又与西医学的病证结合，还突出了心血管病学与心理学的病病结合。随着社会—心理—生物综合医学模式的转变，临床上对心血管疾病合并精神心理疾病患者日益重视。笔者早在十余年前就已经提出"双心疾病"的相关概念，运用益气豁痰化瘀法的治疗理论，并逐渐将心理因素产生的症状结合到一起，运用中医药整体思维，经辨证论治，应用中药汤剂、中药膏方、复方制剂等个体化较强的治疗方式，使该病的治疗有效率逐年提高，多年来，众多患者对笔者的益气豁痰化瘀复方疗法赞不绝口。

（二）双心疾病的病因病机

笔者认为，双心疾病的病因病机是多方面的，多以情志内伤、生活压力、饮食不节、劳逸失度等有关，多病机结合致病，中医古籍中对本病的病因病机描述颇多，影响深远，现总结如下：

1. 情志失调而生痰

笔者在临床施治时，常说忧思伤脾，脾运失健，津液不布，遂聚为痰。郁怒伤肝，肝失疏泄，肝郁气滞，甚则气郁化火，灼津成痰。无论气滞或痰阻，均可使血行失畅，脉络不利，而致气血瘀滞，或痰瘀交阻，胸阳不运，心脉痹阻，不通则痛，而发胸痹。《杂病源流犀烛·心病源流》曰："总之七情之由作心痛，七情失调可致气血耗逆，心脉失畅，痹阻不通而发心痛。"七情过极，刺激过于持久，超过机体的调节能力，导致情志失调，尤以悲忧恼怒最易致病。若恼怒伤肝，肝失条达，气失疏泄，而致肝气郁结。气郁日久化火，则为火郁；气滞血瘀则为血郁；谋虑不遂或忧思过度，久郁伤脾，脾失健运，食滞不消而蕴湿、生痰、化热等，则又可成为食郁、湿郁、痰郁、热郁。

2. 体质因素而气弱

笔者认为原本肝旺，或体质素弱，复加情志刺激，肝郁抑脾，饮食渐减，生化泛源，日久必气血不足，心脾失养，或郁火暗耗营血，阴虚火旺，心病及肾，而致心肾阴虚。如《杂病源流犀烛·诸郁源流》曰："诸郁，脏气病也，其源本于思虑过深，更兼脏气弱，故六郁之病生焉。"

3. 寒邪内侵而血瘀

笔者认为寒主收引，既可抑遏阳气，所谓暴寒折阳，又可使血行瘀滞，发为本病。《素问·调经论》曰："寒气积于胸中而不泻，不泻则温气去，寒独留，则血凝泣，凝则脉不通。"《医学正传·胃脘痛》曰："有真心痛者，大寒触犯心君。"素体阳衰，胸阳不足，阴寒之邪乘虚侵袭，寒凝气滞，痹阻胸阳，而成胸痹。诚如《医门法律·中寒门》所说："胸痹心痛，然总因阳虚，故阴得乘之。"《类证治裁·胸痹》也说："胸痹，胸中阳微不运，久则阴乘阳位，而为痹结也。"

4. 饮食失调

笔者认为患者平素饮食不节、饥饱无度，如过食肥甘厚味，或嗜烟酒而成癖，或乱投药物，以致脾胃损伤，运化失健，聚湿生痰，上犯心胸清旷之区，阻遏心阳，胸阳失展，气机不畅，心脉闭阻，心失所养，或聚湿生痰，久而可与瘀血、寒邪、气滞、痰湿等病理因素互结，阻碍气机，胸阳失展，出现胸闷、胸痛、心悸等诸症。

5. 体虚久病

笔者认为患者素体亏虚，易感疾患，或心系疾病罹患日久，病情复杂，反复求医，但疗效欠佳，信心丧失，"君主之心"影响"神明之心"，导致情绪紧张或思想负担沉重，使心血暗耗，心气郁结，出现或加重胸闷、心悸、不寐等症。本病证的发生多与情志失节、饮食失调、劳倦内伤等因素有关。其病机有虚实两方面，实为血瘀、气滞、痰浊，痹阻胸阳，阻滞心脉；虚为肝郁、气虚、阴伤、阳衰，肺、脾、肝、肾亏虚，心脉失养。在本病证的形成和发展过程中,大多因实致虚,亦有因虚致实者。病性有虚、实两方面,虚者多为心之气、血、阴、阳亏损导致心神失于滋养、温煦,实者多有肝气郁结、痰火扰心、心血瘀阻、痰湿阻络、阳气郁闭导致心脉闭阻不畅。虚实之间可以相互夹杂或转化,实证日久,耗伤正气,可兼见气、血、阴、阳亏虚;虚证也可因虚致实,兼见气滞、血瘀、痰火等实证表现。总之,本病病理性质总属本虚标实,其本为气血不足,阴阳亏损,其标为气滞、痰火、血瘀、湿阻,临床上多为虚实夹杂之证。也可为七情所伤,情志不遂,或郁怒伤肝,导致肝气郁结而并发心病,故病位主要在心,可涉及肝、脾、肾。肝喜条达而主疏泄,长期肝郁不解,情怀不畅,肝失疏泄,可引起五脏气血失调。肝气郁结,横逆乘土,则出现肝脾失和之证。肝郁化火,可致心火偏亢。忧思伤脾,思则气结,既可导致气郁生痰,又可因生化无源,气血不足,而形成心脾两虚或心神失养之证。更有甚者,肝郁化火,火郁伤阴,心失所养,肾阴被耗,还可出现阴虚火旺或心肾阴虚之证。

6. 气机郁滞

由于双心始于肝失条达,笔者认为疏泄失常,故以气机郁滞不畅为先。气郁则湿不化,湿郁则生痰,而致痰气郁结;气郁日久,由气及血而致血郁,又可进而化火等,但均以气机郁滞为病理基础。

7. 虚实夹杂

双心疾病初起多实,日久转虚或虚实夹杂。该病虽以气、血、湿、痰、火、食六郁邪实为主,但病延日久则易由实转虚,或因火郁伤阴而导致阴虚火旺、心肾阴虚之证;或因脾伤气血生化不足，心神失养，而导致心脾两虚之证。如《类证治裁·郁证》说："七情内起之郁，始而伤气，继必及血，终乃成劳。"

通过分析以上病因病机，笔者认为，此病初起，病变以气滞为主，常兼血瘀、化火、痰结、食滞等，多属实证。而病久则易由实转虚，随其影响的脏腑及损耗气血阴阳的不同，而形成心、脾、肝、肾亏虚，虚实夹杂的不同病变。在心与双心疾病方面，笔者认为心主血脉、藏神，若情志调畅，则气血调和；若情志过敏，则可损伤心之气血阴阳而发为心系疾病，因此，中医"心系"疾病的表现主要与血脉运行障碍和情志活动异常有关。心之气血营养受损不但会引起心悸、胸痹等，同时也会引起神的异常，如心气（阳）虚、心神失养导致的神疲乏力、精神萎靡不振；心血虚所致的失眠多梦、健忘；心阴虚火旺所致的心烦不宁，惊恐不安，失眠多梦等。在脾与双心疾病方面，《仁斋直指方论》云："人之所主者心，心之所养者血，心血一虚，神气不守，此惊悸之所肇端也……"提示气血不足与双心疾病有关，而脾为后天之本，气血生化之源，若脾气虚弱，则气血生化不足，心失所养，故见胸闷气短、心悸不宁、疲乏无力、失眠多梦等。脾虚则水谷无以化生精微而痰湿内生，蒙蔽心窍，可致神志呆钝、淡漠等。在肝与双心疾病方面，心血管疾病合并焦虑症者往往因久病气机失调，肝气郁久而化火，肝、心为母子之脏，其气相通，肝火引动心火，火扰心神，患者除出现如胸闷、胸痛、心悸、气促等心系疾病的症状外，还可见心肝火旺的症状如头晕头痛、烦躁、易怒、惊恐、狂躁、失眠等；气滞日久可致血瘀，瘀阻于内，则脉络不通，心失濡养，而出现胸闷、胸痛等"不通则痛"的表现以及心悸等心失所养之证；或久病，肝阴亏耗，而"肝肾同源"，必致肾阴不足，不能上奉于心，水不济火，则心阳独亢，扰动神明而致心烦、失眠等。在肾与双心疾病方面，笔者认为年老体弱或久病耗伤，肾气不足，精气亏虚，肾中阴阳失调，肾阴不足，不能上奉于心，水不济火，阴虚火旺，而致心神被扰，可见心悸、失眠、烦躁等症。另外，七情不畅、寒冷侵袭、年老体虚、久病未愈等病因均可致瘀血痹阻心脉，心脉不畅，则心神失养，神无所主，心神不宁。患有心血管疾病的患者，往往因慢性病程的困扰，导致焦虑不安或忧思抑郁，进一步加重血瘀，形成恶性循环。可见，双心疾病的病位在心，但与肝、脾、肾密切相关。主要病机为气机失调，气血失和，病性多虚实并见，与气虚、痰浊、血瘀密切相关。

二、双心疾病的西医学研究进展

（一）双心疾病的概念

"双心疾病"在临床中称为心理心脏疾病，是心脏疾病伴随有心理问题疾病的综合征，患者时常会出现抑郁、焦虑等心理反应，且与心脏疾病互相影响。临床上双心疾病治愈率较低，因为患者除患有心血管疾病外，常常有两个以上的伴随症状，加之患者出现的焦虑或抑郁情绪，使得本病有易复发、病情长久的特点。

（二）双心疾病诊疗现状

现代研究表明规律的有氧运动有助于心理健康，可减少包括焦虑、抑郁在内的消极反应，降低心理应激水平，对改善心身状态有积极作用。音乐疗法主要是通过对中枢神经系统的影响来调节机体的身心状态，如听放松性音乐能降低心率、焦虑水平，改善头痛、头晕、胸闷、心悸、失眠等临床症状。根据患者个人兴趣不同，鼓励其自带收录机或耳机，独自享受自己喜欢的音乐。通过音乐疗法使患者松弛交感神经紧张状态，改善患者紧张、忧郁等心理状态。

值得注意的是，双心疾病病情复杂，易发难治，常合用心理疗法进行治疗，要加强医患沟通，帮助患者认识本病特点并解除顾虑，医务人员必须同情关心患者，不能认为其是"无病""假病"或"思想病"，要取得患者的信任以配合治疗。根据"双心同调"的原则，此类患者不仅要做好一般护理，还应重视心理护理，关注患者的心理问题，及时掌握病情变化，这对本病十分重要。解除致病原因，使患者正确认识和对待自己的疾病，增强治愈疾病的信心，可以促进郁证好转、痊愈。此外，笔者认为在保留隐私的情况下也要详细了解病者患病经过，工作、生活、思想情况，以及家庭、婚姻和工作环境等，分析可能引起本病的主要诱因，然后进行仔细心血管系统的检查，包括 X 线、心电图、超声心动图和其他必要实验室检查。根据检查结果确无器质性心脏病证据的，可向患者详细分析和解释病情，使之相信自己并无器质性心脏病。并耐心回答患者提出的有关问题，使其了解本病的病因和本质，以解除不必要的顾虑。同时告诉患者，本症形成有一定过程，要治愈也需要一段时间，且会不断反复。因此，治疗不能操之过急，应乐观对待，切莫悲观，树立战胜疾病的信心。医者要表现出充分的耐心、细心与关心，注意语言与态度，争取患者的信任与合作，并加以安慰和鼓励。一般患者无需卧床休息，有的可根据病情适当减轻工作或改变一下工作环境，并帮助建立良好的生活制度，鼓励参加文娱活动，进行体育锻炼。双心疾病缓解期调护善后尤为重要，如保持心情愉快，避免情绪刺激，注意起居有常，劳逸适度，饮食有节，力戒烟酒，加强精神护养与心理卫生等，都是十分重要的。笔者认为可适当参加力所能及的体育活动，如打太极拳等，锻炼身体，增强体质；正确对待各种事物，避免忧思郁虑，防止情志内伤。笔者还常嘱患者避免过度紧张，不宜从事持续时间过长、注意力高度集中的工作，在工作及家庭生活中控制好情绪，避免过大的压力；对郁病患者，应做好心理调节的工作，使患者能正确认识和对待疾病，增强治愈疾病的信心，并解除情志致病的原因，以促进郁病的完全治愈。

在西医药物治疗方面，治疗多以降低心肌耗氧量、增加缺血心肌的供血、改善心肌能量代谢、抗血小板和抗凝、适量镇静、调节自主神经、抗心律失常、抗抑郁抗焦虑、生物反馈、体格恢复等方法为主。笔者认为结合在心血管病患者人群中运用的安全性证据，在规范使用治疗原发心血管疾病药物的基础上，针对精神心理障碍的药物可以有效提高患者生活质量并改善预后。

在低心肌耗氧量方面，β受体阻滞剂通过减慢心率、减弱心肌收缩力和降低血压而起到明显降低心肌耗氧量的作用，是劳力性心绞痛的首选药物，临床上常用的 β 受体阻滞剂有阿替洛尔、美托洛尔、比索洛尔等。一般而言，服用 β 受体阻滞剂使白天静息的心率降至 60 次 / 分左右较为稳妥，如果心绞痛频繁发作，活动耐受量降低，还可将心率降至 50 次 / 分左右，最大限度地减少心绞痛发作次数。如劳力性心绞痛合并高血压，仅降低血压即可明显减少心绞痛的发作次数，即使血压正常的劳力性心绞痛患者，由于服用了钙通道阻滞剂，也可明显延长运动诱发心肌缺血时间，其原因主要是抑制了运动时血压的升高。因此，最有效地降低心肌耗氧量的药物组合是 β 受体阻滞剂加钙通道阻滞剂，可明显增加劳力性心绞痛患者的运动耐量。但由于钙通道阻滞剂具有扩张冠状动脉的作用，临床上应注意密切观察患者的血压及心率。目前常用对心脏有选择性的制剂是美托洛尔 25～100mg，2 次 / 日，缓释片 95～190mg，1 次 / 日；阿替洛尔 12.5～25mg，1 次 / 日；比索洛尔 2.5～5mg，1 次 / 日；也可用纳多洛尔 40～80mg，1 次 / 日；塞利洛尔 200～300mg，1 次 / 日，或用兼有 α 受体阻滞作用的卡维地洛 25mg，2 次 / 日；阿罗洛尔 10mg，2 次 / 日等。

在增加缺血心肌的供血方面，临床上常用硝酸盐类药物和钙通道阻滞剂，二者都具有扩张冠状动脉的作用，从而增加缺血心肌的供血。硝酸盐类主要扩张静脉系统，减少回心血流量，降低心脏前负荷，使心肌耗氧量减少；钙通道阻滞剂主要扩张动脉系统，降低血压和心脏后负荷，减少心肌耗氧量。所以，二者合用具有协同作用。

常用的硝酸盐类药物：硝酸异山梨酯，片剂或胶囊口服

3次/日，每次5～20mg，服后半小时起作用，持续3～5小时；缓释制剂药效可维持12小时，可用20mg，2次/日。单硝酸异山梨酯是长效硝酸酯类药物，无肝脏首过效应，生物利用度几乎100%，2次/日，每次20～40mg。长效硝酸甘油制剂，服用长效片剂，硝酸甘油持续而缓缓释放，口服后半小时起作用，持续可达8～12小时，可每8小时服1次，每次2.5mg。用2%硝酸甘油油膏或橡皮膏贴片（含5～10mg）涂或贴在胸前或上臂皮肤而缓慢吸收，适于预防夜间心绞痛发作。

常用的钙通道阻滞剂：维拉帕米40～80mg，3次/日或缓释剂240mg/日，不良反应有头晕、恶心、呕吐、便秘、心动过缓、PR间期延长、血压下降等。硝苯地平，其缓释制剂20～40mg，2次/日，不良反应有头痛、头晕、乏力、血压下降、心率增快、水肿等，控释剂30mg，每日1次，不良反应较少。同类制剂有尼索地平10～40mg，1次/日；氨氯地平5～10mg，1次/日等。地尔硫草30～60mg，3次/日，其缓释制剂90mg，1次/日，不良反应有头痛、头晕、失眠等。

在改善心肌能量代谢方面，心肌收缩功能主要靠葡萄糖和脂肪酸代谢产生的三磷酸腺苷水解来维持，是心肌细胞能量的主要来源，当心肌缺氧时，增加葡萄糖有氧代谢，抑制脂肪酸代谢途径是阻断心肌缺血时三磷酸腺苷过量消耗、保护心肌细胞的重要措施。临床上常用曲美他嗪，适用于有心肌缺血发作或有无痛性心肌缺血的患者，也适用于由于心肌缺血所致的左心功能不全的冠心病患者。剂量20mg，3次/日，饭后服。

在抗血小板和抗凝治疗方面，对于冠心病患者，无论心绞痛类型如何，是稳定型还是不稳定型，抗血小板治疗都是常规治疗，目前临床上常用的抗血小板药物有阿司匹林、噻氯匹定、氯吡格雷及血小板糖蛋白Ⅱb/Ⅲa受体拮抗剂。阿司匹林是血小板内氧化酶抑制剂，主要阻断血小板内血栓素A2的生成，是目前最常用的抗血小板药物。对于不稳定型心绞痛患者，阿司匹林的开始剂量应为每日300mg，口服1～3天后改为每日75～100mg，长期维持治疗。噻氯匹定和氯吡格雷均为腺苷二磷酸（ADP）受体拮抗剂，由于氯吡格雷不良反应明显低于噻氯匹定并且口服后起效快，目前已基本取代噻氯匹定，对于不稳定型心绞痛患者推荐首次剂量300～600mg，以后每天75mg维持治疗。

抗凝治疗主要指抗凝血酶的治疗，肝素为最有效的药物之一，近些年来低分子量肝素和普通肝素在不稳定性冠状动脉疾病中使用的比较性研究（ESSENCE研究）及依诺肝素预防不稳定性心绞痛和非Q波心肌梗死患者死亡和心肌缺血事件心肌梗死溶栓治疗（TIMI）11B试验结果显示，低分子量肝素在降低不稳定型心绞痛患者的急性心肌梗死发生率方面优于静脉应用普通肝素，故低分子量肝素已作为不稳定型心绞痛的常规用药。目前临床上常用的低分子量肝素有依诺肝素（克赛）、那屈肝素（速碧林）、达肝素钠（法安明）等，近年一种新型的人工合成的抗凝因子Xa的药物磺达肝癸钠（安卓）效果明显优于普通肝素，该药物没有血小板减少的不良反应，故可作为肝素的替代药物用于急性冠脉综合征或介入治疗的患者。

针对重度焦虑抑郁患者可以考虑应用小剂量的镇静剂，严重失眠者可选用口服艾司唑仑，1mg，一日1次。可给予地西泮（安定）、艾司唑仑（舒乐安定）、刺五加、五味子糖浆、维生素 B_6、谷维素等，以调整中枢神经功能恢复平衡。必要时服氟哌噻吨/二甲胺丙烯（黛安神）、阿普唑仑 0.4～0.8mg/d，氟西汀（百忧解）20～40mg/d，均分1～2次口服，有一定疗效。安定类药物不建议大剂量使用。

总体来说，西医治疗缺乏长久有效的药物，大多数情况对症治疗，容易出现停药即反弹的情况，相比而言中医尤重视情志因素导致的疾病，中医药治疗有覆盖范围广、药效持久、不良反应小等特点。同时保持良好的心情，适当运动，养成有规律的生活起居，创造和谐的周围环境，这既可预防抑郁症发病，也是治疗抑郁症的重要方法。

第二节　益气豁痰化瘀法治疗双心疾病

笔者临床实践中发现痰湿体质之人随处可见，现代人起居无常、饮食不节，生活节奏快、过食肥甘厚味，加之久坐少动，日久则脾胃功能受损，不能运化水谷精微，另外，人们因压力过大久郁不欢而忧思伤脾，脾运失健，津液不布，遂聚为痰。劳作失常而体质素弱，复加情志刺激，肝郁抑脾，饮食不调，生化不和，日久气血不足、心脾失养而致气虚，长久以往则抑遏阳气，痰气交阻闭久折阳，又使血行瘀滞，痰随气机升降无处不到，且因人体禀赋及兼夹邪气之不同而见症多端，最后形成气虚痰浊血瘀的复合证型。此外，由于素体不足，心胆气虚，复遭大惊猝恐，或所欲不遂，或失误引咎苛责自己而起，以致惊惕不安或悸动不定。也可因持筹握算，经年累月，思虑伤脾，则气不足而心无以自安，且脾虚则气血生化之源受损，以致心失所养，神不潜藏，怔忡。或情绪激动，过喜伤心，心火独亢，久则殃及真阴亦亏，水不济火，发为悸动。或郁怒伤肝，肝郁化火，气随火升，上扰心神，亦致悸动不安。双心疾病发病与气虚、痰浊、血瘀密切相关，此病发病于心，涉及肝脾肾等，心病与情志我中有你，你中有我，相互影响，互相制约。

双心疾病发生发展过程中，血瘀、痰浊既是主要致病因素又是病理产物，需从根本上调整气痰瘀与人体之间的平衡，因此笔者治疗双心病的切入点常常是益气、豁痰、活血，采用益气豁痰化瘀的原则，可以使机体达到气血阴阳的平衡，使身体恢复健康。根据患者的疾病情况及个人体质，通过望、闻、问、切辨证施治，在此基础上，遣方用药的关键是须据病证的不同阶段，病情的轻重缓急，因人制宜，因时制宜，相应加减化裁，方能达到切合病情、提高疗效的目的，特别是随兼证或次要症状的增减变化，相应地加减臣药和佐药，治疗思路真正体现了疾病诊治过程中"以人为本"的理念。此外，值得重视的是，现代人病机复杂多变，故临床方药多以大方复法为主，组方切记不能胡乱堆砌药物，导致有药无法，贻误患者病情。

综上所述，治疗双心疾病主要通过整体观念以及辨证论治的核心思想。中医学的精髓是以辨证论治为指导，注重辨病与辨证相结合，以人的整体为主，通过整体的调治，在西医学诊断的基础上进行中医辨证论治，需遵从《内经》"谨察阴阳所在而调之，以平为期"的方法，中西合璧，精准治疗，个体化治疗，通过益气豁痰化瘀为主的原则，可以获得满意的疗效。同时中医疗法还能达到未病先防的目的，对于处在亚健康状态的人群也可以通过中医疗法，提前调理身体，避免病情进一步发展。

笔者常常讲中医药治疗疾病的优势是复方作用，起到多靶点、多环节的治疗特性，达到攻补兼施的治疗效果。与西药治疗相比，中药不良反应率低，通过中医药的辨证论治，对其他伴随症状或其他疾病也能起到治疗效果。笔者提出，治疗双心疾病以益气豁痰化瘀法为理论依据，使肝脾调和而情志顺畅，使气机充足而血脉通利，使痰去神窍而神明复主，虽病位在心，也与肝脾肾等脏密切相关，病性总属本虚标实，虚多为气虚、血虚、阴虚、阳虚等心之失养，根据脏腑虚损及气血阴阳亏虚的不同，或养心安神定志，或补益心脾，或交通心肾等，遵"损者益之""实者泻之""虚则补之"之旨，实证以理气解郁为主，根据血瘀、痰阻、气滞的偏盛分别佐以活血、祛痰、益气等。

结合脏腑七情辨证常以交通心肾、益气健脾、调和阴阳为主。实为气滞、痰浊、血瘀痹阻心脉，致使脉络不通，气机紊乱。遵"惊者平之"之旨，常以疏肝解郁、活血祛瘀、清热化痰等治法为主。然而诸法同施，却有标本之异，疏肝解郁、清热化痰皆为治标之法，补益心之气血，疏通血脉则为治本之则，故益气豁痰化瘀标本兼治会取得更好的治疗效果。

第三节 临证经验

笔者认为双心疾病的病因主要因情志失调，嗜食肥甘厚味，体质虚弱三方面引起。情志失常，"喜伤心"，大喜过度，心气涣散，心神失养，影响血液的生成、推动以及其主神明的功能。"怒伤肝"，肝失疏泄，气机失调，主要体现在疏调气血、调畅情志、促进消化三方面，影响血液的形成和运化。"思伤脾"，脾气不足，水谷精微布散失常，均可导致心神失养，心神失养主要体现在心主血脉和心主神明两个方面，心主血脉临床以心悸或胸中刺痛，胸闷气短为主；心主神明主要以焦虑或抑郁，失眠为主。嗜食肥甘厚味，易生湿生痰，痰湿中阻，脾胃运化失常，导致气血生化不足或水谷精微不得布散，心神不得濡养。临床以心悸、胸中刺痛、胸闷气短为主诉，伴有焦虑、抑郁、恶心、食欲不佳、头晕、四肢倦怠等症状。体质虚弱，气血不足，神脉失于濡养。临床以心悸或怔忡为主诉，伴有四肢乏力倦怠，面色苍白无华，自汗，夜寐不宁等症。阴阳失衡，气血失和，营卫不调，则易发病。笔者认为本病的病机以气血亏虚为本，气滞、痰浊、血瘀为标，提出其治则以补泄同施。机体只有阴阳相合，刚柔相济（阳性刚，阴性柔），体内气血才能流行而不息，营卫得以调和，人体机能正常。正如《素问·生气通天论》所言："阴平阳秘，精神乃治。"若阴阳不能维持相对的平衡，在病理上，阳病及阴，阴病及阳，阴阳相互影响，导致体内阴阳失衡，脏腑组织功能障碍。

据中药分类统计，治疗使用频数较高的有安神药、补虚药、理气药以及活血化瘀药等。对药物进行四气五味的频数统计，其中温性药、寒性药多见，温性药多见川芎、黄芪、当归、桂枝、白术、羌活、半夏；寒性药多见牡蛎、柴胡、珍珠母、黄芩、白芍、瓜蒌、郁金；平性药次之，多见龙骨、酸枣仁、茯苓、甘草、首乌藤、合欢皮；凉性药使用较少，多见葛根、薄荷、薏苡仁。五味中甘味药、苦味药、辛味药使用较多，其次是咸味药，酸味药，涩味药及淡味药。

一、常用药物

1. 黄芪

黄芪性微温味甘，其有健脾补中、升阳举陷、益气固表等功效。黄芪不仅可补气，亦可补气生津及补气生血，与当归、川芎之补血活血行气之品配用，既可补气行气，同时补血活血，尤对于气虚血瘀之症，补益同施，起到扶正不留邪，祛邪不伤正的效果。因黄芪入肺脾经，擅补肺脾之气，与炒白术、茯苓等健脾利湿之品配用，尤宜于脾胃虚弱者，补益脾气的同时也益气固表，表里同治，使脏腑阴阳平衡，营卫调和。笔者认为无论是否脾胃功能受损，都需健脾胃，尤其对于心血管疾病，因心血管疾病常伴焦虑或抑郁等精神障碍，以防木克土。

现代药理研究显示，黄芪具有保护心肌缺血的作用，黄芪总皂苷能够提高心室肌顺应性，改善心脏舒张功能，提高脏器灌注压而负性频率作用不显著，并且不增加心肌耗氧量。同时也有改善心肌重构的作用。黄芪还具有抗动脉粥样硬化的作用。黄芪皂苷和黄芪多糖能够抑制 Ang Ⅱ 对心肌细胞 ATP 含量的影响，进而干预肥大心肌细胞能量的代谢。

2. 当归

当归性辛、温，味甘，归肝、心、脾经，其有补血调经、活血止痛、润肠通便之功效。因其甘温质润，长于补血，为补血之圣药，主入心肝血分，对心血亏虚引起的心悸失眠之症尤宜，同时对于因肝失滋养，肝气升动太过，引起的急躁易怒或头晕目眩之症亦宜，与白芍、熟地黄、川芎等补血行气之品配用，加强当归的补血作用。当归活血的同时也止痛，对于气滞及气虚等引起的血瘀证，笔者常与川芎、黄芪、白芍等行气补气补血之品配用。

现代药理研究显示，当归有增强机体免疫的作用，当归的萃取物丰富，其中的阿魏酸钠和当归多糖可以刺激人体内的巨噬细胞，提供身体免疫力。阿魏酸可以干预其血液中的抗氧化能力，还起到抗血小板凝聚的作用，具有保护血管内皮的功能。

3. 白芍

白芍性微寒，味苦、酸，其有养血敛阴、柔肝止痛、平抑肝阳、敛阴止汗之功。白芍有补血养阴之功效，血虚、阴虚尤宜，与当归、熟地黄等补血之品配用，因其入肝经，又可平抑肝阳，柔肝止痛，用于肝阴不足，肝阳偏亢及脘腹痉挛疼痛等，肝阳上亢之症配以生龙骨、生牡蛎、珍珠母等镇静平抑肝阳之药；脘腹拘挛疼痛配以甘草，甘能缓急，又可甘酸化阴，既缓急又补阴；敛阴止汗配以等剂量的桂枝调和。

4. 川芎

川芎性味辛、温，其功效为活血，行气，止痛。其辛则散，温则通，为活血行气止痛之良药，能行血中之气滞，气中之血滞，为血中之气药，可通达气血，治疗气滞或血瘀之胸痹心痛，肝郁气滞之胁痛。其上行头目，中开郁结，下调经水，根据不同的病证，配伍其他中药治疗取其不同之性。笔者常运用川芎治疗各种证型的双心疾病。

现代药理研究显示，川芎可以起到预防和治疗脑缺血性损害的作用。川芎嗪能够改善微循环，特别是微动脉。还具有降低肺动脉高压的作用。可清除氧自由基，有效地预防和治疗缺血心肌的再灌注损伤。

5. 柴胡

柴胡性味辛苦、微寒，入肝、胆经，其性升散，擅长疏肝解郁，条达肝气，为治疗肝郁气滞的常用药，归胆经，为和解少阳的必用药。李时珍认为柴胡行手足少阳，以黄芩为辅；李东垣认为，柴胡为阴中之阳，手足少阳厥阴的引经药，在脏主血，在经主气，可引清气而行阳道，可散诸经血结气聚；《神农本草经》曰："（柴胡）主心腹，去肠胃中结气，饮食积聚，寒热邪气，推陈致新。"笔者运用柴胡加龙骨牡蛎汤治疗双心疾病，柴胡配黄芩，疏肝解郁，和解少阳，并可有效缓解焦虑抑郁等症状，若焦虑明显，在此基础上加栀子，助柴胡、黄芩疏肝、清泄肝胆之热，同时可明显改善焦虑、抑郁之状，所以气循常道则脏腑功能正常。

现代药理研究显示，柴胡主要有效成分为三萜皂苷类化合物柴胡皂苷，多项研究表明，柴胡皂苷可抑制前列腺素、白三烯、白介素等炎性因子生成，从而起到抗炎作用；柴胡皂苷可以显著降低小鼠血清总胆固醇、三酰甘油的水平，还具有抗炎降脂作用，可以减缓动脉粥样硬化速度。此外，柴胡还具有抗抑郁的作用，柴胡皂苷能通过调节神经递质释放，调节脑源性神经营养因子（BDNF）等方式实现该作用。

6. 龙骨

龙骨味甘涩，性平，因其质重，重则能镇，亦可祛邪，常用以重镇安神、镇惊。多用于治疗心神不安，正虚滑脱之症，《别录》论龙骨可"养精神，定魂魄，安五脏"；《药性论》论龙骨可"逐邪气，安心神……虚而多梦纷纭加而用之"。《金匮要略》中张仲景用柴胡加龙骨牡蛎汤专治女子梦交，男子失精，笔者加减该方用其调和阴阳、营卫，统摄心神，用于治疗心悸，怔忡，心神不安以及失眠等。

现代药理研究显示，龙骨主要成分为 $CaCO_3$，并含有多种微量元素，具有镇静安神、抗抑郁、改善睡眠等作用。龙骨水煎剂能明显抑制小鼠自主活动，增加小鼠的入睡率。

7. 牡蛎

牡蛎性微寒，味咸，其有重镇安神、潜阳补阴之功。其质重可镇，有安神的功效，治疗心神不安，惊悸怔忡，失眠多梦等症，因其功效与龙骨相似，临床常配合使用治疗惊悸、心神不安、失眠等神志异常之症。《海药本草》载："（牡蛎主）虚劳乏损，补肾正气，止盗汗，去烦热，能补养安神。"《本草纲目》认为牡蛎生用补阴，生牡蛎配生龙骨起重镇安神兼补养心阴之功。

现代药理研究显示，牡蛎的主要成分与龙骨相似，均为钙盐及多种微量元素，牡蛎中还含有多种氨基酸、多糖、牛磺酸等营养物质。同龙骨一样，牡蛎也具有镇静、抗惊厥的作用，并且牡蛎有明显的镇痛作用。

8. 珍珠母

珍珠母性寒，味咸，因其入心、肝经，既可平肝潜阳，又有安神的功效。其性寒入肝经，可清泄肝火，用于治疗肝郁化火引起的头晕、烦躁易怒等症，又因其质重入心经，可镇惊安神，用于治疗惊悸失眠、心神不宁之症。笔者临床运用珍珠母主要以助龙骨、牡蛎安神之功，加强其治疗心悸失眠之效，亦可助柴胡、黄芩清泄肝胆之热，缓减焦虑之状。

现代药理研究显示，珍珠母具有镇静、抗抑郁、安眠、抗氧化等作用。珍珠母水解液可以稳定缺血损伤神经元代谢功能，有利于其在缺血缺氧状态下存活。

9. 酸枣仁

酸枣仁性甘酸味平，其功效可补肝，宁心，敛汗，生津。因其入心肝经，同时可补心肝，《别录》曰其"主烦心不得眠……虚汗烦渴，补中，益肝气"，多用于治疗虚烦不得眠，惊悸怔忡，烦渴以及虚汗。汗为心之液，汗出太多，耗伤心阴，酸枣仁既可补又可敛汗。《金匮要略》用酸枣仁汤治疗虚劳虚烦不得眠，酸枣仁生心血，养肝阴，使神藏魂归。笔者擅长用柴胡加龙骨牡蛎汤合酸枣仁汤加减治疗心悸，怔忡，失眠，以及虚汗等。

现代药理研究显示，酸枣仁主要成分为皂苷、黄酮、生物碱、油脂等，能够通过调节神经递质起到抗抑郁、镇静、助睡眠等作用，同时能降脂、降低血液黏度，起到抗动脉粥样硬化的作用，还能保护心肌细胞，减轻心肌损伤。

10. 桂枝

桂枝性味辛、温，辛温浮散，擅散表邪，祛里寒，温阳气。散表邪与白芍合用，外调卫，内和营，使营卫调和。其善入血分，为温通血脉之要药，配以其他活血药相使，可增强活血通脉之力；温中散寒可立中州阳气，治脾胃虚寒之腹痛，如桂苓白术散用以治疗脾虚湿盛之证。本品因入心、肾、脾经，则可温其三脏阳气，如枳实薤白桂枝汤可治疗心阳不振引起的心脉瘀阻之胸痹证，桂枝加桂汤治疗下焦虚冷，冲气上逆的奔豚证，桂枝温肾阳，以固肾气，使阳气归藏。笔者擅用桂枝配白芍滋补阴阳，调和营卫，取其桂枝汤的方义，外调营卫，内和阴阳，治疗双心疾病中脾胃虚弱、腠理不固者；与当归、川芎等补血行气之品合用，温通血脉以助行气活血化瘀之功。

现代药理研究显示，桂枝可以增加冠状动脉血流量，改善血液循环，改善心功能，保护心肌细胞，延长凝血酶原的聚集，有显著的抗炎、强心功能。

11. 甘草

甘草性平，味甘，其有补脾益气、缓急止痛、调和诸药等功效。因其味甘、性平，在大多的方药中，起调和诸药的作用，又因其可补脾益气，与黄芪、炒白术等补气之品配用，起辅助作用。炙甘草药性微温，可增强补益心脾之气的功效。

12. 黄芩

黄芩性寒可清热，味苦燥湿，其有清热燥湿、泻火解毒、安胎等功效，偏于清上中二焦湿热之邪，清热多生用，安胎多炒用。笔者在临床中与柴胡合用，清泄少阳，疏泄肝胆热邪，取小柴胡汤之意。

现代药理研究显示，黄芩的主要有效成分为黄芩苷，黄芩苷可通过调节血脂、抑制炎症反应、抑制血管平滑肌细胞增殖等产生抗动脉粥样硬化的作用。同时黄芩苷可抑制氧自由基的产生，减轻线粒体损伤等，对心肌缺血再灌注损伤起保护作用。

13. 太子参

太子参味甘、微苦，性平，归脾、肺经。功效益气健脾，生津润肺。用于治疗脾虚体倦，食欲不振，病后虚弱，气阴不足，自汗口渴，肺燥干咳等。

现代药理研究显示，太子参有显著清除氧自由基和提高抗氧化物酶活力的作用。能提高小鼠耐疲劳、耐缺氧、耐饥渴能力，延长存活时间。用太子参水煎液对由环磷酰胺所致的白细胞下降的大鼠灌胃，可使大鼠巨噬细胞总数明显增高。

14. 栀子

栀子性味苦，寒，归心、肺、三焦经。其具有泻火除烦、清热利湿、凉血解毒的功效。

现代药理研究显示，栀子具有降压作用，且对肾上腺素升压无影响，栀子醇提取物具有镇静作用及降温效果，栀子水提物、去羟栀子苷有镇痛作用。

15. 地龙

地龙为巨蚓科动物参环毛蚓等的干燥体，味咸、性寒，归肝、脾、膀胱经。有清热定惊、息风止痉、通络、平喘、利尿的功效，主治高热神昏、惊痫抽搐、关节痹痛、肢体麻木、半身不遂、肺热喘咳、尿少水肿、血瘀头痛、偏头痛、疮疡肿毒等症，用治热极生风所致的神昏谵语、痉挛抽搐及小儿惊风，或癫痫、癫狂等症。

现代药理研究显示，地龙具有抗凝血、调节血脂的功效，其作用可能与它能够调节载脂蛋白的基因表达相关。同时还具有缓慢而持久的降压和抗心律失常作用。

16. 水蛭

水蛭为水蛭科动物蚂蟥、水蛭或柳叶蚂蟥的干燥全体，味咸、苦，性平，有小毒，归肝经，有止痛、活血通经、散瘀消癥的功效，用治瘀血蓄积，经闭腹痛，癥瘕积聚等证，常与虻虫、三棱等同用，如抵当汤；若兼体虚，可配伍人参、当归等补益气血药同用，如化癥回生丹。

现代药理研究显示，水蛭中提取的水蛭素是一种强效凝血酶抑制剂，可以抗血小板聚集，降低血液黏度，抗血栓形成。

17. 鸡血藤

鸡血藤性温、味辛，入肝经、脾经，主要是茎入药，有活血、舒筋、活络的功效，临床上主要用于腰膝酸痛、肢体麻木、瘫痪、女性月经不调等症状。主要治疗的是类风湿关节炎、老寒腿、骨性关节炎等，还可以缓解由于瘀血或者是经络不通引起的疼痛。其次，鸡血藤可以治疗脑血管病后遗症，如半身不遂、肢体活动障碍等，可以起到疏风、通络的作用，从而使麻木瘫痪的症状得到很好的改善。另外，鸡血藤在妇科方面也有很好的作用，主要治疗月经不调、痛经、闭经等。此外由于其有改善脾胃功能的功效，对于胃炎、胃出血、胃溃疡等疾病也有一定的治疗效果。

现代药理研究显示，鸡血藤煎剂可以降低血压，也能调节脂质代谢，有降血脂、降血压、抗血栓的功效，并且具有增强机体免疫力、抵抗病毒侵袭、抗氧化、促进肝脏细胞的再生功能、激活酪氨酸酶等多种药理作用。

18. 瓜蒌

瓜蒌性味甘、苦，寒，归肺、胃、大肠经，有清热化痰、宽胸散结、润肠通便的作用，本品可以治疗肺热咳嗽，吐痰黄稠。疾病治疗不及时或治疗失当，导致咳嗽，胸闷，痰黄、黏稠，可用瓜蒌与黄芩、胆南星配伍使用。夏末秋初，暑气余温未减，燥热伤肺，可见咳嗽、痰稠、咳痰不爽、咽干、咽痛，瓜蒌可与贝母、天花粉配伍。它既能化痰又能利气宽胸，能治疗冠心病引起的胸部刺痛，常与薤白、半夏配伍使用。瓜蒌还有清热散结的功效，治疗乳腺炎导致的乳房红、肿、热、痛，常与牛蒡子、青皮配伍使用。

现代药理研究显示，瓜蒌具有提高冠脉血流量和耐缺氧能力的作用，还可抗垂体后叶素所致心肌缺血。对豚鼠离体心脏有扩张冠状动脉的作用，可使冠脉流量显著增加。还具有松弛血管平滑肌的作用，且能提高小鼠对常压、低压缺氧的耐受力。

19. 郁金

郁金性味辛、苦，寒，归肝、心、肺经。其作用主要为行气化瘀，清心解郁，利胆退黄。用于经闭痛经，胸腹胀痛、刺痛，热病神昏，癫痫发狂，黄疸尿赤等。

现代药理研究显示，郁金中的郁金挥发油有增加冠脉流量、降低心肌耗氧量、降血压、降低外周血管阻力作用。郁金具有抗血栓形成作用，所含姜黄素有抗溶血作用。

20. 茯神

茯神味甘，性平，入心、脾二经。具有宁心、安神、利水的作用，临床上主要用于惊悸、健忘、失眠、惊痫、小便不利等症。

现代药理研究显示，茯神具有一定的镇静安神作用。茯神水煎液可明显增加戊巴比妥钠阈下剂量的动物入睡率。茯神还具有利尿效果，茯神中含量较高的羊毛甾烷三萜烷类化合物茯苓酸，在体外实验中能与大鼠的肾胞浆膜醛固酮受体相结合，在体内起到拮抗醛固酮活性的作用。

21. 远志

远志性温，味苦、辛，主要归心、肾和肺经，可以起到安神益智的作用，还具有祛痰和消肿的功效，可以治疗乳房肿痛和疮疡肿毒，还可以缓解心肾不交引起的失眠多梦或神志恍惚。远志可以与茯苓和酸枣仁配伍，具有祛痰和溶血的药理作用。

现代药理研究显示，远志根的主要成分是巴比妥类，具有抗惊厥和镇静的作用。远志中提取的皂苷类物质能刺激胃黏膜，使支气管分泌液增多，从而起到止咳化痰的作用。

笔者认为随着时代的发展，根据现代中医药理论，从临床实际出发，以辨证论治为基础，以病证结合为契机，适当运用中医药的现代药理成果，将有益于中医药的长远发展，现代化研究也可以使中医药的理论和方法得到国际医学界的认可，推动中医药的国际化进程。从询证医学角度出发，将中医药的理论进行现代化科学分类，寻找中医药运用规律，揭示中药作用机制，将有益于中医药的科学性、有效性、持续性发展，为中医药的创新提供科学依据，必将推动中医药的全面发展和创新。

二、常用配伍

1. 瓜蒌、郁金

瓜蒌的主要功效为清热化痰，宽胸散结，因其有利气开郁、导痰下行之功，而起宽胸利结之效。郁金味辛能散能行，既可活血，又能行气，治疗气滞血瘀之痛证；因其味苦，辛开苦降，且性寒，入心肝经，既能清心热，化痰开窍，又可利肝胆湿热。笔者运用两药相配治疗双心疾病中出现的胸闷之症。

2. 龙骨、牡蛎、珍珠母

笔者在治疗双心疾病中选用的龙骨、牡蛎均为生龙骨、生牡蛎，生用取其质重安神，煅牡蛎多偏于固涩，功可敛汗、止带止遗，常用于崩漏及久泄。牡蛎生用益阴潜阳同时亦可祛邪。三药合用，加强其重镇安神的功效，临床常用于心悸怔忡，（房性或室性）早搏，失眠多梦。若早搏过多，笔者经常外加青礞石、甘松或苦参等药配合治疗。需注意的是，苦参可能会导致少部分人出现胃肠道不适等症状。

3. 柴胡、黄芩

柴胡功可透邪解表，黄芩清泄少阳半表半里之热，两者合用，清透少阳，和解表里。太阳在外，阳明在里，少阳居中，少阳居于半表半里之间。小柴胡汤是和解少阳的代表方，引邪外出。笔者在临床应用柴胡加龙骨牡蛎汤加减治疗肝郁气滞型双心疾病，取小柴胡之意，和解少阳，使肝气条达，气机调畅，同时也可明显改善患者的焦虑或抑郁之症。

4. 桂枝、白芍

桂枝在表解肌，在内温养经脉，配以白芍，外和营卫，内调阴阳，取桂枝汤之意，桂枝与白芍比例是 1∶1，目的在于散与收、祛邪与扶正的平衡，桂枝味辛易行，白芍味酸易收，两者一散一收，即散中有补，散中有收，祛邪不伤正，补虚不留邪。桂枝汤也是调和阴阳的基础方，桂枝与甘草，辛甘化阳，白芍与甘草，酸甘化阴，调和机体的阴阳。

5. 茯苓、白术

茯苓味甘淡，性平，归心、脾、肾经，其功效主要利水渗湿，健脾宁心，其有可补又可利的特点，因其性平，无论寒热虚实皆可用之。白术味甘苦，性温，归脾、胃经，其功效主要健脾益气，燥湿利尿，止汗等，白术又称为"补气健脾第一要药"，止汗及安胎也是建立在补气健脾的基础上，炒白术可增强其补气健脾的功效。茯苓与白术合用，补气健脾利湿的功效更甚。笔者用其治疗因脾胃虚弱或脾虚湿盛导致的纳呆，腹胀，腹泻等，同时又是脾胃未病先防的常用配伍。

6. 酸枣仁、远志、首乌藤

酸枣仁、远志、首乌藤均为安神药，酸枣仁偏于养心阴，益心肝之血，属于滋养性安神药，为养心安神之要药。首乌藤养血安神，擅治疗阴虚血少引起的心神不宁症。远志性善宣泄通达，既能开心气而宁心安神，又可通肾气而益智强身，起交通心肾之功效，治疗心肾不交导致的心神不宁证，还具祛痰开窍的作用。三药合用，增强因心血不足、心脾两虚引起的心神不宁症。笔者用其治疗因心血亏虚引起的心悸、怔忡、失眠、多梦等症。

7. 葛根、羌活

葛根、羌活两药均属于解表药。葛根发散风热，性偏凉，归脾、胃经。入脾经，脾主肌肉，故可解肌退热，透疹，因其气质轻扬，入胃经，能鼓舞胃气生津止渴，同时也为阳明经主药，治疗项背强痛等。现代研究表明，葛根有改善微循环、降低血管外周阻力、增加血流量的作用。羌活辛温，善于升散发表，有较强的解表祛寒、散风止痛之功，因其入足太阳膀胱经，擅除头项肩背疼痛。两药相配，常用于治疗头项肩背疼痛。笔者用其治疗颈椎病，以及头晕、头痛、头昏沉等症。

8. 鸡血藤、狗脊

狗脊可以治疗风湿痹痛，临床常用于颈椎及腰椎部位的风湿疾病。鸡血藤有行血养血、舒筋活络之功，常用于治疗因经脉不通、脉络不和引起的病证，如颈部及后背不适等症。笔者运用两药相配治疗颈椎部及胸背部的酸痛等症。

9. 旋覆花、代赭石

旋覆花味苦、辛、咸，性微温，归肺、胃经，其功效主要降气行水化痰，降逆止呕，因其辛开苦降，归肺、胃经，均降肺胃上逆之气，降气化痰又止咳平喘，消痰行水以除痞，同时擅降胃气以止呕。代赭石味苦，性寒，功效平肝潜阳，重镇降逆，凉血等，可清泄心肝之实火，因其质重，为降逆止呕之要药。两药相配使用，治疗胃虚痰阻气逆证。笔者取其旋覆代赭汤之意治疗胃虚痰阻所致的恶心呕吐之症。

10. 半夏、厚朴

厚朴味辛苦，性温，其功效燥湿消痰，下气除满，为治疗因气滞、痰阻、食积导致的脘腹胀满的要药。半夏味辛，性温，归肺、脾、胃经，其功效主要燥湿化痰，降逆止呕，消痞散结等，半夏有毒，一般内服需炮制后用，姜半夏善于降逆止呕，法半夏善于燥湿。两者合用，加强辛开苦降温化的作用，辛散可除气滞郁结，苦可燥湿降逆止呕，温能化痰饮。笔者用其治疗痰湿中阻，气机不畅之症。

三、分型论治

笔者认为双心疾病患者发作期时间长短不一，临床应分清虚实，并权衡其轻重，虚证宜分别补气、养血、滋阴、温阳，配以安神；实证宜分别化痰、清火、活血化瘀，配以重镇安神。虚实错杂者，必须分清虚实的主次、缓急，相应兼顾。

笔者遣方用药善用经方治疗双心疾病，如柴胡加龙骨牡蛎汤，小柴胡汤，炙甘草汤，半夏厚朴汤，瓜蒌薤白半夏汤，百合地黄汤等，皆是治疗双心疾病的常用方，现将双心疾病常用方剂介绍如下。

（一）双心疾病急性期

1. 痰火内扰证

以心悸而烦，胸脘窒闷，或形体肥胖，寐则多梦，口苦口干少饮，痰多为主，舌红，苔黄腻或浊腻，脉滑数。治以清化痰火，常给予方药黄连温胆汤加减（黄连 3g，竹茹 9g，黄芩 12g，半夏 9g，陈皮 6g，茯苓 12g，甘草 3g，枳实 9g）。临症加减上，胸闷甚者，加瓜蒌 15g，薤白 6g，郁金 9g，以化痰宽胸；心悸多梦者，加礞石 30g，远志 5g，以镇惊宁神化痰。

2. 心血瘀阻证

症状多见心悸，心前区闷痛，痛引肩背，轻者时痛时止，重者刺痛不已，舌质紫暗、有瘀斑，脉涩。治以活血化瘀，重镇安神。方药常给予朱砂安神丸加减 [珍珠母 30g，郁金、丹参、茯神、当归各 15g，生地黄、远志各 10g，黄连、朱砂（另吞）各 5g]。其中生地黄、黄连滋阴泻火，当归、丹参活血化瘀，茯神、珍珠母、朱砂安神，郁金疏肝解郁，远志养心安神。临症加减上，胸闷甚者，加瓜蒌 20g，郁金 10g，以化痰宽胸；心悸多梦者，加礞石 30g，远志 15g，以镇惊宁神化痰。

3. 心气亏虚证

症状多见心悸易惊，胸闷气短，体倦乏力，舌质淡，苔薄白，脉细弱。治以益气养心安神，方药常用养心汤加减（黄芪 30g，党参 15g，当归 10g，茯苓 15g，白芍 20g，丹参 15g，酸枣仁 30g，珍珠母 30g）。方中黄芪、党参益气，当归、白芍、丹参养血，茯苓、酸枣仁、珍珠母宁心安神。临症加减上，兼阴虚加麦冬 15g，玉竹 15g，女贞子 15g；兼阳虚加附子 10g，肉桂 20g，淫羊藿 10g；兼痰浊加瓜蒌 20g，石菖蒲 30g，半夏 15g。

（二）双心疾病缓解期

1. 肝气郁结证

症状以胸闷，胸痛，气短，精神抑郁，胁肋胀痛，腹胀，嗳气，善太息，不思饮食为主，苔薄或薄腻，脉弦细。治以疏肝理气，宁心安神。方药常用柴胡疏肝散加减（柴胡 15g，香附 15g，芍药 15g，陈皮 15g，枳壳 20g，川芎 20g，炙甘草 10g）。临症加减上，合并血瘀见胸胁刺痛，加用当归、丹参、郁金、红花；胁肋胀满痛甚，加郁金、青皮、佛手、川楝子、延胡索；兼见食滞腹胀，加神曲、麦芽、山楂、鸡内金、甘松；失眠不寐，加合欢皮、远志等。

2. 气血瘀阻证

症状以胸闷胸痛，兼有脘腹胀痛，时欲太息，头痛，痛如针刺，心慌，日久不愈，伴烦躁易怒，情志不遂时症状加重为主，唇甲青紫，舌紫暗或有瘀斑，苔薄，脉涩或结代。治以活血化瘀，宁心安神。方药常用血府逐瘀汤加减（川芎 15g，桃仁 20g，红花 10g，赤芍 15g，柴胡 20g，桔梗 15g，枳壳 15g，牛膝 15g，当归 20g，生地黄 20g，降香 15g，郁金 20g）。临症加减上，兼气滞加佛手 20g，合欢花 20g；兼气虚加黄芪 30g，党参 10g，黄精 15g；兼血虚加何首乌 20g，枸杞子 15g，熟地黄 20g。

3. 痰火扰心证

症状以心悸，胸闷，烦躁，失眠，多梦，口干苦，大便秘结，小便短赤，急躁易怒为主，舌红，苔黄腻，脉弦滑。治以清热化痰，宁心安神。方药常用礞石滚痰丸合黄连温胆汤加减（青礞石 20g，沉香 5g，黄芩 10g，熟大黄 10g，半夏 15g，陈皮 20g，竹茹 20g，枳实 20g，茯苓 20g，炙甘草 10g，大枣 7 枚，黄连 10g）。临症加减上，痰热互结，大便秘结者，加生大黄；心悸重者，加珍珠母、石决明、磁石镇惊止悸；火郁伤阴，加麦冬、玉竹、天冬、生地黄养阴清热；兼见脾虚者，加党参、白术、谷麦芽、砂仁益气健脾；心烦少寐者，加灯心草、栀子、淡豆豉、远志等。如热象不明显，改用涤痰汤加减。

4. 心肾阳虚证

症状以心悸怔忡，神疲乏力，畏寒肢冷，或小便不利，面目肢体浮肿，唇甲淡暗或青紫为主，舌淡紫，苔白滑，脉沉细。治以温补阳气，振奋心阳。方药常用参附汤合右归丸加减（人参 10g，附子 5g，熟地黄 20g，肉桂 10g，山药 20g，山茱萸 20g，菟丝子 20g，鹿角胶 10g，枸杞子 20g，当归 20g，杜仲 20g）。临症加减上，兼见水饮内停者，加葶苈子、五加皮、车前子、泽泻等利水化饮；夹瘀血者，加丹参、赤芍、川芎、桃仁、红花；兼见阴伤者，加麦冬、甘枸杞、玉竹、五味子；若心阳不振，以致心动过缓者，酌加炙麻黄，重用桂枝以温通心阳。

5. 肝郁胆虚证

症状以情绪抑郁，胆怯易惊，心悸阵作，少眠易醒，胸胁闷胀，胸痛而无定处，常因情志因素诱发为主，舌质红，苔薄白，脉弦。治以解郁宁心。方药常用柴胡疏肝散合甘麦大枣汤加减（柴胡 9g，白芍 12g，枳壳 9g，川芎 9g，香附 9g，淮小麦 30g，炙甘草 9g，大枣 5 枚）。临症加减上，心悸少眠者，加首乌藤 30g，合欢花 15g，炒枣仁 12g，以加强养心安神之力；坐卧不安，情绪烦乱，心凉不已者，加百合 15g，知母 9g，磁石 30g（先煎），以清肝镇惊；胸痛时作者，加延胡索 9g，川楝子 9g，以理气活血止痛。

6. 心脾两虚证

症状以心悸头晕，胸痛隐隐，面白神疲，失眠健忘为主，舌质淡红，苔薄，脉细弱。治以补益心脾。方药常用归脾汤加减（黄芪 20g，党参 15g，白术 12g，茯神 12g，远志 6g，酸枣仁 9g，龙眼肉 9g，当归 9g，炙甘草 6g，大枣 5 枚）。临症加减上，贫血而见头晕心悸，面白无华者，加熟地黄 12g，白芍 12g，阿胶 9g（烊化），以补血；失眠较重者，加五味子 6g，柏子仁 9g，以加强养心安神之力；食欲不佳者，加焦山楂 15g，陈皮 6g，以健胃助运。

7. 阴虚火旺证

症状以心悸不安，心烦不眠，惊悸易怒，头晕目眩，耳鸣，手足心热，腰酸梦遗，口干少津为主，舌质红，苔少或光剥，脉细数。治以滋阴泻火。方药常用天王补心丹加减（生地黄 9g，麦冬 9g，天冬 9g，玄参 9g，丹参 15g，当归 9g，黄柏 9g，知母 9g）。临症加减上，烦热不眠较剧者，加黄连 3g，焦栀子 9g，龙骨、牡蛎各 30g，以清热除烦，镇静宁神。

8. 心肾不交证

症状以心烦不寐，入睡困难，心悸多梦，伴头晕耳鸣，腰膝酸软，潮热盗汗，五心烦热，咽干少津，男子遗精，女子月经不调为主，舌红少苔，脉细数。治以交通心肾，滋阴清火。方药常用黄连阿胶汤合交泰丸（左归丸）加减（黄连 5g，肉桂 20g，熟地黄 20g，菟丝子 20g，牛膝 20g，龟甲胶 10g，鹿角胶 10g，山药 20g，山茱萸 20g，枸杞子 20g）。临症加减上，若阴不敛阳，虚火内扰心神，心烦不寐，舌尖红少津者，可合用酸枣仁汤；若阴虚导致阴阳气血失和，心悸怔忡症状明显，脉结代者，可合用炙甘草汤。

9. 气阴两虚、心血瘀阻证

症状以胸闷隐痛，时作时止，心悸不安，自汗倦怠，疲乏无力，口干少津，五心烦热为主，舌红少苔，脉弦细、细弱或微弱。治以益气养阴，活血化瘀。方药常用生脉散加减（党参/太子参 10～15g，黄芪 30～50g，当归 15g，麦冬 15g，五味子 15g，川芎 15g，牡丹皮 15g，丹参 15g，葛根 20g，红花 10g，降香 10g，甘草 10g 等）。临症加减上，若胸闷痛甚者，加瓜蒌 15g，郁金 15g；若失眠多梦者，加炒酸枣仁 20g，首乌藤 25g，远志 20g；若有自汗出者，加柴胡 15g，黄芩 10g，桂枝 15g，浮小麦 30g，生龙牡各 25g（先煎）等。

四、临证备要

对于气虚血瘀型双心疾病，笔者常以经方、补阳还五汤、柴胡剂等加减治疗。若患者气虚出汗，将赤芍改为白芍，加桂枝配合外和营卫，内调阴阳；加柴胡、黄芩疏散肝郁；在此基础上也可加善疏肝、悦心宁神的合欢皮，加强疏肝之功；与半夏厚朴汤加减合治气虚血瘀型双心疾病杂加梅核气之症患者；加龙骨、牡蛎、珍珠母重镇安神；与百合地黄汤加减合用治疗气虚血瘀型双心疾病夹杂因心肺阴伤、百脉失和导致的百合病。

对于肝郁气滞型双心疾病，笔者常用柴胡加龙骨牡蛎汤加减或者丹栀逍遥散加减治疗。在此基础上加白芍，配合柴胡一散一收，补肝血，助肝用；白芍与桂枝相合，调和阴阳与营卫；其也有助阴敛汗的作用。加炒白术加强茯苓健脾益气、通利三焦气化的功效。柴胡、白芍配茯苓、炒白术合用，又取逍遥散之意，既可疏肝理气促进脾胃运化功能，又可补脾健脾以治肝旺乘脾，共奏培土制木之效。加薄荷、合欢皮加强柴胡疏肝解郁之功，合欢皮又可悦心安神。加酸枣仁、首乌藤、远志等安神之品，既补心肝之体，又可使神魂归位，同时远志有交通心肾之功，使心肾相济，精神互用。加钩藤、天麻可清肝热，平肝阳，治疗因肝阳上亢引起的头晕、头胀等症。加葛根、羌活合狗脊、鸡血藤既可治疗颈源性双心疾病又可改善脑供血。加珍珠母、甘松或苦参等治疗心律不齐。加旋覆花、代赭石、半夏、生姜祛痰化痰，降逆止呕。加炒白术、茯苓等共奏降逆化痰、健脾益气和胃之功。

此外，对于治疗双心疾病，需要重视双心同治。笔者认为治疗双心疾病需要双心同治模式，一方面应用药物治心脏疾病，另一方面注重精神心理健康指导。双心医学治疗模式既是人性化的体现，亦是理性化的理念，且双心同治是治疗心血管疾病的新模式。心肝脾同调：双心疾病的病位在心，与肝脾密切相关。一方面根据五行相生相克及脏腑理论。另一方面心藏神，肝藏魂，脾藏意，主人体的神魂及意志，神魂得养，才能神安魂归。心肝的功能正常依赖于脾的正常运行。脾胃为后天之本，同时脾胃居中，为沟通上下焦的枢纽。脾胃的纳运协调，才能完成食物的吸收和水谷精微的传输；其升降相宜，才能使清者上传心肺，浊者下传小肠；其燥湿相济（脾性喜燥恶湿，胃性喜湿恶燥）是保证脾胃的纳运和升降的必备条件。笔者认为治疗双心疾病的同时应兼顾脾胃，脾胃功能正常，能为其他脏腑的正常运作提供前提保证，且治疗双心疾病时寒性药及质重的中药使用，均损伤脾胃的正气，更要注重脾胃的调护，脾胃功能正常亦间接产生宁心定志的效果。

值得注意的是，治疗双心疾病时，其实并不局限于经方单方，病情复杂者，常以多个方剂加减化裁使用，如治疗气虚血瘀型合并肝郁气滞型双心疾病患者，柴胡加龙骨牡蛎汤联合补阳还五汤、逍遥散加减治疗，灵活应用。并且，对于病机复杂者，笔者认为不妨先从脾胃治起，使脾的运化功能正常，提供机体需要的精微物质，脏腑及四肢百骸得以濡养，加茯苓、炒白术一方面固护脾胃，另一方面益气健脾，使后天之本不受邪扰。若脾胃功能失常，水谷精微布散失常，药物随二便排出，治疗其他脏腑的药物不能被有效吸收利用，恐不能达到治疗的效果。

另外，笔者指出，中医传统的针灸疗法、音乐疗法、运动疗法（八段锦、太极、气功）治疗也可以通过辨证施治用于双心疾病，达到了良好的效果，还具有简便价廉、易于被患者接受等优势。双心疾病的治疗应重视中医理论同现代系统生物学进展相结合，加强双心疾病的基础研究，寻找内在规律性，指导临床诊疗，使气息得补，痰瘀可化，诸症得愈。

第四节 验案举隅

一、痰瘀交阻兼气虚血瘀证

（一）病案一

患者秦某，女，51岁，哈尔滨市人。2019年2月21日初诊。

主诉：患者阵发性心悸2个月。

现病史：患者2个月前阵发性胸闷心悸，心悸时多伴有燥热、焦虑不安，面红，头晕，多汗。喜饮凉水凉食，时有恶心，呃逆反酸，双足发凉，寐差，入睡困难，近日饮食少，大便3日未解，小便调。半年前停经。舌暗苔白腻，脉沉涩。心电图提示偶发室早、室上早，ST-T改变。

中医诊断：胸痹心痛兼郁证（痰瘀交阻兼气虚血瘀证）。

西医诊断：冠心病；植物神经功能紊乱（双心疾病）。

治法：益气豁痰活血，疏肝解郁安神。

方药：二陈汤合柴胡疏肝散加减。

清半夏 15g	陈皮 20g	茯苓 20g	白术 20g
黄芩 10g	甘草 10g	柴胡 20g	炒枳壳 10g
百合 20g	海螵蛸 20g	炒谷芽 30g	旋覆花 10g
黄芪 30g	当归 20g	白芍 15g	桂枝 15g

日1剂，水煎服，早晚饭后温服。

二诊（3月8日）：心悸、燥热发作减少。胃脘疼痛呃逆反酸恶心减轻，舌暗苔白，脉弦。上方改清半夏9g。患者舌质暗，气血郁滞，酌增强解郁活血之功，去旋覆花，加合欢皮30g。7剂。

三诊（3月15日）：胸闷心悸未再发，情绪较平稳，胃脘痛发作减少，大便成形，日1次。继服上方7剂，诸症皆去。

病例分析：目前大多学者认为胸闷心悸的主要病机为气血阴阳亏虚、心失所养，或痰火等邪气内扰心神导致心神不宁。该患者饮食不节，损伤中阳，影响脾胃升降，清气不升，浊阴不降，在上则心悸，在中则胃胀痛、恶心、反酸，在下则大便不畅。肝胃气滞，气机不畅，阳郁不能达四末故见双足发凉。方选二陈汤加减。半夏辛苦温燥，散结消痞，和胃降逆；柴胡、白芍、炒枳壳疏肝行气消胀；茯苓、炒谷芽、白术健脾；海螵蛸制酸止痛；旋覆花降逆止呕。对于心悸患者，无论睡眠如何，加一些安神药物可有效控制症状，尤其夜间犯病者，常用百合15~30g，配伍黄连以清心宁神。合欢花和合欢皮，同属一种植物，均有解郁安神功效，合欢花侧重理气开胃，合欢皮侧重安神活血，失眠轻者用合欢花，重则用合欢皮。

（二）病案二

患者冯某，女，60岁，哈尔滨市人，2020年4月20日初诊。

主诉：胸闷痛气短乏力半年，情绪激动后加重半月。

现病史：患者于半年前因情绪激动后出现胸闷痛、气短乏力、自汗出等症状，于就近医院就诊，查冠脉CT示左主干管壁钙化斑块，管腔轻微狭窄；左前降支管壁钙化斑块，近端管腔轻度狭窄，中段管壁管腔中度狭窄。住院治疗后症状好转出院。出院后常常处于焦虑状态，近半月因情绪激动上述症状加重，遂来我科门诊就医。

初诊：胸闷胸痛、后背痛、气短乏力，劳累或情绪激动后加重伴时有头晕头痛，心烦易怒，忧思焦虑，自汗出，食纳欠佳，时有恶心厌食，胃脘部嘈杂不适，夜寐欠佳。舌质淡紫，苔厚腻，脉沉无力。BP 130/80mmHg。心电图示 ST-T 段改变。

中医诊断：胸痹心痛兼郁证（痰瘀交阻兼心脾两虚证）。

西医诊断：冠心病；心绞痛；焦虑症（双心疾病）。

治法：豁痰活血化瘀，健脾益气养心。

方药：二陈汤合柴胡加龙骨牡蛎汤加减。

半夏 15g	陈皮 15g	茯苓 15g	白术 15g
柴胡 20g	黄芩 15g	瓜蒌 15g	郁金 15g
桂枝 15g	白芍 15g	生姜 15g	生龙骨 20g
生牡蛎 20g	焦栀子 10g	赤芍 15g	川芎 15g
砂仁 10g	浮小麦 50g	黄芪 30g	鸡内金 15g
甘草 10g	瓦楞子 15g		

14 剂，水煎服，日 1 剂，分两次温服。

辅以中成药疏肝解郁胶囊日 2 次口服。

二诊（2020 年 5 月 5 日）：服前方 14 剂，自述服药后胸闷痛症状好转，仍有气短乏力，时有自汗出，仍有心烦焦虑，情绪波动大，但情绪控制较前平稳。恶心厌食减轻，夜寐梦多，大小便正常。舌质淡红，苔微腻，脉沉无力。在前方基础上加柏子仁 20g，合欢皮 20g，治以解郁除烦，养心安神。

7剂，水煎服，日1剂，分两次温服。

三诊（2020年5月11日）：服前方7剂，自述胸闷气短乏力等症状好转，心烦焦虑情绪波动明显改善，仍有胃脘部不适，恶心，食后加重，夜寐较前好转，大便正常。舌淡红，苔微腻，脉沉无力。在前方基础上改砂仁15g，加海螵蛸15g治以和胃化浊降逆。14剂，水煎服，日1剂，分两次温服。

四诊（2020年5月28日）：服前方14剂，自述诸症好转，自汗减轻，夜寐易醒，梦多，大便稍干燥。舌淡红，苔薄白，脉沉无力。故在前方基础上减生姜、半夏、砂仁、海螵蛸；加射干10g。7剂，水煎服，日1剂，分两次温服。

五诊（2020年6月4日）：服前方7剂，自述诸症好转，胸闷痛、气短乏力等症状基本消失，心烦焦虑得以控制，胃脘部无不适，夜寐可，偶有梦多，饮食可，二便可。在前汤方基础上拟做膏方巩固治疗，治以豁痰益气活血化瘀等。

病例分析：本案以"胸痹心痛""郁证"合病，证见气滞痰浊血瘀，责之于心、肝、脾的生理功能失常。心藏神，主血脉，肝喜条达，主疏泄，脾主升清，主运化。心主血脉功能异常，则气血逆乱，心神浮越；肝的疏泄功能失常，则气机失调，血脉瘀滞，心神不宁；脾运化失微，则内蕴生湿，湿浊凝聚为痰，痰浊上犯，阻滞胸阳，痰浊与血瘀相结，则加重胸痹心痛之症，气机郁滞难畅，进一步造成情志异常。治疗主要以祛邪为主，扶正为辅，主方用补阳还五汤合柴胡加龙骨牡蛎汤加减，用以宽胸化痰，行气活血，重镇安神。方中柴胡、黄芩疏肝胆之郁而清泄热邪；龙骨、牡蛎用以安神定悸；黄芪、川芎、瓜蒌、郁金宽胸行气活血；桂枝温经通络，配以白芍、川芎养血柔肝；半夏、陈皮、砂仁理气消痰化浊，辅以茯苓、白术、鸡内金益气健脾开胃。患者恶心厌食，佐以生姜和中止呕，焦栀子凉血抑酸；自汗加浮小麦固表止汗。双心疾病的患者症状多变、随症繁杂，前期可用汤方治疗，后期病情较平稳改用膏方予以巩固治疗，坚持用药可以取得良好的成效。

二、心气虚损兼心神失养证

患者王某，女，25 岁，哈尔滨市人，2021 年 6 月 8 日初诊。

主诉：阵发性心悸胸闷气短伴心烦不宁 1 年余。

现病史：该患者为在校学生，因课程紧张过度疲劳，经常感冒，加之精神受刺激，于 2020 年 12 月心悸、胸闷、气短频繁发作，狂躁不安，语无伦次，因而辍学回哈。经某医院确诊"心肌炎、心脏神经症、精神分裂症"，住院 1 个月服用"奥氮平"治疗效果不显，遂来我院门诊。患者表情淡漠，不愿言语，自诉心悸、胸闷、气短，幻觉幻听，头昏，少寐多梦，易惊恐，心烦不宁，手颤抖；舌质红，苔薄，脉细。BP 120/80mmHg。

中医诊断：心瘅兼郁证（心气虚损兼心神失养证）。

西医诊断：心肌炎；心脏神经症；精神分裂症（双心疾病）。

治法：补益心气，疏肝解郁，养心安神。

方药：柴胡加龙骨牡蛎汤加减。

柴胡 20g　　黄芩 15g　　半夏 20g　　龙骨 30g

牡蛎 30g　　太子参 20g　　桂枝 20g　　珍珠母 30g

茯苓 15g　　大黄 5g　　　石菖蒲 15g　　远志 15g

丹参 15g　　生地黄 20g　　百合 30g　　甘草 15g

14 剂，水煎服，日 1 剂，分两次温服。

二诊（2021 年 6 月 22 日）：服前方 14 剂，心悸胸闷气短减轻，能入睡，易醒，手仍颤抖，仍有幻觉幻听，但减轻，易生闷气，大便干；舌淡，舌体胖大，脉沉。在前方基础上加赭石 30g，全虫 10g，僵虫 15g，以镇肝息风止痉；加桃仁 15g，陈皮 15g，以理气活血通便；舌淡、舌体胖大故减生地黄、百合以防滋腻。21 剂，水煎服，日 1 剂，分两次温服。

三诊（2021 年 7 月 19 日）：服前方 21 剂，心悸、胸闷症见好转，睡眠转佳，但醒后仍有困倦，精神佳，愿意与人沟通，幻觉幻听症状消失，对学习有了信心。舌体胖大，苔黄腻，脉沉滑。痰瘀日久化热，痰热内扰，虚象不显，故前方去太子参；加胆南星 15g，黄连 10g，以清热豁痰泻火；加砂仁 10g 以增化浊护胃之力。14 剂，水煎服，日 1 剂，分两次温服。

四诊（2021 年 8 月 2 日）：服前方 14 剂，精神状态明显转佳，面有笑容，睡眠多无梦，大便尚可，对学习充满信心，舌质淡，苔薄白，脉沉。"奥氮平"已减三分之一。继用上方21 剂。

五诊（2021 年 9 月 10 日）：服前方 21 剂，自觉精神已正常，无任何不适症状，已无幻觉幻听，可看书学习，但读书后，头之右枕部有疼痛感。因该患病程较长，气虚血行不畅，清窍失养，脑髓空虚，在前方基础上减丹参、大黄、黄连、陈皮以防长期过用苦寒药及活血行气之品而耗伤正气，加山茱萸20g，熟地黄25g，女贞子20g，补肾填精以上充脑海。30剂，水煎服，日1剂，分2次温服。

患者服前方30剂于2021年10月底停用"奥氮平"。症状完全消失，已复课，学习智力如前并未有任何影响，体质较前有明显改善。

病例分析：本病经西医诊断"心脏神经症、精神分裂症"，经用"奥氮平"治疗较长时间，效果不显，患者表现出心悸、胸闷、气短，幻觉幻听，头昏，少寐多梦，易惊恐，心烦不宁，手颤抖等一系列证候。辨证属肝郁痰阻、心气虚损，二者一实一虚相互影响。患者因学习长期过度疲劳，加之精神紧张，导致肝气郁滞，气机不畅，郁而生痰，痰瘀日久化热，痰热扰心，当疏肝气之郁使其条达通畅，补心气之虚使其神有所主，故用柴胡加龙骨牡蛎汤加减治疗。方中柴胡、黄芩、大黄疏肝胆之郁而清泄热邪；半夏、茯苓、陈皮、胆南星、远志、石菖蒲化痰理气醒神；太子参益气养心；龙骨、牡蛎、珍珠母镇惊敛神；桃仁、丹参活血开郁通便；久病入络，故方中加入虫类药全虫、僵虫以搜风通络止痉；桂枝温通心阳，不仅有助于化痰利湿，还能振奋心阳；肾主骨生髓，脑为髓之海，故方中加入山茱萸、熟地黄、女贞子补肾填精以上充于脑；脾胃为气血生化之源，方中加入砂仁以保护胃气；甘草调和诸药。诸药配伍，散与敛，通与补，温与清共融于一方之中，使肝气条达，气顺痰消，诸症自愈。

三、血瘀兼肝郁气滞证

患者张某，女，56岁，哈尔滨市人，2016年3月23日初诊。

主诉：患者心慌胸闷气短3个月，加重2天。

现病史：患者3个月前无明显诱因出现心慌，胸闷，气短伴乏力，加重2天，情绪激动后上述症状明显加重，伴失眠，心烦易怒，焦虑明显，食欲差，二便可，于外院就诊，具体治疗不详，疗效不显著，病情逐渐加重，遂来我院门诊就诊。主要症状为心慌，胸闷，气短，乏力，心烦易怒，焦虑明显，失眠，食欲差，二便可。BP 140/100mmHg，HR 96次/分，查心电图示窦性心律及ST-T改变，舌质暗紫，苔薄白，脉沉滑无力。

中医诊断：胸痹心痛兼郁证（血瘀兼肝郁气滞证）。

西医诊断：冠心病；植物神经功能紊乱（双心疾病）。

治法：活血化瘀，疏肝行气。

方药：柴胡疏肝散加减。

黄芪30g	当归20g	赤芍20g	川芎20g
瓜蒌20g	郁金20g	生龙骨20g	生牡蛎20g
珍珠母30g	磁石20g	远志15g	首乌藤20g
枣仁30g	甘草10g	柴胡20g	黄芩15g
扁豆20g	砂仁10g	半夏15g	生姜15g

日1剂，水煎服，早晚饭后温服。

二诊（2016年3月29日）：患者心慌、胸闷、气短、乏力症状好转，饮食可，睡眠质量好转，二便可，仍有心烦焦虑，舌质红，苔薄白，脉沉滑。BP 130/100mmHg，HR 82次/分，查心电图示窦性心律，ST-T改变。患者自觉症状好转，心烦焦虑明显故主方不变，在前方基础上加百合20g，合欢皮20g，以解郁安神，加茯苓20g，白术20g，以健脾宁心，加薄荷15g以疏肝解郁。减瓜蒌、郁金、扁豆。日1剂，水煎服，早晚饭后温服。

三诊（2016年4月5日）：患者心慌、胸闷、气短、乏力症状进一步好转，失眠、焦虑症状较前有所缓解，饮食可，二便可，舌质红，苔薄黄，脉沉滑数。BP 120/100mmHg，HR 88次/分，查心电图示窦性心律，ST-T改变。患者自觉症状好转，故主方不变，在前方基础上加焦栀子15g以凉心肾。日1剂，水煎服，早晚饭后温服。

四诊（2016年4月12日）：患者偶有心慌、胸闷、气短，焦虑症状明显好转，睡眠质量好转，偶有失眠，胃脘部不适，呃逆，饮食可，二便可，舌淡红，苔薄白，脉沉滑。BP 130/80mmHg，HR 80次/分，查心电图示窦性心律，ST-T改变。

患者自觉症状逐渐好转，偶有失眠，胃脘部不适，时有呃逆，故主方不变，在前方基础上改首乌藤30g以宁心安神，加香附15g，瓦楞子15g，香橼15g，以调理脾胃气机，巩固治疗。

病例分析：胸痹心痛患者患病后心气不足，加之不能正确认识疾病本身，因此易产生悲伤、恐惧的心理，久之可使肝失条达，气机不畅，产生抑郁状态；长期的抑郁状态又易致气滞、血瘀、痰结，心气推动血行无力而致血脉瘀阻而发为本病。治疗方法以疏肝解郁、行气止痛为主。本例患者，中年女性，其舌脉之象皆有正虚邪实之征，四诊合参，辨证为气虚血瘀，肝郁气滞。该患者心气不足，肝气郁滞，运血无力，血不养心，使心脉失养，或因痰瘀阻于脉络，碍于濡养，气虚生痰，气虚血瘀，因痰致瘀，引发本病。

据此，采用活血化瘀、疏肝理气的方法进行治疗，给予柴胡疏肝散加减。方中柴胡疏肝解郁，升举阳气，加瓜蒌、郁金以宽胸理气，茯苓、白术健脾和胃，宁心安神，加生龙骨、生牡蛎、珍珠母、远志、首乌藤以安神定悸。全方共奏补气化瘀、疏肝理气功效。黄芪有升阳补气的作用，配以当归、赤芍、川芎以活血祛瘀而不伤血。在西医学研究中，柴胡皂苷能够通过抑制大脑组织海马区胆碱乙酰转移酶（ChAT）蛋白表达、降低大脑海马区乙酰胆碱酯酶（AChE）活性、减少大脑海马区神经细胞凋亡而起到抗抑郁作用。焦栀子有效地延长睡眠的时间，还具有镇痛和抗惊厥作用。合欢属植物及其提取物具有镇静催眠、抗抑郁、抗焦虑的作用。

由于患者治疗效果明显，因此前期治疗主方基本不变，仅随症加减。"双心疾病"一般病程较长，患者情志因素对本病有很大的影响。由于辨证准确、患者配合积极，因此疗效显著，此例患者在门诊间断性治疗3个月，在随后的回访得知，患者的症状基本消失，再无胸闷、心慌、心烦、焦虑、夜寐欠佳等症状，后基本停止药物治疗。

四、阴虚火旺兼肝郁脾虚证

患者刘某，女，36岁，哈尔滨市人，2022年5月31日就诊。

主诉：失眠、心慌胸闷气短、乏力阵作2个月，加重1周。

现病史：患者于2个月前因情志不遂及熬夜而出现失眠、心慌胸闷气短、乏力，每晚服用舒乐安定方可入睡，但只能睡3个小时左右，多梦易醒，上述症状每因情绪激动或劳累后加重。近1周因劳累上述症状加重，遂来我科门诊就医。现失眠、心慌胸闷气短、乏力，伴心烦不宁，焦虑，口干口苦，舌红少苔，脉细数。BP 122/78mmHg。心电图示窦性心律，室性早搏，二联律。24小时动态心电图示室性早搏总数7965次，二联律6阵共36次。

中医诊断：心悸兼郁证（阴虚火旺兼肝郁脾虚证）。

西医诊断：心律失常；植物神经功能紊乱（双心疾病）。

治法：疏肝健脾，滋阴清热，养血安神。

方药：酸枣仁汤合百合地黄汤加减。

酸枣仁30g	茯苓15g	知母15g	川芎15g
百合20g	生地黄15g	白芍15g	当归20g
远志15g	首乌藤30g	甘松20g	苦参15g
麦冬15g	黄芪20g	甘草10g	

14剂，水煎服，日1剂，分两次温服。

二诊（2022年6月15日）：服前方14剂，自诉失眠症状好转，能睡 5 个多小时，心慌胸闷气短症状仍有，但较前减轻，仍有心烦，自汗出。在前方基础上加柏子仁 20g，合欢皮 20g，以巩固解郁除烦、养心安神之效，加浮小麦 50g 以敛阴止汗。14 剂，水煎服，日 1 剂，分两次温服。

三诊（2022 年 6 月 28 日）：服前方 14 剂，病情明显好转，失眠、心慌、心烦等症均显著减轻，食欲差，腹胀，反酸。前方加鸡内金 15g，瓦楞子 15g，香橼 15g，治以和胃消胀。14 剂，水煎服，日 1 剂，分两次温服。

四诊（2022 年 7 月 13 日）：患者自述无明显不适，病情好转。继服百乐眠胶囊 3 周巩固疗效。随访患者 24 小时动态心电图示窦性心律，室性早搏 3 个，无二联律。

病例分析：该患者因情志不遂及工作饮食不规律，致使肝郁脾虚，营血不足，阴液亏虚，阴虚火旺，上扰心神，气机不畅，郁而化火，热扰心神，神不守舍，则出现心神不宁，失眠多梦，心烦易怒等一系列神志症状。肝郁气滞，血行不畅，心脉失养，久则出现心慌、胸闷、乏力等一系列心血不足症状。本病治疗当以滋阴清热，养血安神为主，同时兼以理气活血，使肝气条达通畅，清郁热养心血使气畅血行，补心气之虚使其神有所主。故用酸枣仁汤合百合地黄汤加减治疗。方中酸枣仁、柏子仁养阴血，敛心阴，其酸收之性也可收敛浮越之虚火。知母、麦冬滋阴补血，清心除烦。百合清心安神，生地黄益心阴，清血热，二者合奏甘寒清热养阴之功，心神不宁之症皆可化裁用之。黄芪、当归、川芎、白芍，益气活血。甘松行气止痛，开郁醒脾。苦参清热燥湿，安神定志。浮小麦为止汗专药，《本草纲目》言其可"益气除热，止自汗盗汗，骨蒸虚热，妇人劳热"。鸡内金消积滞、健脾胃，香橼、瓦楞子、甘草健脾理气、制酸止痛，配合远志、首乌藤安神定悸。诸药配伍，使患者症状减轻，进而心情愉悦。

第五章

高血压病

第一节　概　　述

一、中医对高血压病的认识

（一）高血压病的历史沿革

根据高血压病的临床表现和发病特点，中医将高血压病归属于"眩晕"的范畴。古代医家对于"眩晕"的记载，可追溯至先秦的《内经》中，该书为后代医者认识、发展眩晕提供了最早的理论基础，如"诸风掉眩，皆属于肝""上气不足""髓海不足"等。描述与高血压病相类似，并认为眩晕的发生多脏腑经络均可引起，但主要责之于肝肾二脏。"诸风掉眩，皆属于肝"的论断即是出自《黄帝内经素问》。再如"上气不足，脑为之不满……目为之眩"出自《灵枢·口问》。汉代医家张仲景完备了《内经》中提出的外邪所中、肝风内动等病因病机，并意识到痰饮在眩晕发生过程中举足轻重的地位，在其《金匮要略》有云："心下有痰饮……目眩，苓桂术甘汤主之。"再如支饮之眩冒证，患者可见头晕目眩，如头覆重物，治以泽泻汤，为后代"无痰不作眩"的论治思想提供了指导。在唐代，孙思邈则提出了"痰热动风"之说，《千金要方》卷十四载"痰热相感而动风……谓之风眩"，认为痰热动风也是导致眩晕发生的重要机制。在治疗上，汉代的《神农本草经》是第一部使用药物来治疗眩晕、头痛的医学典籍。其认为菊花擅于治头风、头眩，肿痛，防风治大风，头眩痛，半夏治头眩，胸胀，藁本、细辛、白鲜皮等药物则擅治头痛。

宋金元时期我国医学发展百家争鸣，众多医家不断地完善和发展眩晕，许多理论都有其独到之处。最早使用"眩晕"二字的是南宋医者陈言。在其《三因极一病证方论》中有云："夫寒者，乃天地杀厉之气……夹风则眩晕。"他认为内因眩晕，大多是七情内伤，郁而生痰，痰气上逆而发病。而最早把"眩晕"作疾病正名记载是在宋代严用和的《重订严氏济生方·眩晕门》中。宋代王贶著《全生指迷方》，将眩晕分为风、痰、气、劳风四类，并分别论述其证治不同之处：风眩者香芎散、桃花散主之，痰眩者旋覆花丸主之，气眩为草乌头汤主之，劳风则为芍药黄芪汤主之。至金元时期，金元四大家主张学说不同，对此病的论治更为繁杂多样。刘完素认为眩晕的病机乃肝木亢盛，风火内动，认为风火所致眩晕应清内而疏外。李东垣则认为此病乃脾虚痰浊内生之证，重用天麻、半夏而解风痰眩晕。张从正善用吐法并提倡针刺灸法治疗眩晕。朱丹溪《丹溪心法》更是提出"无痰不作眩"的观点。其中尤以朱丹溪的"无痰不作眩"思想，对后世医家辨证论治眩晕头痛产生深刻影响。笔者认为此期对"眩晕"认识趋向具体化。

到明清时期，对眩晕的认识日益完善，徐春甫《古今医统大全》中将眩晕分为胖人气虚有痰，瘦人血虚有火，伤寒吐下见阳虚而眩，并总结前人，认为辛香醒神之品应用分标本缓急，为后世提供了应用经验。薛己认为治疗眩晕，寒凉之品的应用会损伤胃气而使不足之正气更伤，并应用六味地黄丸、清肝汤、芎归汤等治疗各脏腑因虚致眩。明代周之干编著的《慎斋遗书》对阳虚性眩晕做了相应论述，如"头为诸阳之首，病人头晕，清阳不升也。头重不能抬起，阳虚不能撑持也"，提出了"无虚不作眩"之说。主张以治虚为主，认为眩晕其虚或因上气不足，或因髓海不足，妄行作劳、忧思悲恐、饮食不节、脾胃受损，或久病体虚等。明代张介宾的《景岳全书·眩晕》中明确指出眩晕属上虚，然无不关乎下，上虚者，阳中之阳虚，下虚者，阴中之阳虚。同时系统提出了"命火不足，在内气化失调，气机不畅，在外温煦四末不利"的致眩理论。在"上虚则眩"的基础上，补充提出了下虚致眩，认为眩晕发生者，体虚者十中之八九，兼痰、火之证的，仅有十之一二，故治虚乃第一要义，并分而治之。《景岳全书·眩晕》认为"上虚者……宜治其气"，用四君子汤、大补元煎、十全大补汤等气血兼补者治疗。"阴中之阳虚者，宜补其精"，下虚则用右归饮、五福汤等补肾填精辨证施治。张氏从整体观念论治眩晕，实是难能可贵。在《临证指南医案》的眩晕门中，叶天士记载了十余则医案，其中提出了许多眩晕的治法，例如化痰定眩、平肝息风、滋水涵木等。明清时，中医理论更趋完善、成熟，对眩晕、头痛病因病机的认识较之前更为丰富。清代王清任创补阳还五汤、血府逐瘀汤等活血化瘀方药治疗眩晕，被沿用至今，为我们指明了眩晕治疗的一大原则，即应当活血化瘀。

近现代，祖国中医学事业蓬勃发展，如何应用中医药来治疗高血压病是当前的一个热点问题，许多知名医家都有其独到之处。王永炎教授总结高血压病以"痰瘀阻络，毒损心络"为主要病理基础，在辨病上应用传统中医理论辅以西医检查手段，治疗上以活血解毒、通络化痰为要。徐贵成教授认为痰、瘀、风、火是高血压病前期的核心因素，强调了活血化瘀法可以提升降压效果，减轻靶器官的损伤。李颖等用自主化裁的眩晕3号方治疗原发性高血压病2级患者，辅以穴位贴敷等外治法，通过统计学得出结论：中药可改善患者中医证候，降低中心动脉压。石学敏教授选取双侧人迎、合谷、太冲等穴位，采用"活血散风"法治疗高血压病患者，发现刺法与穴位配合对收缩压和舒张压均有降低作用，促进血压恢复正常。梁艳等人采用西药联合穴位贴敷治疗痰热型高血压病，结果发现治疗组患者血压波动较对照组更平稳，尤其对夜间收缩压的降低有显著疗效。吴文玉等人采用脏腑推拿治疗痰湿壅盛型高血压病，使得患者中医症状得到显著改善。

（二）高血压病的病因病机

笔者总结古代文献及医家的观点，认为该病病因病机主要为以下几点。

1. 因虚致病

《素问·调经论》有云："百病之生，皆有虚实。"而眩晕的发生也不外乎虚实两端。宋代严用和《济生方》提出，体虚之人，外感六淫，内伤七情，皆可致眩……他指出体虚是本，外感或内伤是标，眩晕的发生基础是本虚。《景岳全书》言："眩晕一证，虚者居其八九，而兼火兼痰者，不过十中一二耳。"强调"无虚不作眩"。《灵枢·口问》载："故上气不足，脑为之不满，耳为之苦鸣，头为之苦倾，目为之眩。"《证治汇补·眩晕》言："血为气配，气之所丽，以血为荣，凡吐衄崩漏产后亡阴，肝家不能收摄荣气，使诸血失道妄行，此眩晕生于血虚也。"气血亏虚，气虚则清阳不展，血虚则脑失所养，皆能出现眩晕、头痛等症状。

2. 因痰致病

中医将"痰"分为"有形之痰"和"无形之痰"，"有形之痰"可经呼吸道排出，"无形之痰"与高血压病关系密切。嗜酒肥甘，饥饱劳倦，伤于脾胃，脾运失司，以致水谷不化，聚湿生痰，痰湿中阻，则清阳不升，浊阴不降，发为本病。《丹溪心法》有"无痰不作眩"的主张，提出了"治痰为先"的观点。明代龚廷贤《万病回春》认为"大凡头眩者，痰也"，也突出了头眩的发生与痰的关系。秦景明认为老痰可使人晨眩，须臾之间可止。清代沈金鳌《杂病源流犀烛》认为痰形成后，随气机升降流注全身，上达于头，下至于足，内而脏腑，外至肌肤，无所不到，定位于某部位而产生多种病证……从痰邪易随气升降的特点出发来阐明痰邪致眩。痰浊是水液代谢异常所形成的病理产物，水液代谢以肺、脾、肾为主导，肾者主水，老年人肾阳失于温化，体内水液因排出减少而聚湿成痰，痰随气逆，上阻于肺，水液失于输布发为口干，正如《医贯·痰论》认为"肾虚不能制水，则水不归源，如水逆行，洪水泛滥而为痰"；老年人本素气虚脾弱，在饥饱无常、喜食肥甘、嗜酒无度等饮食不节的人为因素诱发下，运化失司加重，精微不化，而致清阳不升，浊阴不降，最终化痰且生湿。若体内之痰与郁结之火结于血脉，痰火随气血循行而上攻，蒙蔽清窍则发为头晕且头胀痛伴昏沉不清。

3. 因瘀致病

瘀血致病的观点始于明代。杨仁斋率先提出"瘀滞不行，皆能眩晕"。高血压病的发生与血瘀有着密不可分的关系。瘀的形成主要有由痰致瘀、由寒致瘀、由虚致瘀三种类型。无论何种原因所导致的瘀证，均可以使得气血瘀阻，由于瘀阻于心、脑的不同而出现不同的症状。明代虞抟《医学正传》云，"外有因坠损而眩晕者，胸中有死血迷闭心窍而然，是宜行血清经，以散其瘀结"，提出了外伤导致眩晕。清代汪蕴谷以失笑散治产后血晕，认为血瘀是产后血晕不可忽视的因素。并认为胎下，血随之下，气无所聚，将下未下之血无所行，停蓄成瘀，斯时头目掉眩。《医家必读》中"瘀血停蓄，上冲作逆，亦作眩晕"，再次强调老年人因瘀致眩的病机十分常见。首先"气有一息之不通，则血有一息之不行"，老年人因久病缠身，苦于身体不适与长期服药的经济压力而心情失畅，而因郁成瘀，所以加强老年人的心理关照及疏导亦是改善血行不畅的重要内容。再者老年人元气亏虚，行血无力，滞塞脉道而加重血瘀，正如王清任《医林改错》言："元气既虚，必不能达于血管，血管无气，必停留而瘀。"此外年老者基础疾病较多且病程长，病久入深，血伤入络而成瘀，表现为头眩头部刺痛且疼痛部位固定不移。郭维琴教授认为高血压病的病情发展过程中虽存在气滞、气逆、气虚的不同，但血瘀始终贯穿于高血压病发病的全程。

4. 因火致病

"火"一般指"肝火"，肝阳上亢。素体阳盛，或因长期忧郁恼怒，气郁化火，使得肝阴耗伤，风阳升动，上扰清空，发为风眩。或因肾阴素亏，肝失所养，以致肝阴不足，肝阳上亢，发为风眩病。肝火亢盛，肝阴亏虚，无力制约肝阳，导致肝阳上亢，扰动清明，发为眩晕。肾藏精，主骨生髓，肾精亏虚，髓海失充，脑失所养，也可发为眩晕。现代社会人们生活节奏加快，不良的饮食习惯以及精神心理双重压力的增加，都会导致高血压病的发生，这其中因情志引发眩晕的患者在临床上较为常见，被称为精神心理性眩晕。肝与眩晕的发病密切相关，肝火上扰型高血压病在所有高血压病证型中占有较高比例，肝主疏泄，畅达情志，若肝的疏泄功能失常，情志不遂，肝气郁而化火，肝火扰动清窍，则导致眩晕的发生。

5. 因风致病

"风"分为"内风"和"外风"两种，与高血压病有关的主要是"内风"。由于人体长期处于焦虑恼怒状态，以致肝阴不足，肝阳上亢，肝阳化风。或者因为老年人肝肾不足，阴不敛阳，肝阳上亢，肝阳化风。《临证指南医案·眩晕门》指出："所患眩晕者，非外来之邪，乃肝胆之阳上冒耳，甚则有昏厥跌仆之虞。"内风与火热之邪同气相求，其临床见症有眩晕、瘙痒、肢体抽搐、痉挛等，往往突然发作，与感受外风有颇多相似之处，但从病因学来看，与肝密切相关。高血压病西医诊断有一期与二期的区别，中医辨证也有肝火上炎生风与肝阳上亢化风的不同：前者临床表现以火热为主，风的症状较轻，常只是头痛、头晕，治疗以清泻肝火为主，平肝息风为辅；后者表现以肝肾阴虚为主，风的症状较重，不仅有头晕头痛，还可能有手足震颤、麻木、活动不灵活等，治以潜阳息风，急则治标，同时滋养肝肾阴血以治本。

同时，笔者认为高血压病的发生发展与五脏的关系也十分密切，《圣济总录》中阐述，"论曰风头眩之状，头与目俱运是也，五脏六腑之精华，皆见于目，上注于头"，即五脏功能失调，致使气血津液的运行、敷布产生障碍，头、目失去水谷精微物质的给养，从而发为眩晕。

二、高血压病的西医学研究进展

（一）高血压病的概念

原发性高血压病简称高血压病，是一种以体循环动脉收缩期和（或）舒张期血压持续升高为主要特点，伴或不伴有多种心血管危险因素的全身性疾病。它是多种心、脑血管疾病及肾病的重要病因和危险因素，可通过导致动脉粥样硬化而影响心、脑、肾等靶器官的结构与功能，甚至导致其功能衰竭。原发性高血压病是以血压升高为主要临床表现的综合征。2018年中国高血压病防治指南对高血压病的定义是：在未使用降压药物的情况下，非同日3次测量血压，收缩压≥140mmHg和（或）舒张压≥90mmHg。根据血压升高水平，将高血压病分为 1 级、2 级和 3 级。根据血压水平、心血管危险因素、靶器官损害、临床并发症和糖尿病进行心血管风险分层，分为低危、中危、高危和很高危 4 个层次。

继发性高血压病是指由某些确定的疾病或病因引起的血压升高，占人群高血压病的 5%～10%。继发性高血压病尽管所占比例并不高，但绝对人数仍相当多，而且某些继发性高血压病，比如醛固酮增多症、嗜铬细胞瘤、肾素分泌瘤等，可通过手术得到根治和改善。血压升高仅是这些疾病的一个临床表现，及早明确诊断能明显提高治愈率。

（二）高血压病诊疗现状

原发性高血压病的发病机制复杂，迄今尚未完全阐明。据有关文献报道，有可能认为，高血压病是由某一些遗传基因，通过与多种可升高血压的病理因素或生理性减压因素互相作用而引起的一种多因素的临床疾病，在各种因素的影响下，使身体调节血压的功能失调而导致血压的升高。目前认为心输出量改变、肾脏因素、肾素 – 血管紧张素 – 醛固酮系统（RAAS）、细胞膜离子转运异常、交感神经活性增加、血管张力增高，以及管壁增厚、血管扩张物质、遗传基因、神经精神因素、受体比例异常、高胰岛素血症等因素在高血压病发病机制中具有重要作用。

高血压病是一种慢性、全身性心血管综合征，原发性高血压病的病因为多因素，尤其是遗传和环境因素交互作用的结果。但是遗传和环境因素具体通过何种途径升高血压，至今尚无完整统一的认识。首先，高血压病不是一种均匀同质性疾病,不同个体间病因和发病机制不尽相同;其次,高血压病病程较长,进展一般比较缓慢,不同阶段始动、维持和加速机制不同。因此,高血压病是多因素、多环节、多阶段和个体差异性较大的疾病。随着人们依赖的生活环境的改变,如生活节奏加快,高钠低钾高脂饮食、吸烟、酗酒、缺乏运动等不良生活习惯等诸多危险因素的存在,高血压病发病率日渐升高。本病头晕、头痛或胀、耳鸣、失眠、记忆力下降等症状多发,严重者可影响日常工作与生活。部分患者在患病之初没有任何临床症状,以至于失治误治,从而带来诸多不良远期效应。各种原因导致本病病情得不到控制,即长时期血压处于较高水平或波动不定,造成心、脑、血管、肾、视网膜等靶器官不同程度的功能丧失,甚至出现心力衰竭、脑卒中、肾衰竭、动脉夹层等严重并发症,或可直接危及生命。

综上所述,笔者认为高血压病具有高患病率、高风险性、难治愈等特点,加之公众对于疾病本身及其危险性的认识欠缺,因此分别针对全人群、高危人士及高血压病患者的预防及治疗工作任重而道远。

世界卫生组织和国际高血压病联盟(WHO/ISH)及各高血压病治疗指南均指出,对于明确诊断为高血压病的患者,根据高血压病的危险分层,应改善生活方式及进行药物治疗。治疗原则:对于伴有糖尿病、高脂血症、高龄、吸烟等多种危险因素,或左室肥厚、肾功能异常、视网膜动脉狭窄的高危患者,以及合并脑血管疾病、心脏或肾脏疾病的极高危患者应立即进行药物治疗,并辅以改善生活方式。对于轻、中度高血压病仅伴有1~2个危险因素而无心、脑、肾病变者,可先改善生活方式并监测血压半年至 1 年。若仍不能达到目标血压则加用药物治疗。降压目标：2018 年正式发表的《中国高血压病防治指南（2018 年修订版）》指出，治疗后的"目标血压"应尽可能达到 <120/80mmHg，<140/90mmHg 仅是目前的最低要求，尤其在合并糖尿病、肾病时更需要进一步向 <120/80mmHg 靠近。

高血压病的治疗分为非药物治疗及药物治疗。非药物治疗主要是改变不良的生活方式，对于确诊高血压病的患者，无论是否进行药物治疗都应开始非药物治疗，改善生活方式，降低高血压病以及心血管病的发病危险。

目前用于高血压病治疗的一线用药共五类。

利尿剂：主要通过抑制肾小管对 Na^+ 离子和水重吸收而利尿排钠，减少血容量，以达到降压作用。利尿剂主要适用于轻中度高血压病，尤其是老年单纯收缩期高血压病、肥胖、盐摄入过多及高血压病合并心力衰竭的患者。

β 受体阻滞剂：主要适用于轻中度高血压病，尤其适用于静息时心率较快（>80 次 / 分）的中青年患者或合并劳力性心绞痛、心肌梗死后、快速心律失常、肾上腺素能活性增高的高血压病患者。

钙拮抗剂（CCB）：适用于各种程度的高血压病，尤其适用于老年高血压病或合并稳定型心绞痛、周围血管疾病及室上性心动过速者。高钠摄入和非甾体抗炎症药物不影响降压疗效，对嗜酒患者也有明显降压作用。钙离子拮抗剂有确切的降压疗效，其可改善患者预后，降低心血管并发症的发生，而且对电解质、糖及脂代谢亦无不良作用，另外还可能存在某些降压作用外的有益作用，已成为国内降压药市场用量领先的药物。可用于合并糖尿病、冠心病或外周血管病患者，长期治疗还具有抗动脉粥样硬化的作用。

血管紧张素转化酶抑制剂（ACEI）：主要通过抑制血管紧张素Ⅰ（AngⅠ）转换为血管紧张素Ⅱ（AngⅡ）从而扩张血管，减少水钠潴留，降低交感神经兴奋性，产生降压效应。ACEI可用于轻、中度及严重的高血压病患者，尤其被推荐作为高血压病合并糖尿病、糖尿病肾病、高脂血症、周围血管病、高肾素性高血压病、痛风、左室肥厚等的首选用药。

血管紧张素受体阻滞剂（ARB）：ARB的降压机制为与AngⅡ竞争受体，阻断AngⅡ效应。ARB的适用对象与ACEI相同，同时还适用于ACEI不良反应不能耐受的患者（主要为ACEI治疗后发生刺激性干咳的患者）。

除了上述五大类降压药物外，在降压药发展历史中还有一些药物，包括交感神经抑制剂、直接血管扩张剂等，曾多年用于临床并且有一定的降压疗效，但因为不良反应较多，目前不主张单独使用，可以用于复方制剂或者联合治疗。

笔者认为高血压病由于其致病时间久、病情复杂的特点，在应用中西医药物改善症状之外，可同时结合其他外治法，以使高血压病进程减缓，例如穴位按摩疗法，耳穴贴压疗法，足浴治疗法等。

此外笔者认为，高血压病的康复治疗方案强调非药物治疗，其主要内容包括：规律的运动锻炼、放松训练、医疗体操、行为治疗和高血压危险因素控制。社区医生必须要掌握这些方案并向患者传授，使患者充分认识到康复治疗对原发性高血压病的重要意义，提高患者的依从性。例如有氧训练：常用方式为步行、踏车、游泳、慢节奏的交谊舞等。强度为50%～70%最大心率，或40%～60%最大吸氧量，自感劳累记分为11～13。停止活动后心率应在3～5分内恢复正常。步行速度以心率不超过110次/分为宜，一般为50～80米/分，每次锻炼30～40分。50岁以上者活动时的心率一般不超过120次/分，活动强度越大，越要注重准备活动和结束活动。训练效应的产生需要至少1周的时间，达到较显著降压效应需要4～6周，一段时间训练后，收缩压一般可降低10mmHg，舒张压一般降低8mmHg左右。循环抗阻运动：近年来的研究提示，在一定范围内，中小强度的抗阻运动可产生良好的降压作用。一般采用循环抗阻训练，即采用相当于40%最大一次收缩力作为运动强度，做大肌群（如肱二头肌、腰背肌、胸大肌、股四头肌等）的抗阻收缩，每节在10～30秒内重复8～15次收缩，各节运动间休息10～30秒，10～15节为一循环，每次训练1～2个循环，每周3～5次，8～12周为1疗程。逐步适应后按每周5%的增量逐渐增加运动量。

高血压患者通常有积年的不良生活习惯，笔者认为纠正危险因素，可以有效预防高血压的发生，并在高血压发生后降低血压。改善行为方式：主要是纠正过分激动的性格，逐步学会适当的应激处理技术和心态，避免过分的情绪激动。吸烟会增加血管紧张度，增高血压，因此戒烟也是行为纠正的内容。运动训练和心理应激治疗均可以显著提高患者承受外界应激的能力，从而提高患者的社会适应能力和生活质量。降低体重：主要通过减低热量摄入和增加活动消耗来实现，实施时应注意循序渐进。限制酒精摄入：每天酒精摄入量应该少于20～30g。减少钠盐摄入：降低饮食钠盐可以使收缩压降低5～10mmHg。建议饮食中钠的含量每天少于100mmol或2.3g，或氯化钠摄入少于6g。维持电解质平衡：高钾饮食有助于防止高血压发生，钾不足可以诱发高血压，并导致心室异位节律。钾缺乏时最好通过食物补充，进食困难时可以用口服钾的方式补充或采用保钾利尿剂。饮食中的钙与血压呈负相关。有证据提示，低镁与高血压有关，但尚无补镁的方式及效果的研究。避免升压药物：口服避孕药和激素替代疗法所采用的雌激素和孕酮均可能升高血压，因此对高血压患者应该避免使用。改善胰岛素抵抗：胰岛素血症和胰岛素抵抗可以从多途径影响高血压。胰岛素具有肾脏储钠作用，同时增加儿茶酚胺释放，增强血管壁对缩血管物质的敏感性。此外，胰岛素还增加组织生长因子的生成，增加细胞钠和钙的含量，从而使血压升高。规律的运动、减肥和高纤维素饮食可以治疗胰岛素抵抗。

第二节　益气豁痰化瘀法治疗高血压病

笔者认为本病发病与情志失调、饮食不节、久病过劳以及先天禀赋异常等因素有关。高血压病的病机，不外虚实两端，或为虚实夹杂，或为本虚标实。因于虚者，多为气血亏虚，因于实者，多为痰饮、瘀阻、风、火、湿浊。上述病因引起机体阴阳平衡失调，以五脏阴虚为本，以痰、瘀、风、火、湿等内生之邪为标，阴亏于下，阳亢于上，火越于外，风动于内，瘀阻于脉，痰淫于络，全身上下内外，无处不至，诸病生焉。脏腑、经络、气血功能紊乱，导致痰、瘀、风、火、湿扰乱清窍；或气血、髓海不足，脑失所养，形成眩晕、头痛。长期精神紧张或忧思郁怒，使肝失条达，肝气郁滞，郁而化火伤阴，肝阴耗伤，风阳易动；久病过劳，耗伤肾精或素体阳盛阴衰之人，阴亏于下，阳充于上，上扰头目而出现眩晕、头痛；先天禀赋不足或年老肾精亏虚、髓海不足、脑失所养亦致眩晕；饮食不节，嗜食肥甘厚味，损伤脾胃，或忧思劳倦伤脾，以致脾虚健运失职，聚湿生痰，或肝气郁结，气郁湿滞生痰，痰湿中阻，或兼内生之风火作祟，上扰清窍，而致头痛、脘闷、眩晕等。随着病程的延续，病情进一步发展，导致血行不畅，瘀血阻络。笔者在长期的临床实践中应用扶正祛邪、益气豁痰化瘀的方法，对于高血压病的治疗取得了满意疗效。

笔者认为益气豁痰化瘀法治疗高血压病具有独特优势，分为以下四点。

1. 降压平稳，改善症状

应用西药治疗高血压病，常常有为达到目标血压而频繁加减药量等情况，因此也常常出现血压幅度波动较大的现象。中医治疗高血压病针对性比较强，应用益气豁痰化瘀法能够充分地照顾到每位患者的个体差异，而且降压比较平稳，症状改善效果显著。临床实践证明，益气豁痰化瘀法治疗高血压病有着独到的优势，主要体现在：祛邪扶正，调整机体阴阳的平衡，促进心脑肾血管病理改变的恢复；改善疾病症状，提高患者生活质量。中药如半夏、天麻、钩藤、葛根、杜仲、石决明、牛膝等具有良好的降压效果，尤其适用于早期、轻度高血压病患者。

2. 保护靶器官

治疗高血压病，降压是一个很重要的目标，但是不能仅仅局限于降压，更重要的是在降压的同时，要预防心、脑、肾等靶器官的损害。因为靶器官受损引发的心衰、肾衰等往往比高血压病本身更为致命，西医降压效果虽然明显，但随着时间的延长，并发症的发生率并未减少，而且治疗高血压病多需长期给药，故存在一定的局限性，例如只能降低血压，但临床症状未有缓解。而中医药既能消除表象，又能通过调整机体阴阳，从根本上解除病机，有效遏制病情的进一步发展，防止靶器官损害。中药治疗高血压病，通常从患者的具体病证出发，采用益气豁痰化瘀的方法，以中药复方调整体内环境，改善血管内皮功能，通过多层次、多环节、多靶点进行综合调理，在改善高血压患者的症状，减轻或逆转靶器官损害，防止严重并发症等方面有一定的优势。

3. 治疗前移，未病先防

尽管目前高血压病诊断和治疗技术发展迅速，但仍缺少根治性手段，所以应将心脑血管疾病的早期预防放在首位。国外研究组织以关注、干预和预防高血压病为宗旨，致力于高血压病隐匿危险因素的研究，寻找有效的干预方案，这与中医传统"治未病"理念吻合。有研究表明，血压从 110/75mmHg 起，人群血压水平升高与心血管病危险呈连续性正相关。临床上经常碰到有些患者出现头痛、头胀、头发沉、脖子发硬、走路不稳等症状，但血压在 120/80mmHg 以上、140/90mmHg 以下，还不能诊断为高血压病，而属于高血压病前期（我国定位正常高值)。在高血压病前期药物治疗方面,西药的相关研究很少,而中医学很多中药既是食物也是药物,所以对于高血压病特别是轻度高血压病可配合饮食疗法,亦可配合一些益气豁痰化瘀的中药膏方、茶饮等,有较好的积极作用,尤其对于有高血压病家族史的人应当积极预防高血压病的发生,符合中医"治未病"的理念。中药通过辨证论治、整体调节,可以取得很好的疗效。

4. 中西结合,减毒增效

高血压病患者多年老体衰,且患病时间较长,病情复杂,可能同时服用几种药物,药物相互作用就成为影响降压效果和安全性、用药依从性和连续性的重要因素。中西药合理联用,可以减轻或消除不良反应,达到减毒增效的目的。如ARB会造成浮肿,同时给予健脾利湿的中药白术、茯苓、猪苓、冬瓜皮等,可使其浮肿消退;ACEI会导致咳嗽,可选用中药连翘、桑白皮、百部、前胡、陈皮、川贝等以疏风宣肺止咳。

总之,中医药治疗高血压病不单要着眼于血压的下降,更要着眼于患者生活质量的提高。

第三节　临证经验

笔者根据中医传统理论,结合长期临床工作发现,高血压病患者虽有头痛和眩晕两种临床表现,但应用中医传统辨证思想究其根本,所谓证同治亦同,无论表现为眩晕或是头痛的高血压病患者,倘若病机相同、中医证候相同,即可使用同一中医方法予以诊疗。另一方面，证异治亦异，即便患者临床皆表现为眩晕，但患者病机不同、中医证候亦不同，则不可使用同一中医治疗方案。笔者认为高血压病的病机，不外虚实两端，或为虚实夹杂，或为本虚标实。因于虚者，多为气血亏虚，脏腑、经络、气血功能紊乱，导致痰、瘀、风、火、湿扰乱清窍；或气血、髓海不足，脑失所养，形成眩晕、头痛，随着病程的延续，病情进一步发展，导致血行不畅，瘀血阻络。笔者在治疗本病时多从益气、豁痰、化瘀方向着手，效果甚佳。

一、常用药物

1. 天麻

天麻为天麻科天麻属植物天麻的干燥块茎，多产于山东、河南等省份。天麻具有息风止痉、平抑肝阳、祛风通络的功效，主要用于治疗肝阳上亢、头痛、眩晕、手足不遂、肢体麻木、风湿痹痛等。《本草汇言》认为其主治头风、头痛、晕眩眼花，癫狂抽搐，四肢强直痉挛等肝风内动引起的病证。

现代药理研究显示，天麻素被认为在天麻中起主导作用，含量占天麻总成分的1/3～2/3，具有降压、改善血脂、镇静催眠、治疗眩晕、抗氧化、保护心肌等药理功用。近年来天麻药理研究认为其还具有脑保护和益智的效用，对于防治阿尔茨海默病有很好的疗效。

2. 钩藤

华钩藤主要产自江西、湖南，无柄果类分布于广西、云南等省区。具有清热平肝、息风镇惊等作用。《本草纲目》认为，钩藤可以平肝抑肝，祛除心热，治疗成年患者头晕目眩，另可治疗儿童腹中疼痛、起疹。

现代药理研究显示，钩藤中的吲哚类生物碱是钩藤发挥其药理作用的主要活性成分，另外也是钩藤降压的关键，可以使心肌收缩力降低，减少外周血管阻力而降压。此外钩藤还有镇静、抗癌、抗癫痫的作用。

3. 石决明

石决明为鲍科动物杂色鲍、皱纹盘鲍、耳鲍、羊鲍等的贝壳。其性味咸、寒，归肝经，功效为平肝潜阳，清肝明目，临床用于治疗肝肾阴虚、风阳上扰、头痛眩晕、目赤、视物昏花、惊搐、骨蒸潮热、青盲内障。其咸寒清热，质重潜阳，专入肝经，而有平肝阳、清肝热之功，为凉肝、镇肝之要药。另肝开窍于目，石决明清肝火而明目退翳，为治目疾之常用药。

现代药理研究显示，石决明主要化学成分是碳酸钙、氨基酸等，具有降压、抗菌、抗氧化、中和胃酸等作用。众多研究表明石决明在中医临床上应用几千年治疗高血压病引起的头昏眩晕等症是比较科学的，其对长期紧张引发的高血压病效果更佳。

4. 草决明

草决明又名决明子、马蹄决明等，早在《神农本草经》中就有记载："主青盲，目淫，肤赤，白膜，眼赤痛，泪出，久服益精光。"它是性凉而味甘苦的药物，临床应用较广。主要功效为清肝明目，润肠通便，可以用来治疗目赤肿痛、羞明多泪、目暗不明，头痛、眩晕，肠燥便秘等症。

现代药理研究显示，决明子中含对人体有益的 17 种氨基酸，包含 8 种必需氨基酸，长期服用，可抑制血清胆固醇升高和动脉硬化斑块形成；而决明子中所含的蒽醌苷是其降脂的主要成分之一。因决明子有导泻作用，所以还能减少胆固醇的吸收及增加胆固醇的排泄，从而降低血中胆固醇的水平，延缓动脉斑块的形成。

5. 川牛膝

牛膝道地药材产地为成都天全县，在湖北、重庆等多地种植。其生品，逐瘀通经、通利关节，对风寒湿痹疗效显著，并可引药下行，《本草经疏》载：牛膝禀地中阳气以生……性善下行，故入肝肾……补肝则筋舒，下行则理膝，行血则痛止。

现代药理研究显示，川牛膝中首要的药理成分为三萜皂苷类与甾酮类化合物，有改善微循环、抗炎症、延缓衰老等作用。结合川牛膝多糖促红细胞免疫功能的研究，认为其是川牛膝补益肝肾作用的重要依据，可以显著提高机体防御能力。

6. 半夏

半夏辛散温燥，入脾、胃、肺经，善祛脾胃痰湿。能燥湿化痰，降逆止呕，消痞散结，为治痰湿、寒痰、呕吐之要药，凡痰湿所致病证皆可选用。

现代药理研究显示，以半夏为君药的半夏白术天麻汤能够通过降低患者全血高切黏度和改善血液流变学发挥降压作用，其降血压机制可能通过调节神经递质浓度和活性异常来松弛血管、调节炎症因子的产生、抑制炎症反应等来发挥保护血管内皮细胞的药理作用，进而达到治疗高血压病的临床疗效。

7. 杜仲

杜仲甘温而补，入肝、肾经，药力颇强。善温补肝肾而强筋健骨、安胎，兼降血压。既为治肾虚腰膝酸痛或筋骨无力之要药，又为治肝肾亏虚胎漏或胎动之佳品。

现代药理研究显示，杜仲糖苷能有效降低血压，其降压机制可能与调节血浆内皮素、一氧化氮有关，杜仲木脂素可有效降低自发性高血压病大鼠的血压。药理研究还表明，杜仲有利尿的作用，有使动物安静、贪睡的作用。使用杜仲的时候要注意，本品为温补之品，因此阴虚火旺者不宜服用。

8. 焦栀子

栀子产于我国长江以南各地，性苦寒，故临床应用时常用其炮制品，如焦栀子、姜栀子等。焦栀子镇静除烦、收敛止血的作用加强，此外还可以治疗肠胃炎症与口舌生疮。

现代药理研究显示，栀子炒至焦黑或焦褐色后为焦栀子，炒制过程中不仅焦栀子外观发生变化，其中的化学成分也有一定改变，故焦栀子镇静除烦、收敛止血的作用加强，此外还可以治疗肠胃炎症与口舌生疮。

9. 生龙骨

龙骨是远古时代大型动物如象、三趾马类大型动物的骨化石，故在华北平原及山西等多个省份均产。具有镇静安神、敛汗涩精、平肝潜阳的功效。《名医别录》认为其能养精神，定魂魄，安五脏。《神农本草经百种录》中提出，龙骨能敛正气，可以治疗心神失养、肠胃滑脱的患者。此外龙骨在敛正气时不敛邪气，一般用于患者邪气未散之时。

现代药理研究显示，生龙骨中主要有效成分为碳酸钙、磷酸钙,钙含量超过40%,具有调节免疫系统、镇静抗惊厥等作用。

10. 生牡蛎

牡蛎为牡蛎科动物长牡蛎、近江牡蛎或大连湾牡蛎的贝壳,在我国沿海一带广布。味咸,质重,性寒,有镇惊降逆、安神、潜阳滋阴、软坚散结的功效。

现代药理研究显示,生牡蛎中有多种活性物质,例如丰富的糖原、蛋白质、牛磺酸、多种维生素、无机盐等。本品具有抗氧化、预防肿瘤、降血糖和免疫调节等作用,此外还可以保肝,护肝,醒酒等。

11. 远志

远志最早产于山东山西,河南开封产出的远志品质较优良。功效为安神开窍,益智,祛痰散结,消散痈肿。《药性论》载:"(远志)治心神健忘,坚壮阳道。主梦邪。"

现代药理研究显示,远志中皂苷类、酯类、呫山酮类、生物碱等多种药理成分都广泛存在其中。研究认为,远志醇提物乙酸乙酯萃取物MCI柱70%乙醇洗脱物是助眠的有效部分。现代药理学论证,远志于镇静催眠、抗痴呆、防衰老、镇痰止咳、脑组织保护、抗抑郁等方面具有良好的活性。

12. 首乌藤

本品为蓼科植物何首乌的干燥藤基;味苦,性温;入心、脾、肾、肝经;功效养心安神,通络祛风;主治失眠症、劳伤、多汗、血虚身痛、痈疽、瘰疬、风疮疥癣。首乌藤被认为是治"夜少安寐"的专药。

现代药理研究显示,醌类是首乌藤中的最主要成分,另外还包括黄酮及其苷类等。研究认为首乌藤有很好的镇静催眠、降糖降脂作用，还有一定的抗炎抗衰老作用。

13. 赤芍

赤芍广泛分布于黑龙江、内蒙古、四川等全国大部分地区，《本草备要》中有云："尤能泻肝火，散恶血……行血中之滞。"认为赤芍不但具有清热凉血，活血散瘀的功效，还可以清泻肝火。

现代药理研究显示，芍药总苷是赤芍的主要活性成分，此外还具有酯类、萜类等。药理学研究认为赤芍有抗血小板形成、保护血管内皮组织的作用，故可以降压，抗血栓，抗凝；此外还有保肝护肝、抗肿瘤、稳定斑块、抗抑郁等多种作用。

14. 川芎

川芎广泛种植于我国东北、云贵川及东部地区，有活血行气、祛风止痛的功效。王好古认为其可以搜肝气，补肝血，润肝燥，补风虚。川芎被誉为血中之气药，被广泛地应用于瘀血的治疗中。

现代药理研究显示，挥发油是川芎最重要的活性成分，约占百分之一，不同产地的川芎挥发油含量不同，芳香类成分有抗血小板凝聚、抗血栓作用，可以抑制血小板 5- 羟色胺的释放，控制血小板血栓素 A2 的生成，并可缓解血管痉挛，可以保护靶器官少受到高血压病的影响。此外川芎还具有调节月经、镇静、抗菌、解痉止痛等多重作用。

15. 黄芩

黄芩性寒可清热，味苦燥湿，其有清热燥湿、泻火解毒、安胎等功效，偏于清上中二焦湿热之邪，清热多生用，安胎多炒用。笔者在临床将其与柴胡合用，清泄少阳，疏泄肝胆热邪，取小柴胡汤之意。

现代药理研究显示，黄芩具有抗感染、杀菌抑菌、镇痛散热、清除自由基、抗氧化及防癌等多种作用，能提升机体免疫力，同时还具有保护肝脏、降血脂、抗动脉粥样硬化及抑制中枢神经系统的作用。黄芩苷是黄芩中的有效成分，具有抗炎、抗肿瘤的作用，对于脑有保护作用。

16. 黄芪

黄芪性微温味甘，其有健脾补中、升阳举陷、益气固表等功效。黄芪不仅可补气，亦可补气生津及补气生血，与当归、川芎之补血活血行气之品配用，既可补气行气，同时补血活血，尤对于气虚血瘀之证，补益同施，达到扶正不留邪，祛邪不伤正的效果。

现代药理研究显示，黄芪含有胆碱、香豆素、叶酸、氨基酸、甜菜碱、皂苷、糖类、蛋白质、核黄素，以及铁、钙、磷等多种微量元素。黄芪不但有一定的利尿作用，还能够扩张远端的毛细血管，利尿可以减轻身体的容量负荷，使血压出现下降的趋势。此外，也可以使外周阻力下降，达到一定降低血压的作用。

高血压病的虚证主要表现为脾虚、阴阳两虚和肝肾阴虚等，实证主要表现为肝风、痰浊和血瘀等的不同。笔者在长期的临床实践中应用扶正祛邪，益气豁痰化瘀的方法治疗高血压病，疗效显著。

二、常用配伍

笔者认为，高血压病患者多年老体衰，且患病时间较长，各种症状较明显。笔者结合多年临床经验，应用中药配伍治疗难治性高血压病，可减毒增效，增加疗效，减少不良反应，协调药性，对于患者症状的改善具有很大帮助。以下为笔者常用配伍。

1. 天麻、钩藤

钩藤轻清微寒，入肝、心包经，长于清肝热、息肝风，宜治肝阳上亢，肝风内动所致惊痫抽搐等。天麻甘平柔润，息风止痉力强，尤长于平肝息风，宜治虚风内动、风痰上扰所致的眩晕，四肢麻木，抽搐。二药相须配对，使平肝、息风之力倍增。

2. 龙骨、牡蛎

龙骨味甘涩，性平，尤善入心、肝二经，有重镇安神之效。《名医别录》中着重谈到龙骨医治惊悸不宁的作用。牡蛎味咸，性平，归肝、肾经，具有敛阴、潜阳、安神之功，现主要用于惊悸的治疗。高血压病出现夜寐难安，头晕目眩等症时常将二者相配伍，可以增强重镇安神之力。龙骨、牡蛎相须为用是平肝潜阳、重镇安神的代表药，笔者认为心系疾病凡肝阳、肝火上扰心神者皆可使用，用于老年高血压病，降其上亢之阳，与柴胡加龙骨牡蛎汤有异曲同工之妙。

3. 茯苓、白术、陈皮

三药相配伍，白术、茯苓健脾祛湿，能治生痰之源，陈皮理气化痰，俾气顺则痰消，常常用于辅助治疗脾气不健，痰浊内生，风痰上扰所致高血压病眩晕等症，健脾祛湿，辅助以治本。《金匮要略》记载：心下有痰饮，胸胁支满，目眩，苓桂术甘汤主之。笔者认为老年人脾胃本虚，用药应特别注意固护脾胃，若苦寒药过用，易重伤脾胃，痰湿中阻加重头晕。脾喜燥恶湿，结合苓桂术甘汤与半夏白术天麻汤，笔者选用白术、茯苓协同发挥燥湿化痰、健脾利水之功，通过白术、茯苓健脾补中，恢复脾运以除生痰之源。另外，茯苓、白术还可通过利水减少血容量而发挥降压的作用，茯苓还可宁心安神，对高血压病的失眠可有一定改善作用。

4. 藿香、佩兰、石菖蒲

笔者发现，老年高血压病常因痰湿碍胃出现恶心呕吐、食欲下降之症，对于舌苔垢厚，湿重于热之象，笔者多以藿香、佩兰合用，芳香化湿，健脾和胃以止呕。若痰蒙清窍较重，伴有嗜睡、健忘，加用石菖蒲助其化湿和胃，醒神益智。由于此三味性偏温燥，存在耗伤阴液之嫌，故用量不宜过大。

5. 半夏、天麻

半夏燥湿化痰，降逆止呕；天麻平肝息风，而止头眩，两者合用，为治风痰眩晕头痛之要药。李东垣在《脾胃论》中说："足太阴痰厥头痛，非半夏不能疗；眼黑头眩，风虚内作，非天麻不能除。"半夏、天麻相配伍化上扰清空之风痰、展升降失司之心胸，常常用于脾湿生痰、风痰上扰引起的高血压病眩晕、头痛。

6. 杜仲、牛膝

杜仲、牛膝的功效主要是强筋骨、补肝肾，杜仲和牛膝二者配伍功效增强，主要用于治疗肝肾亏虚引起的腰膝酸软等，其中牛膝由于有引血下行的作用，对于肝风内动、肝阳上亢等引起的高血压病有非常好的治疗效果。

7. 赤芍、川芎

赤芍具有清热凉血、活血祛瘀等功效，应用于血热吐衄、经闭痛经、跌打损伤等，川芎具有活血行气、祛风止痛等功效，常用于治疗产后瘀痛、恶露不行、月经不调、经闭痛经等症状。赤芍和川芎合用，通常可以借气行血行之力，使行血破滞之功倍增，进而增强活血化瘀的功效，适用于各种瘀血证。

8. 丹参、红花、鸡血藤

老年高血压病若伴发头痛及心前区疼痛且舌暗红有瘀斑，舌下络脉迂曲青紫，脉弦涩之症，笔者常加用丹参、红花、鸡血藤以活血通络，改善血瘀之象，其中丹参性寒主降，行而不伤，有利于营血新生，红花、鸡血藤性温主升，补而兼行、补而兼通，三者寒温相参、升降相伍，共奏破宿血、补新血、化瘀止痛之功。

9. 地龙、土鳖虫

笔者认为虚风内动，非虫类药不可搜风剔络，可加用地龙、土鳖虫，能迅速缓解络脉痉挛，尤其对于顽固性眩晕头痛，常应用地龙 20g 与土鳖虫 10g，通络止痛，解决脉管浓、黏、凝集之象。虫类药对老年高血压病患者预防心脑血管疾病也有较好疗效。

10. 牛膝、枸杞子、山茱萸

肝火旺盛究其病因归结于肾阴不足，水不涵木，而专泻其火而不滋阴，无异于舍本逐末，《本草经疏》言枸杞子为肝肾真阴不足，劳乏内热补益之要药，张锡纯言山萸肉酸敛之性，不独补肝也，《医学衷中参西录》云川牛膝味甘微酸，性微温，原为补益之品，而善引气血下注，是以用药之下行者也。笔者认为枸杞子、酒萸肉、川牛膝为平补肾精肝血之品，三者皆有补而不峻的特点，山茱萸滋养肝肾且涩精，枸杞子滋养肝肾且明目，川牛膝补益肝肾且强筋壮骨，故三药相合可治疗老年高血压病患者因肾精不足引起的腰酸脚软、筋骨无力，因肾气失固引起的尿频、尿急，以及肾精肝血不足引起的视物昏花，或火热上攻引起的牙龈出血等症状。

三、分型论治

笔者认为高血压病病程较长，缠绵难愈，故高血压病的发生通常责之于虚实两端，或为虚实夹杂，或为本虚标实。故运用辨证论治思想，将临床高血压病分为肝肾虚损、肝阳上亢、风痰上扰、痰瘀交阻、气虚血瘀、肝火亢盛等证型，尤以前五个虚实夹杂的证型常见，在对各证型高血压病患者的长期诊疗中，据此提出了益气豁痰化瘀法在高血压病中的重要作用。现将高血压病常用方剂介绍如下。

1. 痰瘀交阻证

笔者认为瘀血和痰浊同为该病的病理产物，同时又是高血压病的致病因素，脾土运化水湿，脾胃受损，痰浊易生，气机不畅，蒙蔽清窍，清阳不升则发为眩晕，气血运行不畅则血瘀内生。脾虚运化失司为本病致病之根本，痰、瘀为致病关键，痰瘀皆属阴邪，互结互化，痰瘀同病，瘀中有痰，痰中夹瘀，逐瘀时不忘祛痰，祛痰时切记化瘀。临床中需将祛痰降浊、活血化瘀大法并用，受半夏白术天麻汤（半夏 15g，陈皮 20g，茯苓 20g，白术 20g，天麻 20g，牛膝 30g，甘草 10g）的启发而加减化裁，配伍川芎 20g，芍药 20g，当归 15g，活血行气，散瘀止痛，化痰祛瘀，痰瘀并治，同时根据患者自身病情，如有心神不宁，夜间失眠者酌加龙骨 20g，牡蛎 20g，酸枣仁 20g，调和阴阳，重镇安神，效果甚佳。

2. 肝肾虚损，肝阳上亢证

笔者认为此病证多因虚而生，《临证指南医案》有云："肝为风脏，因精血衰耗，水不涵木，木少滋荣，故肝阳偏亢。"肝主升发，体阴而用阳，肾主封藏，肝肾之间精血同源、肾水可滋生肝阴，制约肝阳，两者是对立统一的，两者相互协调使人体可以维持正常的生理功能。每因恼怒或情绪激动使肝火亢盛，郁而化火而伤肝阴，如《素问·阴阳应象大论》有云："人有五脏化五气，以生喜怒悲忧恐……暴怒伤阴。"或由于房劳、年老体衰、先天不足等原因肾精不足时，乙癸同源，肾中阴精不足，则水不涵木，肝脏亦亏虚。当肝肾亏损时，阴不潜阳，肝阳则浮动上越而亢于上，生风化热。刘完素认为"风病多因热盛"，炎上之势加剧上行之肝风，肝火下劫肾阴又加剧肝肾虚损，出现上实下虚的肝阳上亢之证。上亢之肝阳上扰头目则发为头晕目眩、头痛、面红目赤，肝肾阴虚则见腰膝酸软、耳鸣，治疗时应平肝阳、息肝风，兼补肝肾。再则水火不济，实热扰动心神，临床上常见患者心烦、失眠健忘，宜重镇安神，养心除烦。此外由于病久入络，血瘀不行，治疗时还应酌加活血药以散瘀通络。笔者临床上经常选用天麻钩藤饮为主方进行加减化裁（天麻20g，钩藤20g，石决明20g，草决明20g，杜仲20g，桑寄生20g，牛膝20g，焦栀子15g，黄芩10g，茯神20g，首乌藤20g），血瘀不行者酌加瓜蒌20g，郁金20g，赤芍20g，川芎20g，肝肾虚者酌加巴戟天15g，肉苁蓉15g，治疗肝肾虚损、肝阳上亢型高血压病患者，折上亢之肝阳，补本虚之肝肾，辅以活血安神，标本兼治，疗效卓著。

3. 风痰上扰证

现代生活压力变大，饮食结构发生巨大变化，过食肥甘，七情内伤，内生痰浊，痰浊阻碍气机，上扰清窍，发为眩晕，朱丹溪有云"重痰致眩"，指出痰饮是多种疾病的致病因素，孙思邈认为眩晕的病机主责于风痰，金元时期对该证多以风火立论，笔者应用经典名方半夏白术天麻汤合旋覆代赭汤加减治疗（天麻20g，半夏15g，白术20g，陈皮15g，茯苓20g，旋覆花20g，代赭石20g，陈皮15g，甘草10g），同时根据患者自身病情，酌加黄芪30g，白术20g，薏苡仁15g，莲子15g，补益脾气，利湿化浊，标本兼治，调和阴阳。

4. 气虚血瘀证

笔者认为气虚血瘀是眩晕的主要中医证候，气为血之帅，气血之间相互影响，气虚则血液运行受阻，血液停滞不前而见血瘀，瘀血瘀滞局部，进一步耗伤元气，因此有"血瘀为气虚之果，气虚乃血瘀之因"的说法。气虚和血瘀相互影响，导致机体脏腑功能失调，调压机制紊乱，进一步引起血压升高。"气虚致眩"的最早认识是在春秋战国时期，在《灵枢·卫气》就提出了"上虚则眩"的观点,《灵枢·口问》也指出"上气不足"和"眩"病直接相关,人体的头面清窍由于精微物质的布散濡润,发挥出各自生理功能,气虚则精微物质生化无源,脑窍失养,导致眩晕发作,同时气虚不能宣发布散精微物质以泽养周身,进一步加重诱发眩晕病证。隋代巢元方认为眩晕与"血气虚"有关,他在《诸病源候论》一书中更是直接发表了"风头眩者,由血气虚"的学术观点。金元四大家之一的李东垣主张眩晕是"正气内虚所致",临床擅用益气升清的办法治疗眩晕。明代著名医学家张景岳通过临床实践表达了"无虚不作眩"的思想,他在《景岳全书》也对虚型眩晕做出准确的描述,如"眩晕……总于气虚于上而然""眩晕一证,虚者居其八九"。可见眩晕和气虚密切相关。基于以上诸位医家观点,并结合临床实践,从虚论治是眩晕的重要治法,治疗应遵循《景岳全书·眩运》提出的"以治虚为主,酌兼其标"治疗原则。此外瘀血也是眩晕发生的重要病因,眩晕的发生与瘀血密切有关,纵观古代医书,《医宗金鉴》就有"瘀血停滞"引起眩晕的记载,《直指方》更是直接点明眩晕由"瘀滞不行"所致。然而,"血瘀致眩"的学术观点的提出,不得不提明代的虞抟,他认为眩晕应该遵循"宜行血、活血、通络之法"的治疗原则,这些认识为后世从"瘀"治疗眩晕增添理论依据。笔者经过多年的临床实践,对于此证型应用补阳还五汤合血府逐瘀汤治疗(黄芪40g,当归20g,赤芍15g,川芎20g,地龙10g,土鳖虫10g,桃仁20g,红花20g,生地黄15g,川牛膝20g,枳壳20g,北柴胡15g,甘草10g)。组方思路紧扣难治性高血压病气虚血瘀的特点,实乃补气活血、升降兼顾之佳方。活血药日久应注意固护脾胃，故服药一段时间后可酌加瓦楞子 20g 及磁石 20g 等固护脾胃。

5. 肝火亢盛证

笔者认为本证的发生多为情志不遂引发眩晕，肝与眩晕的发病密切相关，肝火上扰型高血压病在所有高血压病证型中也有较高比例，肝主疏泄，畅达情志，若肝的疏泄功能失常，情志不遂，肝气郁而化火，肝火扰动清窍，则导致高血压病的发生，主要表现为头晕，头胀痛，口干口苦，急躁易怒，目赤肿痛，病位在肝，从肝论治，辨证施治，以清肝泻火为治法，以龙胆泻肝汤（龙胆草 15g，焦栀子 15g，柴胡 20g，黄芩 10g，木通 10g，泽泻 15g，车前子 15g，甘草 10g，当归 15g，生地黄 15g）为底方，再根据患者症状随症加减，可取得显著疗效。本证的发生多由肝胆实火上炎、肝胆湿热下注所致，治疗以清泻肝胆实火，清利肝经湿热为主。肝经绕阴器，布胁肋，连目系，入颠顶。肝胆实火上炎，上扰头面，故见头痛目赤；胆经布耳前，出耳中，故见耳聋、耳肿；舌红苔黄，脉弦细有力均为肝胆实火上炎。肝经湿热下注，故见阴肿，阴痒，阴汗，妇女带下黄臭。方中龙胆草大苦大寒，既能清利肝胆实火，又能清利肝经湿热，故为君药。黄芩、栀子苦寒泻火，燥湿清热，共为臣药。泽泻、木通、车前子渗湿泄热，导热下行；实火所伤，损伤阴血，当归、生地黄养血滋阴，邪去而不伤阴血，共为佐药。柴胡疏畅肝经之气，引诸药归肝经；甘草调和诸药，共为佐使药。

四、临证备要

高血压病的发病机制比较复杂，病情较久，如长期控制不佳可引起多种靶器官的损害，导致心、脑、肾、眼等器官的实质性病变及微血管病变，重时可出现器官衰竭。临床常用的西药降压药一旦用药效果不佳，患者常需要联合用药，且长期服药，给患者带来身体、经济和精神负担。对于病因复杂的难治性高血压病，血压不稳的患者，笔者结合长期诊疗经验发现，中医药辨证论治，可有效改善患者的主要症状及伴随症状，而改善患者的生活质量，并且中药降压疗效稳定，作用长久缓和，无论是单独使用还是联合西医改善患者临床症状均具有良好疗效。

在应用中医药治疗高血压病时，笔者重视标本兼顾的理论，中医所提倡的"治病求本"的原则也发挥着重要的作用。在中医学的理论中，强调虚证和实证，针对高血压病的分析也可以从这一角度来开展。高血压病的虚证主要表现在脾虚、阴阳两虚和肝肾阴虚等，实证主要表现在肝风、痰浊和血瘀等的不同。中医学对于高血压病发展的不同阶段进行了较为详细的分析，强调"同病异治"的治疗方法。这种治疗理论，有效改变了单纯以降压为目标的传统理念。此外笔者从情志致病的角度分析本病，《内经》中较早记载着有关于情志致病的内容，其中详细地介绍了人的五志与五脏的关系。在现代的社会，人们由于心态的不健康所造成的疾病较多。而高血压病的发生，在很大程度上是由于患者自身的心理情志出现了相应的问题导致的。因此，从中医情志致病的角度来对高血压病进行分析，就能够科学地找出患者发病的具体原因，从而采取正确的手段进行治疗。比如，高血压病患者在患病前经常恐惧，那么就可以考虑到中医学上的"肾主恐"理论，从而采取对肾的治疗手段。笔者认为在治疗时还应注重辨病与辨证的有机结合：高血压病治疗的现状迟迟不能够取得进步，很大程度上主要是受到相关理念和思想的限制，而采用中医学理论上的辨病与辨证的有机结合观念，就能够有效地提高高血压病治疗的效果。同时，这种理论还要求结合西医在辨病方面的长处，提高对高血压病及其发病原因分析的准确性，从而更好地保证中医的治疗效果。比如，对于合并其他疾病的高血压病患者，要科学地分析这类患者的发病机制，不可出现"头痛医头，脚痛医脚"的现象，而应当进行病情主次的分析，辨证治疗。

第四节　验案举隅

一、痰瘀交阻型

（一）病案一

患者郑某，男，15岁，因血压升高时头晕、恶心阵作1年，加重1个月，于2021年8月24日来我科就诊。患者1年前无明显诱因出现血压升高、头晕、流鼻血、心慌气短等症状，平素血压不稳（最高 170/110mmHg，最低 140/60mmHg），病情时轻时重，活动后有憋闷感，曾于当地医院就诊，诊断为"高血压病"，间断口服多种降压药，病情时有反复，未见好转，来我科门诊寻求进一步治疗。现患者头晕、恶心，偶有流鼻血，心慌气短，活动后加重，伴胸闷，乏力。夜寐欠佳、饮食可、便溏。既往尿酸升高史，高脂血症、脂肪肝病史，高血压病家族史。血压 160/80mmHg，心率 80 次/分，未闻及其他病理杂音，舌淡紫，苔厚腻，脉沉滑。心电图示ST–T 改变。

中医诊断：眩晕（痰瘀交阻证）。

西医诊断：高血压病。

治法：豁痰祛瘀，益气活血。

方药：半夏白术天麻汤加减。

半夏 15g	陈皮 20g	茯苓 20g	白术 20g
天麻 20g	蔓荆子 20g	夏枯草 20g	赤芍 20g
川芎 20g	黄芪 20g	生龙骨 20g	生牡蛎 20g
葛根 30g	牛膝 30g	远志 15g	首乌藤 30g
甘草 10g			

14 剂，水煎服，日 1 剂，分早晚饭后温服。

二诊（2021 年 9 月 7 日）：患者自述服用上方 2 周后血压降低，头晕发作次数减少，心慌减轻，无流鼻血症状，胃部不适，睡眠欠佳，舌淡紫，苔白腻，脉沉滑。前方加瓦楞子 20g 固护脾胃，加酸枣仁 15g，柏子仁 20g，以增养心安神之力，继续服用 14 剂。

三诊（2021 年 9 月 21 日）：服用上方 2 周后，病情有所缓解，头晕症状继续减轻，偶有心慌气短，睡眠可，饮食可，二便可，舌淡紫，苔白稍腻，脉沉缓，偶有生气后手足麻木，血压趋于平缓，前方加僵虫10g，百合20g，以增养阴安神、活血通络之力。减酸枣仁、柏子仁、远志、首乌藤，继续服用14剂。

四诊（2021年10月5日）：患者继续服用半月后复诊，血压趋于平稳，无头晕、恶心等症，偶有心慌、气短，睡眠可，饮食可，二便可，舌淡紫，苔白稍腻，脉缓。酌加甘松10g，苦参10g，增加宁心定悸之力。

随后患者加减服用前方1月余，血压平稳，偶有气短，多为学习劳累所致，无其他明显不适。

病例分析：本例患者年龄较小，形体肥胖，因生活质量提高而越发偏嗜肥甘，且加之学习竞争激烈，生活压力激增，使得运动时间趋近于无，《黄帝内经素问》中曾提到"肥者令人内热，甘者令人中满"，脾气虚从而聚湿而成痰，困阻脾胃气机升降，痰浊蒙窍，清阳不升，气血不通，瘀血内生而发为本病，故本方选用经典健脾化湿祛痰的半夏白术天麻汤作为基础，进行加减化裁。《医学心悟》原文提出："有湿痰壅遏者，书云'头旋眼花，非天麻、半夏不除'是也，半夏白术天麻汤主之。"再酌加补益脾气，活血化瘀之药。本方中半夏、天麻相伍，燥湿祛痰，祛风止眩，改善头晕、恶心等症状，二者共为君药，白术、茯苓利水渗湿，补脾化湿，水湿得除，则便溏等脾虚症状得以缓解，配合黄芪、甘草补益脾气，四者共奏补脾祛湿之效。龙骨、牡蛎二者生用收敛固涩，可助君药之力。此外笔者在长期的临床中发现，充足的、有质量的睡眠有助于更好地发挥降压效果。龙骨乃潜镇收涩之药，可以辟惊烦以安心神，牡蛎则有除烦热、镇静安神之功，二药合用重镇安神。远志交通心肾、开心气以宁神，首乌藤养心安神、祛风通络，四味合用共奏重镇降逆、养心安神之功，使患者睡眠得以改善。方中牛膝引血下行，活血利水，兼补肝肾以固本。赤芍、川芎酌加以活血散瘀，二者与葛根相配伍能够通经活络，祛除痰瘀，使气血通畅，心悸、气短症状得以改善，甘草调和诸药，全方共奏化痰逐瘀、益气活血之效，效果显著。

（二）病案二

患者纪某，女，76岁，因心慌伴头晕，气短2年，加重1周，于2022年4月25日来我科就诊。患者2年前过食肥甘后出现心慌、气短、头晕、头痛等症状，病情时轻时重，曾于当地医院就诊，诊断为"冠心病""高血压病"，曾口服络活喜、琥珀酸美托洛尔等药，血压不稳（平素120/80mmHg，最高可达170/100mmHg，最低可达90/60mmHg），症状未见明显减轻，来我科门诊寻求中药治疗。现患者心慌、头晕、头痛，伴胸闷、气短、乏力、夜寐多梦、不思饮食、大便溏泄，小便可。既往冠心病病史，高血压病家族史。血压150/80mmHg，心率88次/分，未闻及其他病理杂音，舌紫暗，苔白腻，脉沉弦。心电图示ST-T改变。

中医诊断：眩晕兼胸痹心痛病（痰瘀交阻兼气虚证）。

西医诊断：高血压病；冠心病。

治法：豁痰化瘀，益气活血。

方药：半夏白术天麻汤合补阳还五汤加减。

黄芪 40g	当归 20	赤芍 20g	川芎 20g
地龙 10g	半夏 15g	白术 20g	天麻 20g
茯苓 20g	陈皮 15g	生龙骨 20g	生牡蛎 20g
甘草 10g

14 剂，水煎服，日 1 剂，分早晚饭后温服。

二诊（2022 年 5 月 10 日）：患者自述服用上方 2 周后头晕、头痛减轻，心慌气短好转，腰痛，睡眠可，大便可，舌紫暗，苔薄腻，脉弦。前方加狗脊 20g，鸡血藤 20g，增加通络止痛之力，继续服用 14 剂。

三诊（2022 年 5 月 24 日）：服用上方 2 周后，血压平稳，头晕继续减轻，偶头痛，心慌好转，腰痛好转，时有胸闷，二便可，舌紫暗，苔白，脉弦，血压正常，前方加瓜蒌 20g，郁金 20g，以增加宽胸散结之力。

四诊（2022 年 6 月 12 日）：患者继续服药半月后复诊，血压正常，偶有头晕，无头痛，心慌气短乏力均好转，偶有胃痛，睡眠可，饮食可，二便可，舌淡红，苔薄白，脉弦。酌加茯苓 20g，白术 20g，瓦楞子 20g，香橼 15g，以固护脾胃，祛湿健脾。继续服用 14 剂。

随后患者加减服用前方 2 月余，血压平稳，偶有心慌，多为精神紧张所致，无其他明显不适。

病例分析：本例患者痰浊内生，喜食肥甘厚味是疾病发生的主要原因，古人常论肥人多湿多痰，痰浊即人体津液代谢障碍的产物，泛指体内黏滞物质。痰浊阻碍气机，上扰清窍，发为眩晕。脾胃不仅可以将水谷精微输布全身，同时可运化水湿，脾胃受损，痰浊易生，蒙蔽清窍，清阳不升则晕。血瘀也极易导致眩晕、头痛。患者缺乏运动，喜于久坐，气血运行缓慢，导致体内血液停滞或血液运行不畅，阻于经络。且情志失常，肝疏泄气机功能失常，气滞则生瘀血，不通则痛。脾虚运化失司为本病致病之根本，痰、瘀是致病之关键。痰浊及血瘀既为致病因素，又为病理产物。痰瘀皆属阴邪，气血津液凝滞成痰，亦可成瘀，痰瘀互结互化。痰瘀同病，则瘀中有痰，痰中夹瘀，化瘀时不忘祛痰，祛痰时切记化瘀。痰瘀互阻，气机不畅，停滞于各脏腑经络，津液形成输布受阻，聚而成痰，久积化热，证候上可出现肢体麻木；痰随气行，蒙蔽清窍则眩晕。久病入络、气机不畅，脉络闭阻必瘀。临床中需将祛痰降浊、活血化瘀大法并用，同时标本兼治，调和阴阳，此外气血虚是发病的根本，体内气血虚则不能濡养脑窍，实则产生痰浊瘀血等阻塞脉道。肾精亏虚，髓海不足，不能上荣于脑；肾阳虚衰，不能鼓舞五脏之阳，濡养心脉，导致血脉不畅，二者共同致病。临床上中年之后、伴有动脉硬化的患者并发眩晕者多有舌暗、瘀斑、脉弦或伴头痛等血瘀之证。半夏白术天麻汤是治疗眩晕的常用方，半夏燥湿化痰，天麻化痰息风，陈皮理气化痰，茯苓、白术健脾渗湿，甘草调和诸药，共达燥湿化痰、平肝息风之功。补阳还五汤中的黄芪大补元气使气旺以促血行，祛瘀而不伤正，当归活血、祛瘀而不伤血，川芎、赤芍助当归活血祛瘀，地龙通经活络，诸药合用使气旺血行，瘀祛络通。两方互相辅助，黄芪得白术、茯苓、甘草，健脾补中气之力更强；因肝藏血，当归养血活血能助天麻平肝息风。综合全方具有健脾益气、渗湿化痰、祛瘀通络、平肝息风之效，对前面所述的因肝风、痰湿、气血虚、血瘀络阻引发的眩晕有确切的疗效。现代药理研究显示半夏白术天麻汤有镇静、抗惊厥、降压等作用，其中天麻还有增加脑血流量、抑制血小板聚集的作用；补阳还五汤功擅益气活血、化瘀通络，药理研究证明有改善微循环、改善血液流变性和血流动力学、抗氧化等作用，治疗中用以增强活血祛瘀之力。两方均有改善脑血流、抗血小板聚集等作用。因此两方对眩晕的治疗都有一定的药理和临床基础，但又各有偏重。

二、肝肾虚损，肝阳上亢证

患者王某，女，68 岁，因血压不稳伴头晕、耳鸣，视物模糊 5 年，加重 1 个月，于 2021 年 7 月 6 日来我科就诊。患者 5 年前情绪激动后出现血压升高，伴头晕、耳鸣、视物模糊等症状，病情时轻时重，曾于当地医院就诊，诊断为"高血压病"，曾口服苯磺酸氨氯地平、琥珀酸美托洛尔等药，不良反应较多，现口服缬沙坦，血压不稳（平素 120/90mmHg，最高可达 160/95 mmHg），来我科门诊寻求中药治疗。现患者头晕、耳鸣伴头胀痛，视物模糊，胸闷，腰酸，急躁易怒，情绪激动加重。夜寐多梦，饮食可、大便可、小便可。既往冠心病病史，高血压病家族史。血压 140/95mmHg，心率 70 次 / 分，未闻及其他病理杂音，舌红，苔黄，脉弦数。心电图示 ST-T 改变。

中医诊断：眩晕兼郁证（肝肾虚损，肝阳上亢证）。

西医诊断：高血压病；植物神经功能紊乱。

治法：镇肝息风，补益肝肾，活血。

方药：天麻钩藤饮加减。

天麻 20g	钩藤 20g	石决明 20g	草决明 20g
瓜蒌 20g	郁金 20g	赤芍 20g	川芎 20g
杜仲 20g	桑寄生 20g	牛膝 20g	焦栀子 15g
黄芩 10g	酸枣仁 15g	茯神 20g	首乌藤 20g

14 剂，水煎服，日 1 剂，分早晚饭后温服。

二诊（2021 年 7 月 21 日）：患者自述服用上方 2 周后血压平稳，头晕、头胀减轻，胸闷大有好转，心烦易怒减轻，偶有腰酸，睡眠可，尿频尿痛，舌红，苔黄，脉弦数。前方加土茯苓 50g，瞿麦 20g，萆薢 15g，增加利尿通淋之力，减瓜蒌、郁金，继续服用 14 剂。

三诊（2021 年 8 月 5 日）：服用上方 2 周后，血压趋于稳定，头晕继续减轻，偶头胀，心烦好转，睡眠可，胃胀反酸，大便次数多，舌淡红，苔黄，脉弦，前方加茯苓 20g，白术 20g，瓦楞子 20g，香橼 15g，以固护脾胃，祛湿健脾。继续服用 14 剂。

四诊（2021 年 8 月 20 日）：患者继续服药半月后复诊，血压正常，偶有头晕、心烦，睡眠可，饮食可，二便可，舌淡红，苔薄白，脉弦。酌加合欢皮 20g 增加养阴清热之力。

随后患者加减服用前方 2 月余，血压平稳，偶有心烦，多为家庭生活矛盾所致，无其他明显不适。

病例分析：本例患者年老体弱，基础疾病较多且病程较长，平素肝气郁滞，气郁化火，火盛伤阴，水不涵木，以致肝肾阴亏，阴不制阳，阳亢于上，出现头晕、头胀痛、急躁易怒诸症。肝肾之阴亏于下，则表现为腰酸、耳鸣等症，肝肾同源，肝藏血，肾藏精，精血同源，肝血肾精相互滋生。两者一荣俱荣，一损俱损，肝阴亏虚可耗伤肾阴，肾阴亏虚亦可累及肝阴。因此本病亦关乎于肾。治以平肝潜阳大法，方选天麻钩藤饮加减化裁，本方体现治病必求于本的学术思想，平肝潜阳之时不忘佐以补益肝肾之药，达到"壮水之主，以制阳光"的目的，以期"阴平阳秘"。本方中天麻祛风止痛，钩藤甘而不辛、质轻，可宣散风邪却不燥伤津液，二者为君药用以平息上亢之肝风。臣药石决明、草决明咸寒清热、质重潜阳，除平肝降逆加强平肝效力之外，还可理肝肾之阴，再臣以牛膝引血下行，直折亢阳，共助君药平肝息风。佐药以瓜蒌、郁金同用益气宽胸以解胸闷，佐黄芩、栀子清肝泄热，以防肝经之热上扰，杜仲、寄生补益肝肾治本，佐赤芍、川芎活血行气，体现了"治风先治血，血行风自灭"的理念。全方共奏平肝息风、益肝肾之功。首乌藤、茯神宁心安神，配伍酸枣仁能养心阴、益肝血而有安神之效，《临证指南医案》中说："凡肝阳有余，必须介类以潜之，柔静以摄之，味取酸收，或佐咸降，务清其营络之热，则升者伏矣。"全方以调整脏腑阴阳为要，既能制约上亢之肝阳，又有补益肝肾之效，从而达到阴平阳秘的状态。故而患者头晕、头胀痛等中医证候得到明显改善，血压趋于平稳，症状的改善一方面提高患者的生活质量，另一方面可改善患者心烦易怒等不良情绪。本方亦体现中医的整体观念，方中阴阳并治、标本兼顾，同时加用首乌藤、茯神、酸枣仁三味宁心安神之品，阴平阳秘，夜寐之时阳得入于阴，故而不寐之证明显改善。本方既可以镇上热之火，又可补益肝肾之亏损，同时兼有安神、活血之效，疗效显著，为难治性高血压病之良方。

三、风痰上扰兼瘀证

患者刘某，男，69岁，因头晕头胀痛，视物模糊半年，加重半月，于2022年9月6日来我科就诊。患者半年前酒后出现血压升高（最高可达160/100mmHg），伴头晕头胀痛、视物模糊、面红等症状，未予系统治疗，间断口服杜仲平压片、苯磺酸氨氯地平片等药物，效果不佳，血压不稳，症状未有改善。来我科门诊寻求中药治疗。现患者头晕头胀痛，伴视物模糊，喉中痰鸣，心烦易怒，偶有恶心，神疲乏力，走路不稳，咳痰，夜寐可，饮食可，二便可。血压150/90mmHg，心率72次/分，未闻及其他病理杂音，舌胖大，苔白厚腻，脉弦滑。心电图示ST-T改变。

中医诊断：眩晕（风痰上扰兼瘀证）。

西医诊断：高血压病。

治法：祛风化痰，平冲降逆，活血。

方药：半夏白术天麻汤合旋覆代赭汤加减。

天麻20g	半夏15g	白术20g	陈皮15g
茯苓20g	旋覆花20g	代赭石20g	川芎20g
赤芍20g	牛膝20g	焦栀子15g	合欢皮15g
黄芩10g	柴胡20g	甘草10g	

14剂，水煎服，日1剂，分早晚饭后温服。

二诊（2022年9月20日）：患者自述服用上方2周后血

压降低，头晕、头胀痛减轻，心烦易怒减轻，胃胀反酸，大便不成形，睡眠可，舌胖大，苔白厚腻，脉弦滑。前方加薏苡仁20g，莲子20g，瓦楞子20g，增加固护脾胃、祛湿健脾之力，继续服用14剂。

三诊（2022年10月5日）：服用上方2周后，血压趋于稳定，头晕继续减轻，偶头胀，偶有心前区刺痛，心烦好转，睡眠可，舌胖，苔白腻，脉弦滑，血压趋于平缓，前方加地龙15g，土鳖虫10g，以增加通络止痛之力。继续服用14剂。

四诊（2022年10月19日）：患者继续服用半月后复诊，血压正常，偶有头胀，无心烦易怒，睡眠可，饮食可，二便可，舌胖，苔薄腻，脉弦。前方酌加草决明20g增加清热明目之力。

随后患者加减服用前方1月余，血压平稳，偶有心烦，多为饮酒所致，无其他明显不适。

病例分析：此例患者以痰瘀阻窍、脑髓不充为病机，以风痰上扰为具体表现。风痰上扰型发病时，可见头晕、头胀痛、喉中痰鸣、脉弦等症，这是由于风邪易夹痰上扰清窍、肝阴不足、肝风内动，此外风阳上窜，气血上逆，扰乱清阳。对风痰上扰夹瘀证治疗，以半夏白术天麻汤加旋覆代赭石作为中医传统组方，可化痰息风、平冲降逆，组方由天麻、茯苓、炒白术、赤芍、川芎、半夏、陈皮、旋覆花、代赭石等配伍而成，为祛痰剂，对风痰上扰证能够做到有效治疗。该组方配伍，可梳理肝经、脾经、胃经，对疾病所致脾湿生痰、胸膈痞闷、痰阻气滞等均可改善，将其用于风痰上扰型眩晕治疗，方中半夏为祛痰之主药，因配伍之异而可祛寒热之痰，配伍陈皮、茯苓，而有二陈汤之义，为祛痰湿之邪的基础方。白术可健脾以祛痰湿，与半夏相伍可助其燥湿祛痰之力，与甘草、茯苓相伍，又有四君子汤之义。天麻、赤芍、川芎，分别有平肝息风、行气活血等作用，而半夏、茯苓、白术、陈皮等则能够健脾、祛痰湿、行气除滞，辅以旋覆花、代赭石，镇逆和胃、下气消痰作用明显，甘草调和药性。此外结合患者症状，酌加焦栀子、合欢皮，可增清热除烦之功；加柴胡、黄芩，可增进组方理气解表作用，经由组方加减，对风痰上扰夹瘀证能够做到针对性治疗。此外笔者认为，中药服用日久应顾护脾胃，重升降，调气机。李东垣创立脾胃学说，并首创"内伤百病，脾胃由生"的观点。笔者受东垣影响，临床多立足脾胃，注重对脾胃的顾护，用白术、瓦楞子、薏苡仁、莲子等助脾护胃。此外，笔者认为气机的流通至关重要，气机运动一旦停止，就意味着生命的结束，气机一旦闭塞，就会产生疾病。因此脾胃这一中焦升降枢纽就尤为重要。脾主升清，而胃主降浊。升降相因，则人体中焦运化功能正常。故临床处方用药注意平阴阳、调寒热。笔者认为现今患者纯虚纯实证少，而大多数患者都属于功能不调状态，我们作为医者需要做的就是通过药物使患者功能恢复正常，达到消除疾病、康复患者的目的。"寒者热之，热者寒之""虚则补之，实则泻之"是其义也。患者的疾病表现有其寒热特点，是寒多热少，抑或是热多寒少，是为阳证，抑或阴证，对应的医者处方也应当注意寒热药物的配比。

四、气虚血瘀证

患者李某，女，70岁，因头晕、头刺痛伴气短半年，加重1周，于2022年5月10日来我科就诊。患者半年前因家庭琐事情绪激动后出现头晕、头痛等症状，病情时轻时重，曾于当地医院就诊，诊断为"高血压病"，患者平素收缩压较高，舒张压正常（150/70mmHg），曾口服降压药络活喜后出现眩晕加重，走路不稳，舒张压降低，血压低至125/55mmHg，后患者拒绝服用西药，来我科门诊寻求中药治疗。现患者头晕、头刺痛伴胸前区刺痛，乏力，失眠多梦，急躁易怒，饮食可，大便可，小便黄。高血压病家族史。血压150/80mmHg，心率80次/分，未闻及其他病理杂音，舌紫暗，苔薄黄，脉沉涩。心电图示ST-T改变。

中医诊断：眩晕（气虚血瘀证）。

西医诊断：高血压病。

治法：益气活血，通络止痛。

方药：补阳还五汤合血府逐瘀汤。

黄芪40g	当归20g	赤芍15g	川芎20g
地龙10g	土鳖虫10g	党参10g	桃仁20g
红花20g	生地黄15g	川牛膝20g	枳壳20g
北柴胡15g	黄芩10g	甘草10g	

14剂，水煎服，日1剂，分早晚饭后温服。

二诊（2022年5月26日）：患者自述服用上方2周后血压降低（140/70mmHg），头痛减轻，乏力好转，胸前区刺痛略好转，急躁易怒，睡眠可，大便可，舌紫暗，苔薄黄，脉弦。前方加丹参 15g，焦栀子 10g，合欢皮 10g，增加通络止痛、清热除烦之力，继续服用 14 剂。

三诊（2022 年 6 月 10 日）：服用上方 2 周后，血压正常（128/68mmHg），头痛大有好转，头晕继续减轻，无乏力症状，偶有胃部不适，心烦好转，二便可，舌紫暗，苔白，脉弦，血压正常，前方加瓦楞子 20g，茯苓 20g，白术 20g，以增加固护脾胃之力。

随后患者加减服用前方 2 月余，血压平稳，偶有急躁易怒，多为家庭琐事所致，无其他明显不适。

病例分析：本病的发生主要病因为情志失节，《柳州医话》谓"七情之病，必由肝起"，七情失调，郁怒伤肝，肝郁则不能疏泄畅达全身气机。肝为藏血之脏，以血为体，以气为用，"气行则血行，气滞则血瘀"，肝气疏畅条达才能运行血液，若气机阻滞则会导致气血生化失畅，气血瘀滞。气血津液不足。《玉机微义》谓"亦有病久，气血虚损，及素作劳羸弱之人患心痛者，皆虚痛也"，气血失和，百病乃生，久病劳累者耗损气血，气血不能上荣，发为眩晕。气虚导致气的温煦、推动、气化等功能受损，影响血的生成与运行。气虚不能生化血液，以致血虚，血虚则不能载气，气无所附而虚，二者互相影响。《千金要方》谓"人年五十以上，阳气日衰，损与日至，心力渐退"，人体衰老，人体之气随之耗散，阳气日耗，肾阳不足，不能鼓动心阳，心阳不振，使血脉无心阳的温运，气血推动无力，痹阻心脉。气血生化乏源，积劳伤气，胸阳不展，气血不能上荣，痹阻不畅而发病。

本方中桃仁为苦甘平之品，主要归心、肝、肺及大肠经，是祛瘀通便的常用中药；红花为辛温之品，主要归心、肝二经，临床多用于瘀血阻络病变，具有活血调经、止痛之用；黄芪大补元气，以上三味药共为君药。党参性味甘，归脾、肺二经，为益气佳品，既可以补元气，补益肺脾之气，还兼有生津止渴、安神增智之功，与黄芪是临床治疗气虚证的经典配伍；赤芍性味苦、微寒，临床多用于瘀血阻滞病变，具有清热凉血、祛瘀止痛的功效，《药性论》就有其治疗"血气积聚"的说法；川芎前人称其为"血中气药"，其性味辛、温，善活血行气，祛风止痛，赤芍和川芎同用活血之功更显；牛膝是扶正祛邪兼顾的药物，既可以补益肝肾，强筋壮骨，同时还可以利尿通淋，引血下行。以上四药共为臣药。当归为味甘、辛温之品，《千金翼方》中有当归"除客血内塞"的记载；生地黄既有凉血清热之用，又兼养阴生津之功，实乃活血而不伤血之品；柴胡为辛苦、微寒之品，归肝、胆、肺经，柴胡、黄芩配伍具有升举阳气、疏肝解郁之功效，酌加地龙、土鳖虫增通络止痛之力，以上均为佐药。甘草为使药。全方具有气血兼顾、攻补兼施、升降同施的配伍特点，促进周身气血通畅，共奏益气活血、升清降浊之功。

笔者认为高血压病虽有证型之不同，但体内本虚标实是始终贯穿于病理演变主线的，无论是以虚、火、瘀、痰中谁为主要矛盾，都要时刻牢记"多因虚而致，易因火而盛，常兼瘀血、痰湿"的特点。治疗上既要重视本虚，益气养阴，培补肝肾，更要明白病理产物风、火、瘀、痰四者不可截然分开，常相互错综纠缠出现，灵活运用益气、豁痰、化瘀三法。此外，高血压病患者，一般病程较长，且长期服用药物，不良反应较多或存在多种合并症状，逐渐演变为难治性高血压病，所以在治疗难治性高血压病时，要辨证论治，同时兼顾患者其他症状与其他疾病的治疗，标本兼治，才能取得显著疗效。